• 全国高等医药院校护理专业教材 •

生长与发展

陈京立　主　编

洪黛玲　主　审

编　者

李　杨　李　峥　刘凤兰　沈　宁

连冬梅　陈京立　张　欣　赵　雁

高　峰　绳　宇

中国协和医科大学出版社

图书在版编目（CIP）数据

生长与发展／陈京立主编．—北京：中国协和医科大学出版社，2008.7
全国高等医药院校护理专业教材
ISBN 978－7－81136－056－1

Ⅰ．生…　Ⅱ．陈…　Ⅲ．少年儿童－生长发育－医药院校－教材　Ⅳ．R179

中国版本图书馆 CIP 数据核字（2008）第 088883 号

全国高等医药院校护理专业教材
生长与发展

主　　编：陈京立
责任编辑：谢　冰

出版发行：中国协和医科大学出版社
（北京东单三条九号　邮编 100730　电话 65260378）
网　　址：www. pumcp. com
经　　销：新华书店总店北京发行所
印　　刷：三河市华晨印务有限公司

开　　本：787×1092 毫米　1/16 开
印　　张：12. 25
字　　数：280 千字
版　　次：2009 年 2 月第一版　2009 年 2 月第一次印刷
印　　数：1—5000
定　　价：22. 00 元

ISBN 978－7－81136－056－1/R·056

（凡购本书，如有缺页、倒页、脱页及其他质量问题，由本社发行部调换）

内容简介

本书是护理学专业本科和专科生专用教材。重点介绍人类生命周期中各个不同发展阶段的身体、认知与社会心理发展过程的基本概念和特征，并探讨影响各发展阶段的主要因素和健康问题，帮助以“人”为服务对象的护理专业学生及工作者用科学、系统和连续的观点客观地评估人在生命过程中的不同时期所面临的主要问题，使护理专业学生和护理人员能更深入地理解和尊重服务对象，并为他们提供积极、安全和有效的个体化帮助和指导。本书力求涵盖从胎儿期至老年期的整个生命过程中身体、认知与社会心理发展及健康问题；对人类发展的整体观、人类发展的原则、基本概念及相关发展心理学理论进行描述，同时介绍各年龄阶段对死亡和死亡的认识及反应，并论述了护士如何向临终的患者及其家属提供关怀和帮助。

目 录

第一章　绪　　论

生长与发展是生命活动的基本特点，其过程非常复杂，生长与发展不仅是指体格的生长，还包括情感、人格、认知、道德水平等心理社会方面的发展。生长与发展水平是反映个体和群体健康状况的重要指标。对生长与发展一般规律和影响因素的深入研究，可以有效地防治生长发展过程中的障碍性疾病，提高生长发展水平。

第一节　概　　述

一、人类发展的整体观

发展是人类个体在生存期间由于年龄的增加以及与环境之间的相互作用而产生的身心变化过程，不但包括质和量的改变，也是学习和成熟的结果。所以，发展在人的一生中是持续进行的，不仅包括生理方面的变化，还有认知、心理以及社会方面的适应和改变。

生理方面的发展是指从受精卵、胎儿、发育成长到老年乃至死亡期间的各项生理变化，包括细胞、器官和各组织系统的成熟，以及感觉、运动、呼吸、消化等生理功能的变化，最明显的是身高、体重、外貌、体能等变化，与个人的遗传基因密切相关。

认知方面的发展是指对内外环境的刺激，由接收、诠释、组织、贮存、修正、协调以及运用等过程，所发展出的能力，包括学习、解决问题、记忆、分析、推理、抽象思考等。认知潜能的极限是由遗传因素决定的，但所能达到的程度受中枢系统发育和个人经验的影响，并需要与环境互动才能发挥。

心理和社会方面的发展是指一个人特有的习性、态度和观念，以及对外在事物、个人和人际间的反应，包括道德、语言、情绪、价值观、自我概念、人际关系、社会化、社会关系等各方面的发展。

虽然我们常由生理、认知、心理和社会等层面来说明人类的发展，但实际上，人类的发展是整体的，生理、认知、心理和社会的功能是相互影响的。因此，在研究人类发展时，最好由多个层面进行，以得到整体性的概念。

二、生长发展的定义

生长是指细胞繁殖、增大和细胞间质的增加，表现为组织、器官、身体各部以至全身的大小、长短和重量的增加以及身体成分的变化，是机体在量方面的改变。

发展是指细胞和组织分化及功能的不断完善，心理、智力和体力的不断发展，表示机体质方面的变化。

成熟是指生长发展过程达到一个比较完备的阶段，个体在形态、功能方面已经全面达到成人水平。

生长和发展是相互依存、密不可分的，通常成年期前的生理、心理、认知变化称为生长发育。

三、年龄阶段的划分

生长发展是连续不断的动态变化过程。机体的解剖、生理及心理、社会等特点随年龄增长而变化，具有明显的特点。为更确切地评估生长发展，并给予适当的预防疾病和促进健康的服务，将人的生长发展过程划分为以下几个阶段（表 1 –1）。

1. 胎儿期　从卵和精子结合到小儿出生统称为胎儿期。最初 2 周为胚卵期（也称为胚胎前期），胎龄 2 ~8 周为胚胎期，8 周后至出生为胎儿期。

2. 新生儿期　自出生后脐带结扎开始至生后 28 天内，称新生儿期。从孕期满 28 周至生后 7 天称为围生期（又称围产期）。

3. 婴儿期　出生后到满 1 周岁之前为婴儿期，又称乳儿期。

4. 幼儿期　1 周岁后到满 3 周岁之前为幼儿期。

5. 学龄前期　3 周岁后到入小学前（3 ~6 岁）为学龄前期。

6. 学龄期　从入小学起（6 ~7 岁）至青春期（女 11 ~12 岁，男 13 ~14 岁）开始之前称学龄期。

7. 青春期　女孩从 11 ~12 岁开始到 17 ~18 岁，男孩从 13 ~14 岁开始到 18 ~20 岁称青春期（或少年期），是儿童过渡到成年的时期。

8. 青年期　20 ~40 岁称青年期。

9. 中年期　40 ~65 岁称中年期。

10. 老年期　65 岁以上称老年期。

表 1 –1　人类发展年龄阶段划分

发展分期	年龄
胎儿期	妊娠 ~出生
新生儿期	出生后 ~28 天
婴儿期	出生后 ~12 个月
幼儿期	1 ~3 岁
学龄前期	3 ~6 岁
学龄期	6 ~12 岁
青春期	12 ~20 岁
青年期	20 ~40 岁
中年期	40 ~65 岁
老年期	65 岁以上

四、生长发育规律

（一）生长发育的顺序性

由多数人发展的趋势来看，大体上有一个共同的发展模式，尤以生理方面的发展较为明显。如小儿各器官功能的生长发育都遵循一些预期的特定顺序和规律（图1-1）。一般是由上而下、由近到远、由粗到细、由低级到高级、由简单到复杂。

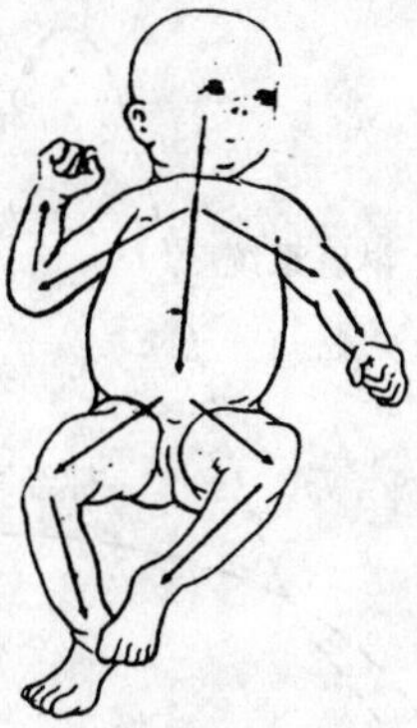

图1-1　生长发育的顺序性

1. 由上到下或由头至尾　即头部发展在先，下肢发展在后。如婴儿先会抬头，后抬胸，再会坐、立和行走。

2. 由近到远　即躯干部发展在先，四肢发展在后，靠近身体中轴部位的控制动作比远端部位的控制早发生。如婴儿首先学会控制肩和臂，再控制手的活动。

3. 由整体到特殊或由粗到细或由简单到复杂，由低级到高级　如大肌肉的发展在先，小肌肉的发展在后；婴儿先会用全手掌握持物品，再发展到能以手指端捏取；儿童先会画直线，进而能画圆、画人。

在认知、心理和社会方面，一般儿童都是先学会具体事物，而后才学会抽象观念；先有自我概念，而后才逐渐学习团体观念和道德规范。

（二）生长发育的连续性

个体的生长发育是在不断地进行中，是一个连续的过程，各个阶段顺序衔接，不能跳跃。而且早期发展是后期发展的基础，两者具有前因后果的关系，任何阶段发育障碍，都将对后一阶段产生不良影响。例如，婴儿的成长过程中，从翻身→坐→爬→站→走，整个过程不但是连续的，而且每一个阶段的发育均依赖前一阶段为基础，即先前的动作是后续动作的基础。

（三）生长发育的阶段性

在整个生长发育期内，个体的生长速度是不均衡的，有的时期快，有的慢，即具有阶段性。一般而言，每一个生理系统在大小、重量和功能的成熟度上，有一定的时间表，生长发育曲线呈波浪式。从胎儿期到成人期，大多数器官有两次生长高峰期，第一次在胎儿期，第二次在青春发育初期，而且女孩比男孩约早两年出现。如体格生长，年龄越小，增长越快，生后 6 个月内生长最快，以后开始渐减，周岁后基本稳步增长，至青春期又迅速加快。

（四）各系统器官发育的不平衡性

在个体连续发展的历程中，不同的身体系统和发展领域，有不同的发展速率，快慢不同，有先有后，而非等速度进行。如神经系统发育领先；生殖系统发育较晚；淋巴系统则先快而后回缩；皮下脂肪发育年幼时较发达；肌肉组织的发育到学龄期才加速等（图 1-2）。

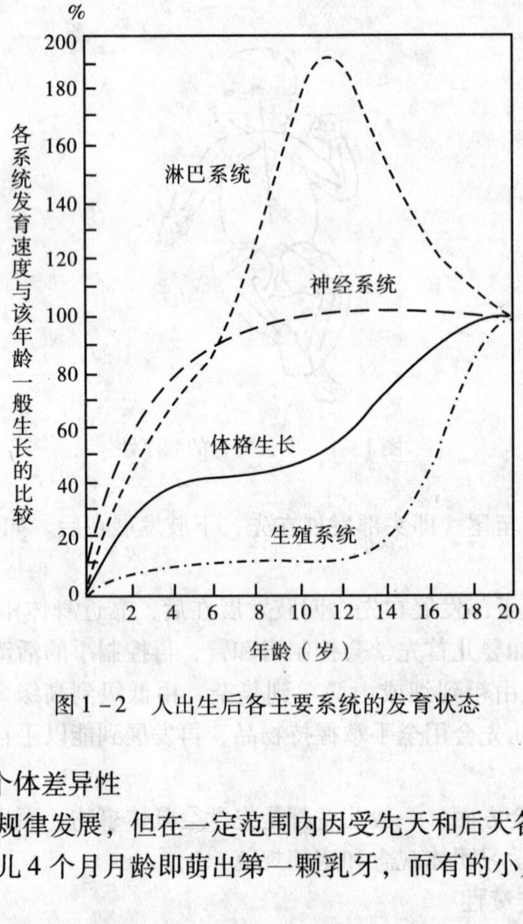

图 1-2 人出生后各主要系统的发育状态

（五）生长发育的个体差异性

生长发育虽按一般规律发展，但在一定范围内因受先天和后天各种因素影响而存在较大的个体差异。如有的小儿 4 个月月龄即萌出第一颗乳牙，而有的小儿可能 10 个月才萌出第一颗乳牙。

（六）生长发育具有某些关键期

许多重要器官都有关键生长期，在该时期细胞的生长方式以增生为主，如果在此期发生永久性损伤或异常的生长，会使细胞的正常发育受到干扰，器官受损后能否完全恢复并继续生长，取决于伤害的性质和严重性、伤害发生和持续的时间。由于各组织细胞的迅速分裂时间不同，各器官和系统易受损害的时间也不同，此时间即为该组织或器官的关键时期。如在妊娠的前 3 个月是胎儿发育的关键期，在细胞快速分裂期和生长期间最为脆弱，因此在妊娠初期 10～12 周，若接触某些特定的病毒、化学物质或药物，则胎儿发生先天畸形的比例较高。如正常情况下，胚胎第四周末神经管应完全闭合，如果失去了脊索的诱导作用或受到环境致畸因子的影响，神经沟就不能正常地闭合为神经管。如果头侧的神经沟未闭，就会形成无脑畸形；如果尾侧的神经沟未闭，就会形成脊髓裂。

五、影响生长发育的因素

遗传特性和环境影响是确定儿童生长发育进程的两个最基本因素。遗传决定机体发育的可能范围，环境则决定发育的速度及最终达到的程度。内在遗传因素与外界环境因素相互作用决定了每个儿童生长与发育的状态。

1．遗传因素　父母双方的遗传因素影响着小儿的生长发育，如影响其体格特征，以及性格、气质和学习方式等方面的特点。遗传性疾病无论是染色体畸变或代谢性缺陷对儿童生长发育均有显著影响。

2．性别　性别也影响小儿的生长发育。一般女孩平均身高、体重较同龄男孩低；而女孩青春期开始较男孩约早两年，此时其身高、体重可超过男孩；但至青春期末，男孩体格生长最终超过女孩。因此，评价小儿生长发育时男女标准应分开。

3．内分泌　内分泌腺分泌的各种激素对生长发育起重要调节作用，特别是生长激素、甲状腺素和性激素的作用尤为突出。如人类生长激素的基本功能是促使人体各种组织细胞增大和增殖，使骨骼、肌肉和各系统器官生长发育；生长激素缺乏，可造成生长落后。而甲状腺素可加快细胞内的氧化过程，促进新陈代谢，促进蛋白细胞合成，增加酶的活性，增加糖的吸收和利用，加速脂肪分解氧化，促进钙磷在骨质中的合成代谢，促进中枢神经系统的生长发育；当甲状腺功能不足时，可引起代谢障碍、生理功能低下、生长发育迟缓、智能障碍等。

4．营养　充足和合理的营养是小儿生长发育的物质基础，是保证小儿健康成长极为重要的因素。不同年龄阶段小儿的营养需求和供给标准是不同的，年龄越小受营养的影响越大。

5．孕母状况　胎儿宫内发育受孕母各方面状况的影响。妊娠早期感染风疹可导致胎儿先天性畸形；严重营养不良、高血压可致流产、早产和胎儿发育迟缓；接受某些药物、放射线、环境毒物污染和精神创伤等也可阻碍胎儿发育。

6．疾病　疾病对小儿生长发育影响很大，急性病常使体重下降，慢性病还可影响其身高，而先天性疾病对小儿体格和精神、神经发育均很不利；一些药物及治疗手段（如放射治疗）也可能对生长发育产生不利影响。

7．家庭　家庭是人类出生后与个体接触最多、关系最密切的一个环境。家庭经济状况、结构和教养方式，在不同程度上制约儿童的生长发育过程。具有稳定的经济条件的家庭可为儿童提供安全、良好的居住环境、卫生条件、充足的营养以及健康保健措施以促进小儿生长发育。反之，将有不良影响。家庭的文化习俗对孩子的教养和护理方式也有较大的影响。合理的生活制度、体格锻炼和教养对小儿成长起重要促进作用。和谐的家庭气氛、父母的爱抚以及良好的学校和社会环境对儿童身、心各方面的生长发育有着深远影响。如果在生长发育的某一关键时期，如出生后的第一年，儿童失去父母的爱，包括父母死亡，长期住院与父母分离，或父母离异等将严重影响儿童的健康成长。

8．学校　学校是社会中正式提供教育及社会化的地方，人一生中前段时期，要花很多时间在学校度过，而这段时间也是成长非常快速的一段时期。学校通过有系统的课程协助个人在认知方面的成长，并提供个人将来要立足社会所需要的知识、技能及社会规范，为适应将来服务于社会奠定良好的基础。学校还兼顾个人体能的训练以及艺术的陶冶，学校中的同伴可协助个人学习与家庭成员以外的人发展人际关系。

9. 社会　社会是个人生活的大环境，包括社会的政治、经济状况、生活和学习环境、文化教育、卫生保健等等。一个人通常在青年期完成学业，正式踏入社会，这时社会的就业机会及环境直接影响到个人事业的发展，间接影响到家庭的建立。总之，社会除了为青年期以后的发展提供一个大环境外，也通过学校和家庭间接影响个人早期的发展。

第二节　体格生长与发育

一、体格发育

（一）体格生长常用指标及测量方法

1. 体重　体重是指各个器官、组织和体液的总重量，是代表体格生长，尤其是营养情况的重要指标。平均新生儿出生体重为3kg（1995年九省市城区统计资料男孩平均为3.30±0.38kg，女孩为3.20±0.36kg）。生后一周内可有暂时性体重下降，称生理性体重下降，约减少原有体重的3%～9%。体重常于生后7～10天恢复到出生体重。以后体重增长很快，年龄越小，增长越快。前半年每月增加600～800g，是生长发育的第1次高峰；后半年每月增加300～400g。3～5个月时体重是出生时的2倍（6kg），1周岁时增至3倍（9kg）。

1～6月小儿体重的推算公式：体重（kg）＝出生体重＋月龄×0.7

7～12月小儿体重的推算公式：体重（kg）＝出生体重＋6×0.7＋（月龄－6）×0.4

2岁时体重4倍于出生体重（12kg）。2岁后到11、12岁前体重稳步增长，平均每年增长2kg，推算公式为体重（kg）＝年龄×2＋8。

12岁以后为青春发育阶段，是生长发育的第2次高峰。受内分泌影响，体重增长较快，女孩青春期比男孩早约2年，10～13岁时女孩体重可超过男孩，12～15岁后男孩体重又超过女孩。

体重测量应在晨起空腹时，将尿排出后脱去衣裤、鞋袜后进行；或于进食后2小时称量。小婴儿用载重10～15kg盘式杠杆秤测量，准确读数至10g；1～3岁的幼儿用载重20～30 kg坐式杠杆秤测量，准确读数至50g；3～7岁的小儿用载重50kg杠杆秤测量，准确读数至50g；7岁以上用载重100kg站式杠杆秤测量，准确读数不超过100g。注意如图：小婴儿应卧于秤盘中央（图1－3），1～3岁坐位测量（图1－4），3岁以上站立于站板中央。称前必须校正秤至零点。称量时小儿不可接触其他物体或摇晃，计算体重时应尽量准确地减去衣物等重量。

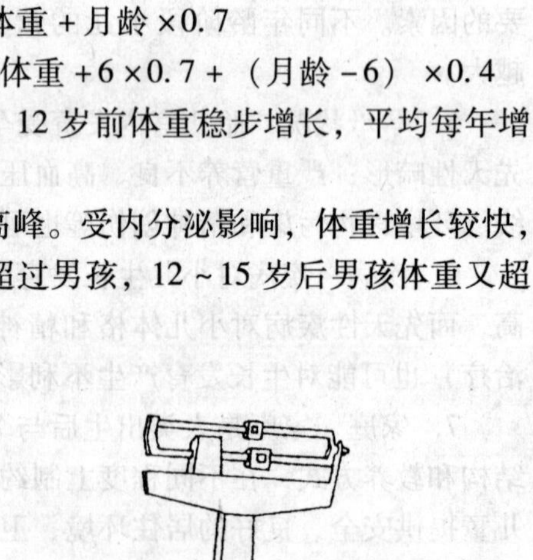

图1－3　盘式杠杆秤测量体重

2. 身长（高）　身长是指从头顶至足底的全身长度。身长的增长也是年龄越小增长越快，在婴儿期和青春期出现两个增长高峰。新生儿出生时平均为50cm（1995年九省市统计城区男孩平均为50.4±1.7cm，女孩为49.8±1.6cm）。6个月时达65cm，1周岁时75cm，2周岁时85cm。2岁以后平均每年增长5~7.5cm，2~12岁可按下列公式推算：身长=年龄×7+70（cm）。青春期出现身高增长的第2个加速期，12岁以后不能再按上式推算。

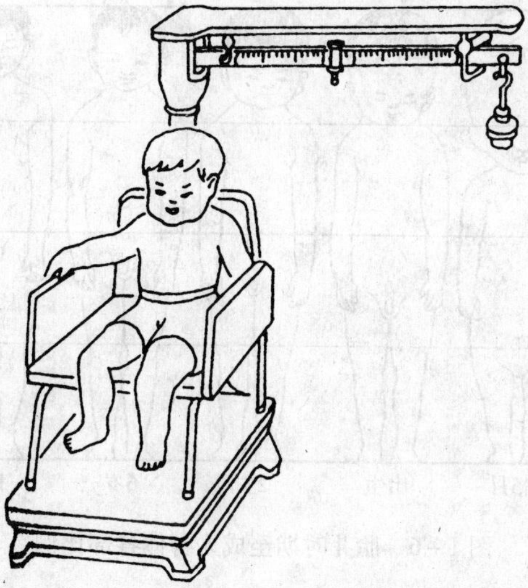

图1-4　坐式杠杆秤测量体重

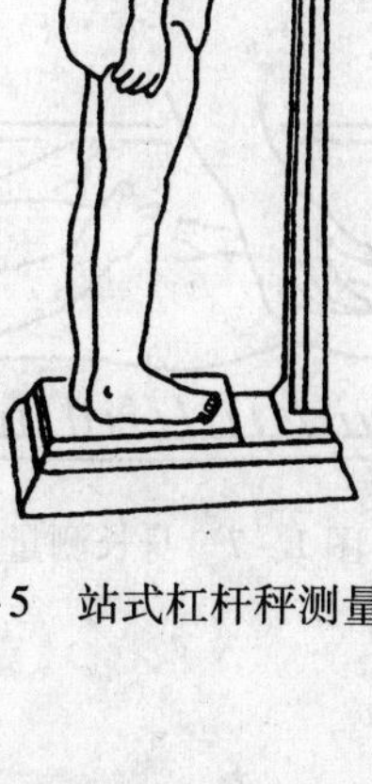

图1-5　站式杠杆秤测量体重

身长包括头部、脊柱和下肢的长度。头部发育较早，下肢较晚。因此，有时临床上需要分别测量上部量（从头顶至耻骨联合上缘）和下部量（从耻骨联合上缘至足底）以计算其比例关系。上部量与脊柱的增长有关；下部量与下肢长骨的发育有关。新生儿上部量与下部量的比例为60%:40%，中点在脐以上。2岁时中点在脐下，6岁时中点移至脐与耻骨联合上缘之间；12岁时上、下部量相等，中点在耻骨联合上缘（图1-6）。

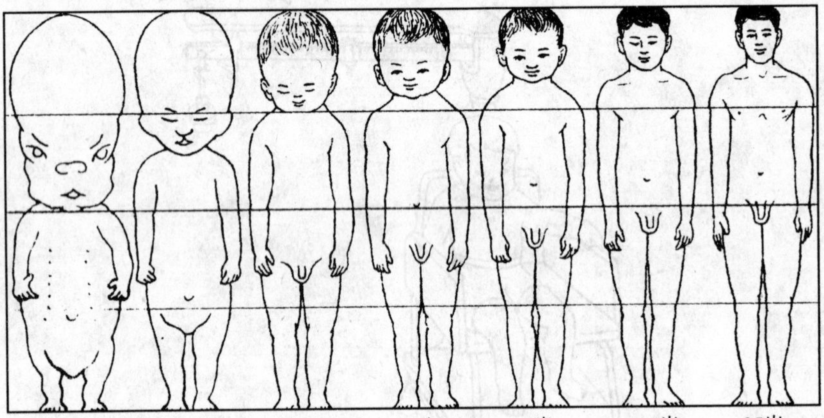

图1-6 胎儿时期至成人身体各部比例

测量身长时，3岁以下小儿用量板卧位测量。脱帽、鞋、袜及外衣，仰卧于量板中线上，头顶接触头板，测量者一手按直小儿膝部，使两下肢伸直紧贴底板，一手移动足板使之紧贴小儿足底，并与底板相互垂直，读刻度至0.1cm（图1-7）。3岁以上儿童可用身高计或固定于墙上的软尺进行测量，即身高。小儿脱去鞋、帽，直立，两眼正视前方，足跟靠拢，足尖分开约60°，足跟、臀部和两肩都接触立柱或墙壁。测量者移动身高计头顶板与小儿头顶接触，板呈水平位时读立柱上数字，记录至0.1cm（图1-8）。

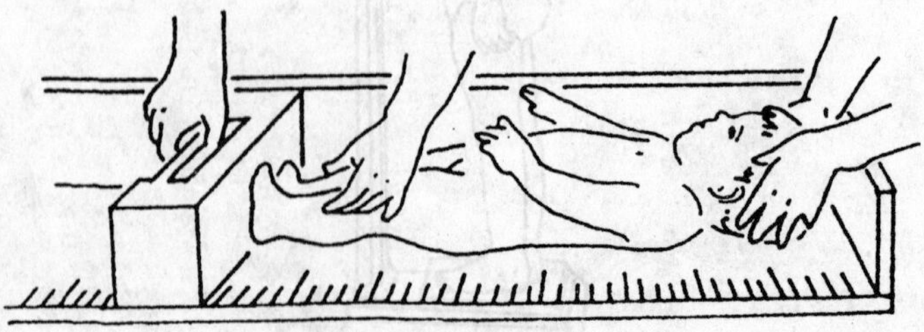

图1-7 身长测量

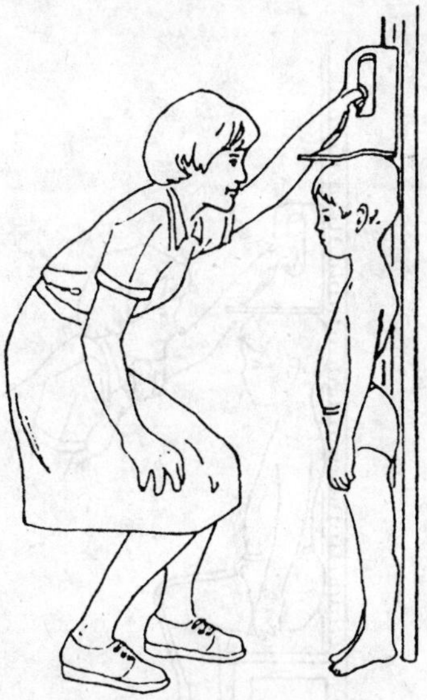

图 1－8　身高测量

3. 坐高　指从头顶至坐骨结节的长度，出生坐高为身高的 66%，以后下肢增长比躯干快，4 岁时坐高为身长的 60%，6～7 岁时小于 60%。此百分数显示了上、下部比例的改变。

3 岁以下小儿测量顶臀长即为坐高。小儿平卧于量板上，测量者一手提起小儿小腿使膝关节屈曲，大腿与底板垂直而骶骨紧贴底板，一手移动足板紧压臀部，读刻度至 0.1cm（图 1－9）。3 岁以上的被测者坐于坐高计凳上，身躯先前倾使骶部紧靠量板，再挺身坐直，大腿靠拢紧贴凳面与躯干成直角，膝关节屈曲成直角，两脚平放，移动头板与头顶接触，记录读数至 0.1cm（图 1－10）。

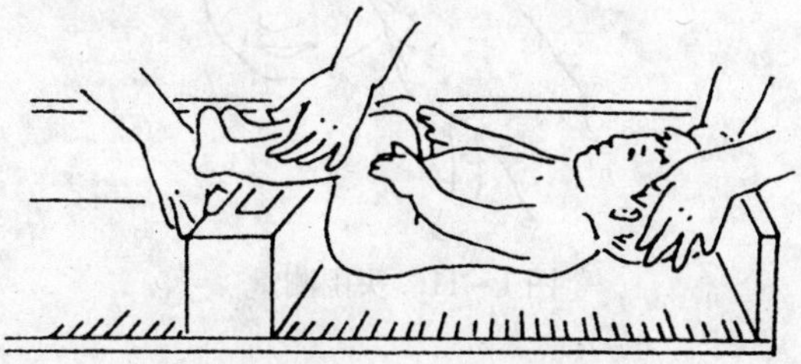

图 1－9　顶臀长测量

4. 头围　经眉弓上方、枕后结节绕头一周的长度为头围。头围反映脑和颅骨的发育程度。出生时平均为 34cm，6 个月时 44cm，1 岁时 46cm，2 岁时 48cm，5 岁时 50cm，15 岁时 54～58cm，接近成人。

测量头围时，测量者将软尺 0 点固定于小儿头部一侧眉弓上缘，再将软尺紧贴头皮绕枕骨结节最高点及另一侧眉弓上缘画至 0 点，记录读数至 0.1cm（图 1－9）。

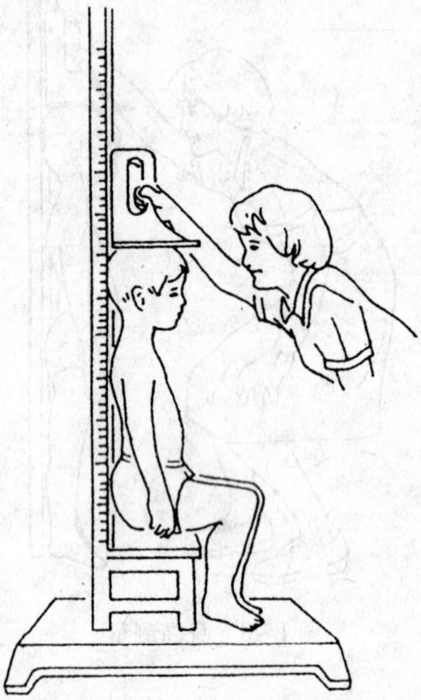

图 1－10 坐高测量

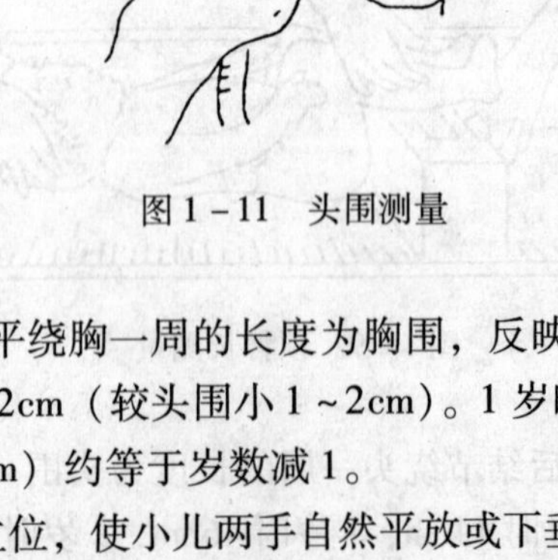

图 1－11 头围测量

5. 胸围 沿乳头下缘水平绕胸一周的长度为胸围，反映胸廓、胸背肌肉、皮下脂肪及肺的发育程度。出生时平均 32cm（较头围小 1～2cm）。1 岁时胸围与头围大致相等，1 岁以后胸围超过头围，其差数（cm）约等于岁数减 1。

测量胸围时，取卧位或立位，使小儿两手自然平放或下垂，测量者将软尺 0 点固定于一侧乳头下缘（乳腺已发育的女孩，固定于胸骨中线第 4 肋间），紧贴皮肤，经两侧肩胛骨下缘回至 0 点，取平静呼气、吸气时的中间读数。记录读数至 0.1cm。

6. 上臂围 沿肩峰与尺骨鹰嘴连线中点水平绕上臂一周的长度为上臂围，代表上臂骨骼、肌肉、皮下脂肪和皮肤的发育。常用以评估小儿的营养状况。生后第1年内上臂围增长迅速，1~5岁期间增长缓慢。在测量体重、身高不方便的地区，可测量上臂围以普查5岁以下小儿的营养状况。评估标准为：上臂围>13.5cm为营养良好；上臂围12.5~13.5cm为营养中等；上臂围<12.5cm为营养不良。

7．皮下脂肪　皮下脂肪的厚薄反映小儿营养状况的好坏。婴儿期脂肪组织较肌肉为多，1~7岁皮下脂肪逐渐变薄。10岁以后，特别是青春期，女孩的脂肪组织两倍于男孩。

测量皮下脂肪可用小卡尺。测量者用拇指及示指将测量部位皮肤及皮下脂肪捏起，将钳板插入捏起的皮褶两边至底部并钳住，测量其厚度。常测量的部位有：上臂肱二头肌部位，肩峰与鹰嘴连线中点水平腹侧，皮褶方向与上臂长轴平行；背部，肩胛下角下稍外侧处，皮褶方向应自下向上方向与脊柱成45°；腹部，锁骨中线上平脐处，皮褶方向与躯干长轴平行。

（二）骨骼和牙齿的发育

1．颅骨的发育　颅骨随脑的发育而长大，可通过头围和囟门大小以及骨缝闭合情况来衡量颅骨的发育。前囟是指对边中点连线长度（图1－12），出生时1.5~2cm，至1~1.5岁闭合。后囟出生时很小或已经闭合，最迟于生后6~8周闭合。颅骨缝3~4个月闭合。前囟早闭或过小见于小头畸形，晚闭或过大见于佝偻病、先天性甲状腺功能减低症或脑积水患儿。前囟饱满反映颅内压增高，凹陷见于脱水患儿或极度消瘦者。

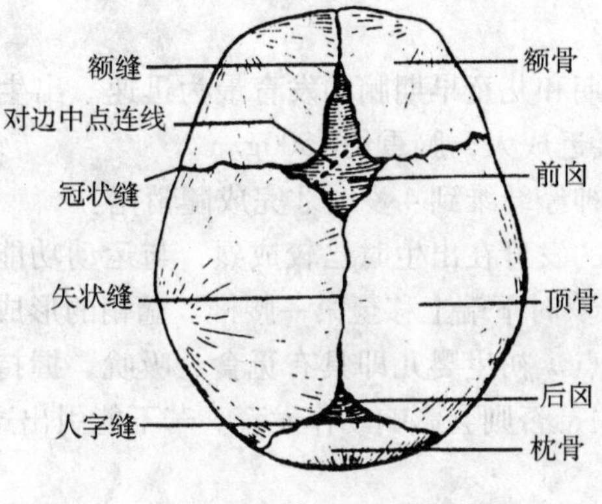

图1－12　小儿的囟门

2．脊柱的发育　新生儿时脊柱仅轻微后凸，3个月能抬头时出现颈椎前凸，6个月会坐时胸椎呈后凸，1岁能行走时出现腰椎前凸。3个自然弯曲有利于身体平衡，6~7岁时这些弯曲为韧带所固定。

3．骨化中心的发育　正常小儿骨化中心按年龄出现，通过X线检查身体各部骨化中心出现的时间、数目和干骺端融合时间，可判断骨骼发育的年龄。先天性甲状腺功能减低症患儿骨龄明显落后，而先天性肾上腺皮质增生症患儿骨龄发育过快。

4．牙齿的发育　小儿乳牙共20个，约自6个月起（4~10个月）开始萌出，2~2.5岁出齐。2 岁以内乳牙数目约为月龄减 4 ~ 6。出牙顺序和时间见图 1 – 13。6 岁左右开始出恒牙，即第 1 磨牙长在第 2 乳磨牙之后。7 ~ 8 岁开始，乳牙按萌出顺序逐个脱落换之以恒牙。恒牙一般 20 ~ 30 岁出齐，共 32 个。

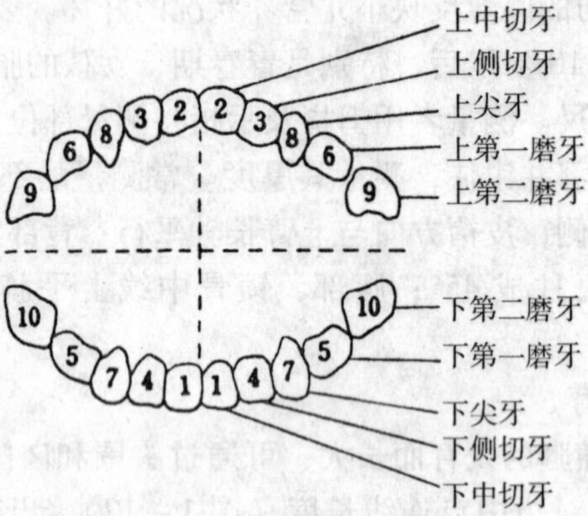

图 1 – 13　乳牙出牙顺序

（三）脑和脊髓的发育

1. 神经管的发育　在胚胎时期神经系统首先形成。胚胎第 24 ~ 26 日已形成闭合的神经管，若胚胎发育早期受到危害神经管闭合的因素影响，可导致无脑儿或其他神经管开放性缺陷所致的神经系统先天畸形。

2. 脑的发育　胚胎时期和儿童早期脑的发育最为迅速。出生时脑重约 370g，占体重的 1/9 ~ 1/8 左右，7 岁时已接近成人，脑重约 1500g。

3. 神经纤维的发育　神经纤维到 4 岁时才完成髓鞘化。

4. 脊髓的发育　脊髓的发育在出生时已较成熟，与运动功能的发育相平行。胎儿时脊髓下端达第二腰椎下缘。4 岁时下端上移至第一腰椎。髓鞘的形成自上而下，延续到 3 岁。

5. 小儿神经反射的特点　初生婴儿即具有觅食、吸吮、握持、拥抱等无条件反射，这些反射会随年龄增长而消失，否则会影响动作发育。若不能引出这些先天反射，或持续不消退，表明神经系统异常。

（四）生殖系统的发育

生殖系统到青春期开始加速发育。可分为三个阶段：①青春前期：女孩 9 ~ 11 岁，男孩 11 ~ 13 岁开始，延续 2 ~ 3 年，体格生长突然增快，出现第二性征；②青春成熟期：一般持续 3 ~ 4 年，体格生长达高峰，第二性征全面出现，性器官成熟，出现月经或遗精；③青春后期：女孩 17 ~ 21 岁，男孩 19 ~ 24 岁，一般为 3 ~ 4 年，生殖系统已发育成熟如成人，体格生长停止。

1. 女性生殖系统的发育　青春期前女性生殖器官发育缓慢，处于幼稚状态。卵巢在出生时已发育完善，但在 8 岁以前甚小，原始卵泡不成熟。进入青春前期，受脑垂体促性腺激素的影响，生殖器官迅速发育。卵巢开始增大，但月经初潮时卵巢发育尚不成熟，此后逐渐出现发育程度不等的卵泡。子宫发育直线上升，子宫体明显增大，子宫内膜受卵巢激素的作用呈周期性变化，出现月经，初潮年龄一般为10～16岁。阴道变长变宽，粘膜角化，分泌物由碱性变为酸性。外阴逐渐成熟。第二性征出现：9～10岁乳房开始发育，骨盆变宽；10～11岁出现阴毛；13岁以后有较多的阴毛和腋毛。

2. 男性生殖系统的发育　男性生殖器官在青春期前发育很慢。睾丸在胎儿期形成后就可分泌雄性激素，出生时睾丸大多已降至阴囊，一般于1岁内都应降到阴囊，若睾丸未降至阴囊内则称为隐睾。进入青春前期后，受内分泌影响，阴囊皮肤开始变薄、变红、颜色加深，睾丸长大，阴茎变粗、增长，阴茎头变大。精囊迅速增大，出现成熟精子，一般在14～16岁发生首次遗精，比女孩平均月经初潮年龄晚2年。12～13岁开始出现阴毛，喉结发育，即第二性征出现；14～15岁出现腋毛，声音变粗，部分男孩乳房发育；16岁后长出胡须，出现痤疮。

第三节　认知和心理社会的发展

一、认知的发展

（一）基本概念

1. 认知发展　广义的认知发展是指个体成长过程中所有直接参与对客观事物认识有关的能力的发展。包括感知、记忆、理解、想象、思考、推理、判断等能力的发展。

狭义的认知发展是侧重个体成长中智力的发展和个体对周围环境了解过程中信息处理的过程。其中智力发展的研究是研究人类从出生到儿童期结束的阶段，个体对周围世界认识能力逐渐发展的过程。本节将侧重对这部分内容的介绍。

2. 智力　科学界对智力的定义有许多不同的说法。有人认为智力是个体有意识地通过思维活动来适应新情境的一种潜力。有人认为智力是学习的潜力。有人认为智力是抽象思维的能力。还有人认为智力就是聪敏的程度，是以智商标志其水平高低的。

尽管对智力的概念众说纷纭，但是学术界一致同意智力的以下特点，即智力是以大脑的神经活动为基础的、以抽象思维能力为核心的一种潜在的、偏重于认识的能力。

（二）认知发展的理论

在狭义的认知发展理论的研究中，特别是在智力发展的研究中，近50年贡献最大者首推瑞士著名的发展心理学家皮亚杰（Jen Piaget，1896～1980）及其所创立的认知发展论，皮亚杰终身从事儿童心理的实验研究，曾任国际心理学会主席和联合国科学教育文化组织的国际教育局局长。他学识渊博、治学严谨，一生撰写了大量的学术著作，为国际心理学界留下一份十分丰厚的遗产。

皮亚杰采用的是直接观察的方法。通过面对面地观察大量的儿童活动，提出了儿童的智力发展是依靠儿童自身的活动，探索周围世界而逐渐地将简单的概念集合成较高水平的概念来完成的。智力发展是儿童自身不断地同周围环境相互作用的结果，是一个主动发现的过程，而不是像许多人认为的是由教师或父母被动地传授的。

皮亚杰认为智力发展的内在动力是认知的“失衡（disequilibrium）”。他认为每个个体都有其“认知结构（cognitive structure）”也称“基模（schema）”，是指个体已有的认知经验。在个体面临刺激情境或问题时，会主动地将刺激同头脑中原有的“认知结构”相比较。如果原有的认知结构能够对刺激认知，就将此刺激纳入原有的结构内，称之为“同化（assimilation）”。若不能对新的刺激认知，就会产生心理上的“失衡”状态。个体为了摆脱失衡，就会改变或扩大其认知结构。同环境不断的互动，会促使认知结构的不断扩大和改变，这种变化就是个体智力发展的过程。因此，个体认知的发展是个体在环境中生活适应的过程。

皮亚杰根据自己的观察，提出智力的发展过程可以分为四个阶段，即阶段论。阶段论具有以下 4 个重要观点：

1．4 个阶段有严格的顺序　尽管每个儿童通过各个阶段的速度不同，或者有人最终也无法达到认知的最高阶段，但是每个人都必须严格按顺序通过，不能跳跃，也不能颠倒。

2．各个阶段有本质的不同　阶段的概念将儿童认知发展的过程划分为本质上不同的时期。如果认知发展是连续、量变的过程，那么任何独立阶段的划分都可以是随意的。但是无论如何划分，每个阶段同其他的阶段必须有本质的不同。

3．每个阶段涉及的是思维的一般特征，但不是一项特殊的成就　四个阶段所描述的都是每个阶段儿童思维的一般特征。因此可以根据儿童所处的不同阶段来预测儿童在各个方面可能表现出的行为。但是，各个阶段的特点，都不是特指儿童的某项特殊成就。

4．阶段论具有文化上的普遍性　认知发展论揭示了儿童认知发展的一般规律，一般不受文化背景的影响。因此具有文化上的普遍性。无论儿童在何种文化环境下成长，其智力的发展都会遵循相同的顺序。可以说，发生认识论是一张根据儿童智力发展过程建立起来的具有广泛的适应性的时间表。

另外，皮亚杰的发生认识论用了不同的“运算”（operation）能力来描述认知发展的程度。皮亚杰特别指出，他使用运算的词，同操作主义（operationism）的方法论没有任何关系，而被定义为：运算是动作的一种形式。运算同简单动作的区别在于它是内化的和可逆的。

（三）认知发展论的具体内容

皮亚杰将从婴儿到 12 岁以上的认知发展分为 4 个阶段，说明了认知的发展是不断由具体经验到抽象思考的过程。

1．感觉运动期（sensorimotor stage，0～2 岁）　在认知发展的第一阶段，婴儿只能靠自己的感觉和运动去认识周围世界。通过手抓、口尝等行为不断地尝试错误，了解周围的有形世界，逐渐认识自己同他人（特别是母亲）、自己与物体是分别存在的。在 6 个月以前，婴儿对物体的认识是只有直接用手摸到或眼睛看到的物体才是存在的，否则就是不存在的。如皮球滚到床下后，由于眼睛看不到皮球就认为球不存在了。因为幼儿无法用符号或记忆中的影像（表象）来替代实际的物体。因此只能局限在自己可以直接接触和感受到的经验之内。8 个月以后，幼儿能对从视线内消失的物体有记忆。会寻找自己感兴趣的、但不在自己视线内的物体。因为有了记忆的“影像”，幼儿会从生人中分辨出母亲或照料自己的人，而面对陌生人会感到焦虑。可以模仿他人的行为和动作。并且开始发展语言技巧和增加运动的能力。12 个月以后，会出现一些有意义的行为。18 个月开始具有一定的思维能力。开始把外在的行为表象化，也就是将经过感知的客观事物在大脑中再现为形象。此时幼儿具有延缓模仿的能力，即可以在被模仿者不在场时根据记忆中的模仿对象的表象来模仿某些动作。接近2岁的儿童能够理解眼睛看不到或手摸不到的物体还是存在的。按照皮亚杰的解释，这表示在感觉运动期的终末阶段，儿童已经初步建立了“物体永恒性（object permanence）”的概念。

2. 前运算期（preoperational stage，2~7岁） 进入前运算期以后，儿童的思维发展到一个新的水平。儿童开始用语言符号吸收知识或表达需要。如可以把“灯”这个词同灯的实物联系起来，理解“灯”这个词是其实物的语言符号。儿童可以用简单的符号从事思考活动，如画图表示某种意境。由于儿童在这个阶段必须重新组织自己的思维以满足用符号表达的要求，而其智力发展尚无法立即符合这些要求，因此在这一阶段，儿童的思维是没有逻辑性和缺乏系统性的。但是在这个阶段由于理解力的增加，儿童可以理解一些没有发生在眼前或不是立即就能看到的事情或结果。如理解不讲卫生会生病等。

皮亚杰还提出，此阶段儿童的思维是“自我中心主义（egocentrism）”，即总是从自己的观点看世界，是以自我为中心的（self-centered）。主要表现为：①把幻想同现实混淆：即把自己的心理表象同现实事物本身相混淆；②泛灵论：即以为一切物体都是人，认为自然界的许多物体或动物都和自己一样活动并具有人的属性，如画太阳也有五官，星星也要回家睡觉等；③人工主义：认为一切都是由人造的，相信自己可以改变自然现象的进程，如夏天也能让天下雪；④无关系的思维：不明白自己的兄弟姐妹也是自己父母的孩子，不能理解相同量的东西放到不同的容器中其量不会变化，对时间的概念不健全。

在这个阶段的后期，儿童开始逐步形成有条理的思维。

3. 具体运算期（concrete stage，7~11岁） 儿童在进入此期以后，开始根据具体的事例进行逻辑的思考。可以不直接通过身体感知的活动来了解事物并提出假设。能够理解物体数目、长度、体积、面积、重量等方面变化的逻辑关系，能理解补偿的概念，能理解物体外形的变化不一定也有质的变化。如将等量的水从一个粗矮的杯子中倒入另一个细高的杯子中，进入具体运算期的儿童不会因为水面增高而认为水量增加了。能够区分想象和真实，能从不同观点认识一个客体，不但可以考虑到现在，还会想到过去和将来。除此之外，儿童能够按照物体的特点进行分类，可以进一步掌握时间和数量的概念，能判断距离的远近。但是具体运算期的儿童还不能完全脱离自我为中心和主观的判断。不能根据别人的立场或观点评价自己的思想。

4. 形式运算期（formal stage，11岁以上） 此期是儿童期接近结束，青春期即将开始。儿童的生理和心理都进入快速发展期。思维的发展十分迅速，认知的发展接近成熟。可以进行抽象思维和做假设。此期儿童能运用概念的、抽象的、形式逻辑等方式进行思维，能运用归纳和演绎逻辑，可以独立整理自己的思想，领会各种概念的含义，能够按照各种可能性有条不紊的工作。

由于此期是人生成长过程中的转折阶段，变化非常迅速，因此有的人会突然发现世界上的知识太多而自己有懵然无知之感；也有的人则感到茅塞顿开而自信无所不能、无所不知。这些都是青年在认知发展过程中的自然现象。皮亚杰指出，此期的年轻人可以理解抽象的原则和具有远大的理想，思维容易呈现理想化和空想的趋势。这些认识只有在同社会现实的互动中，不断地解决自我认知同环境不协调的矛盾，逐步地使自己成熟起来。

皮亚杰还指出，尽管大多数儿童最早会在11～12岁以后进入形式运算期，但有些人可能要晚到青少年期，甚至有些人的智力发展可能一辈子也达不到这个阶段。

二、心理和社会发展

心理和社会发展是指人的自我概念、人际关系、社会角色、处理和解决问题等能力的发展。

心理和社会发展的理论很多，其中影响比较大的有弗洛伊德的性心理发展理论和艾瑞克森的心理社会发展理论。现分别予以介绍。

（一）弗洛伊德的性心理发展理论

西格蒙德·弗洛伊德（Sigmund Freud，1856～1939）是奥地利著名的精神病学家、精神分析学派的鼻祖、弗洛伊德主义的缔造者。他的思想影响远远超出了心理学的领域，影响到西方世界几乎所有的人文科学，被认为是20世纪内影响人类文化最大的理论之一。在西方，弗洛伊德被推崇为与爱因斯坦并列的现代最伟大的人物之一。

弗洛伊德的精神分析论理论十分复杂，现简要介绍精神分析理论中的人格发展理论。

1. 人格发展的基本概念　弗洛伊德的理论非常重视性的观念对人格发展的影响。所以其人格发展分期的理论也被称为“性心理发展理论”。弗洛伊德将“性”的概念界定为任何可以令人感到愉快的身体刺激。他认为性的冲动不是在生活中的某一段被称为青春期的日子里突然冒出来的，认为很多人以为性冲动不存在于童年是一种误解，忽视性发展对儿童成长特别是对其人格发展的重要作用会导致十分严重的后果。

弗洛伊德认为，促进个体求生活动的内在力量称为“原欲”（libido）。在儿童成长的过程中，原欲会出现在不同的器官。当刺激这些器官时，会引起类似“性快感”的愉快体验。这些部位就称为“快感区（crogenous zone）”。快感区的满足开始是和获取维护生命不可或缺的营养的满足密不可分的。这种刺激给幼儿带来的愉快感受，使幼儿产生了愿意持续这种刺激的欲望。儿童在6岁以前，其基本的需要（指性）是通过刺激快感区而获得满足的。如果在6岁前的某一个时期个体在行为上受到过分的限制，或过分的放纵，致使个体的需求不能获得适度的满足，就可能发生发展迟滞的现象，以至于出现性变态、心理症等心理异常和人格异常。因此弗洛伊德认为，在人的一生中，其人格的发展是以6岁以前的发展为基础的，而在这期间其基本需求中原欲的满足又是以后能否顺利发展的关键。由于弗洛伊德非常强调幼儿性心理需求的重要性，所以一般称其理论为“泛性论”（pansexualism）。

2. 人格发展理论的具体内容　弗洛伊德的人格发展理论将人格发展分为5个时期。

（1）口欲期（oral stage，0～1岁）：此期原欲的焦点是口腔和嘴唇。原欲的满足主要靠吸吮、咀嚼、吞咽等活动。口腔和嘴唇是在出生时就发育好的。弗洛伊德认为，最初这个部位的“快感”来自母亲温暖的乳汁或其他代用品带来的刺激，这是婴儿生活中最早体验到的愉快的动作，也是最重要的经验。婴儿从吸吮中获得了愉快的感觉并愿意持续这种刺激，因此婴儿会吸吮任何他可以找到的东西，如自己的拇指、嘴唇、甚至拇趾等，弗洛伊德称这种行为是没有性对象的“自体享乐”。

从口腔获得的愉快体验，是人格发展的重要基础。如果此期口腔活动受到抑制，可能会遗留下不良的后果。例如，成人中也会看到所谓的“口腔性格（oral character）”者，可能就是此期的发展不顺利所致。可以表现为贪吃、嗜好烟酒、咬指甲、嗜好接吻等，甚至在性格上表现悲观、依赖、洁癖等。

（2）肛门期（anal stage，1～3岁）：此期原欲的焦点由口腔转移到肛门。原欲的满足主要靠大小便所产生的刺激。由于随着神经系统的发育，此期幼儿已经可以学习控制肛门括约肌。通过偶然的机会，幼儿体会到了大小便释放的刺激所带来的愉快感而开始有意识地重复这种快感，从而使肛门成为新的快感区。幼儿在有大小便时不再随时随地的排泄，而是试着控制直到非要用强烈的肌肉收缩才能排泄为止，以增加和获得最后释放的快感。此期也是儿童排便习惯训练的最佳时期。排便习惯的训练对幼儿心理和人格的发展都是十分重要的。如管制过严，则会产生不良的后果。弗洛伊德指出有些被大人带到厕所而拒绝排泄、宁可保留下来供自己享用的幼儿，预示着将来会陷于古怪的癖性和神经质，心理症的患者几乎无一例外地都有其特殊的排便习惯、仪式等。成人中有所谓的“肛门性格（anal character）”者，在行为上表现为冷酷、顽固、刚愎、吝啬等特征。

（3）性蕾期（生殖器期）（phallic stage，3～6岁）：此期原欲的焦点从肛门转移到性器官。原欲的满足主要靠对性器官部位的刺激。弗洛伊德认为由于解剖学的位置、分泌物的流溢、身体的沐浴和擦拭等刺激使儿童发现了此部位的可爱感觉，唤起了重复此种刺激的欲望。儿童会对男女生殖器的不同感到好奇并通过探索和玩弄的行为而获得快感。这个快感区的活动，属于真正的性器，引导日后正常性生活的形成。

此期幼儿已经能识别男女性别，并以异性父母作为自己“性爱”的对象。于是会出现男孩子以父亲为竞争对象而爱母亲或女孩子以母亲为竞争对象而爱父亲的现象，弗洛伊德称为“恋母情结（oedipus complex）”或“恋父情结（electra complex）”。

（4）潜伏期（latent stage，7～12岁）：此期的原欲焦点从性器进入潜伏状态。由于此期正是学龄期，儿童接触的事物逐渐增多，要学习的知识和技能很多，使其将兴趣从自己的身体和异性的父母亲身上扩大到周围的环境和事物，故而原欲处于压抑和潜伏的状态。弗洛伊德认为从6～8岁开始，性的发展好像呈现停滞或退化的现象。但是在整个这个阶段，性的活动不是完全停止，性的兴趣也不会中断。此期前的所有感受或完全被遗忘，或进入“婴儿期的健忘”。此期男女儿童的接触会较前阶段疏远，团体活动多呈现为男女分离的趋势。

（5）生殖期（genital stage，12岁以后）：此期正处在青春期。个体的性器官接近成熟。由于激素的作用，男孩和女孩在生理和心理上都出现显著的差异。开始对异性有了真正的兴趣。性的需求有明显的目标，趋于转向同龄的异性。开始有了真正的两性生活的理想和婚姻、家庭的意识。性发展至此基本完成。

弗洛伊德提出，青春期前的性冲动多半是“自体享乐”的。每一个冲动都是单独的，快感区各自在其特定的局部寻求快感。而在青春期的快感刺激则复杂得多。他提出这种刺激不仅来自生理的需要，同时来自精神的需要。因此所有的部分的冲动必须协调与合作，各个快感区都要臣服于生殖区的“首要性”之下。如果这种新的秩序不能妥善地建立，病态的扰乱就可能发生。弗洛伊德认为：性生活中所有病态的扰乱都可以看成是发展过程遭受抑制的结果。

（二）艾瑞克森的心理社会发展理论

1. 心理社会发展理论的基本概念　美国哈佛大学心理学教授艾瑞克森（Erik Homburger Erikson，1902）是弗洛伊德的学生。在弗洛伊德理论的基础之上，结合自己多年的研究和经验，在1950年提出了著名的心理社会发展论（psychosocial development theory），也称为心理社会期（psychosocial stage）理论。由于弗洛伊德是著名的精神病科医生，其学术背景并不是心理学，因此他对人性的理论观点都是基于多年对病人的观察，特别是缺乏对人性变异的社会文化的解释。而艾瑞克森同弗洛伊德最大的不同在于：他修正了弗洛伊德学说的生物本能决定论。艾瑞克森认为影响个体发展的主要因素来自社会心理因素而不是纯生物的性心理因素。同时他认为，社会心理因素的影响会贯穿人的整个一生，尤其应重视对青年期的影响。而弗洛伊德则认为青少年后期的发展不会有大的改变。

艾瑞克森认为，人的自我发展持续一生。由于人的一生不断地同社会互动，各个阶段都会产生该阶段特定的问题或困难，这些困难或问题在没有克服或解决之前，统称为“心理社会危机”（psychosocial crisis），问题没有解决，危机就持续存在。因为“危机”是由于发展而产生的，也称为“发展危机”，属于正常现象。如果问题或困难得以解决，危机就会转变为转机 。但是如果不能顺利地、及时地解决“危机”，就会对日后的发展形成负面影响。艾瑞克森认为某些人之所以会出现人格的缺陷或行为的异常，多是由于发展危机不能及时转化为转机，累计日久就会阻碍个人的发展或丧失个人的适应能力。

艾瑞克森将人生分为8个时期。对这8个阶段的解释，艾瑞克森有两点独到的观点：①任何一个阶段的身心发展是否顺利都会影响到下一个阶段的发展。前期的顺利发展会为后期的发展打下良好的基础，反之则会影响后期的顺利发展；②任何一个阶段都存在一个“危机与转机”的发展关键，即每一个阶段都有一对特殊的心理危机冲突要解决。

艾瑞克森的人生八段理论具有很高的理论和实用价值，既可以作为教育儿童的参考，也可以作为青年人和成年人为人处世的借鉴。

2. 心理社会发展论的具体内容

（1）第一期：口感期（oral sensory stage）0～12个月，此期的心理冲突是信任与不信任（trust vs mistrust）。

人生第一年主要的发展目标是建立基本的信任。发展的任务是获得信任感，克服不信任感，体验着希望的实现。信任是建立和发展完整的人格最优先和最重要的因素。儿童信任世界、信任他人和信任自己的程度与婴儿早期得到的关心有很大的关系。而此期关键的关系人物是母亲或母亲角色的代理人。此期婴儿接受口感输入时会产生良好愉快的感觉而对母亲产生基本的信任感。因此根据需要、适时地给予持续地、充满体贴的照顾是发展信任感的基本条件。如在其需要时，父母不能及时地满足其需要，就会使婴儿感到不安全和痛苦，从而产生不信任。适度地体验不信任有助于婴儿识别和体验信任感，但是重要的是信任感应该超过不信任感，才能顺利发展。从父母处得到的信任，是今后形成对他人、对世界信任的最主要来源。发展顺利的结果是对人信赖、有安全感、愿意同他人交往。若发展障碍会使其在今后与人交往时表现出焦虑和不信任他人。

（2）第二期：肛－肌期（anal－musculature stage）1～3岁，此期心理危机冲突的核心是自主对羞愧怀疑（autonomy vs shame and doubt）。

此期幼儿开始学习控制自己的括约肌。其发展的主要目标是增加自主性。发展的任务是获得自主感，克服羞怯感和疑惑感。体验意志的实现。通过学习控制自己的身体、控制自己的行动和控制环境，使用自己的力量而获得自主感。此期重要的关系人物是父母。幼儿不再完全依赖父母而试着用自己学会的技能走路、吃饭、攀爬、操作，用自己的精神力量做决定“我要”或“我不要”。若父母注意鼓励幼儿自主性的尝试并引导其适应社会的规则，让孩子做力所能及的事情，让孩子按照自己的速度去做而不是催促，会促进其顺利发展。其结果是能够自我控制，行动有信心。如果父母禁止儿童在自己能够控制的情况下自己做选择，或在其尝试失败时否定、嘲笑、指责或简单地包办代替；或对儿童提出过高的要求，强迫幼儿做在这个阶段根本不能完成的事情，都会使其怀疑自己的能力，产生羞愧感，并表现出行动上的畏首畏尾。

(3) 第三期：生殖－运动期（genital – locomotor stage）3～6 岁，此期心理危机冲突的核心是主动对退缩内疚（initiative vs. guilt）。

此期为学龄前期。这个时期的儿童充满了好奇心，活泼好动，爱管闲事，冒险进取和富于想象力，比其他任何时候都愿意学习和尝试新事物。其发展的主要目标是建立主动性。发展的任务是获得首创性，克服内疚感。体验目的的实现。重要的关系人物是家庭内的成员。在这一时期，儿童会用所有的感官和力量去探索周围的环境，对任何事情都感兴趣。此期的儿童开始能做计划并执行，会逐渐产生一种不单纯听从大人或别人的引导和告诫而依靠内在的判断来决定和尝试的意识。当其某些想法或尝试与客观不符、或与社会的规则相矛盾时，儿童会感到自己的行为或想法不好，从而产生内疚或罪恶感以企图控制自己想尝试的欲望。若此时父母或照顾者能够善意的理解、积极的鼓励和恰当的引导，会使其克服危机而转为顺利发展。顺利发展的结果是行为有目的、有方向、独立进取和不怕挫折。发展障碍则表现出畏惧退缩、无自我价值感。

(4) 第四期：潜在期（latency stage）6～12 岁，此期心理冲突的核心是勤奋进取对自嘲自卑（industry vs inferiority）。

此期为学龄期，是人格发展中较具决定性的时期。发展的主要目标是形成勤奋进取的自我力量。发展的任务是获得勤奋感，克服自卑感。体验能力的实现。重要的关系人物为同学、邻居。儿童迫切地学习文化知识和各种技能，同时发展社会交往的技巧。此期的儿童是一个工作者和制造者。他们要从事能够自行完成的任务和活动，如学习和掌握知识和技能，学会与他人合作、游戏、竞争、遵守纪律和规矩。这些方面的成就受到肯定时，会发展儿童勤奋好学、积极进取的自我力量。如果在课堂或操场上因失败而受到伤害，或者别人对他的期望太高而超过儿童所能达到的标准时，则使其产生自卑的心理。这种自卑感既可以来自前几个阶段未解决的危机，也可能来自家庭、学校或社会不适当的态度。此期顺利发展的结果是使儿童具备求学、做事和待人的基本能力，若发展障碍则会导致缺乏生活的基本能力，充满自卑和失败感。

(5) 第五期：青春期（puberty stage）12～18 岁，此期心理危机的核心是自我同一对角色紊乱（identity vs confusion）。

艾瑞克森认为此期是人生 8 个阶段中最关键的时期。这个时期发展的主要目标是形成对自我角色的认同。发展的任务是获得同一感，克服角色混乱。体验忠诚的实现。由于此期的特点是儿童身体的明显变化。在儿童期形成的对自己身体的信任感发生动摇，加之主观认知能力的增强，使儿童很在意别人是怎样看自己的。此期的重要关系人物是同伴及自己所崇拜的对象。在这个阶段，儿童通过考虑不同的问题重新认识“自我”并试图回答“我是谁”“我将走向哪里”两大问题。儿童要将各种不同的自我形象变成一个整体性的自我形象，实现一种心理社会的同一性，知道自己过去怎样、现在怎样、将来向什么方向发展。此期的个体开始考虑为自己的将来做计划，能明确自己的角色并顺利解决自我角色的认同，也称为自我同一的人，能确定自己未来的方向并具有安全感。反之不能明确自己角色的则会产生角色混淆。

这种形成自我角色同一性的心理感受是青年人自我了解和自我追求的必经之路。由于此期身心的变化都比较剧烈，加上教育内容和要求的改变、父母期望值的增高、同伴之间竞争的压力、自我观念和价值同社会观念和价值的协调、对未来选择的困难和生活经验的缺乏，都加重了自我同一的难度，使此期的心理危机较其他任何一个时期都严重。根据青年的年龄、能力、经验和家庭背景的不同，可以有四种不同的同一状态。①定型性同一：属于化解危机而趋于自我同一定型者。如目标明确，同时在实际行动方面能够向目标努力；②未定型同一：属于发展危机未完全解决而正在探索者。如尚未明确目标而正在寻找；③迷失型同一：属于发展危机无法解决而陷入困境者。如目标无法达到而不知所措；④早闭型同一：属于对发展危机无法克服而采取退缩行为。如毫无主见，完全听凭他人安排的人。除第一种同一状态以外，其余3种都是尚未克服的危机。若最终也无法顺利解决危机，将会演变为退缩、彷徨，甚至堕落。其所做所为与自己的角色不相符合，出现角色紊乱。也可能在学习适应的过程中接受负面的影响，学会异常或不良行为。此期顺利发展的结果是自我概念明确，自我追寻的方向明确，并且具有献身精神。若发展障碍则会缺乏生活目标，常有彷徨迷失感。

（6）第六期：成年早期（early adulthood）18～40岁，此期心理危机的核心是友爱亲密对疏远孤独（intimacy vs isolation）。

此阶段正值青年期，社会的期望是结婚和有亲密的朋友。主要的发展任务是发展亲密感。发展的任务是获得亲密感，克服孤独感。体验爱情的实现。重要的关系人物为同性或异性朋友。亲密感是建立在认同感之上的，来自非常密切的人际关系，包括朋友、伴侣，尤其是婚姻。通过学习如何承担自己对他人应该承担的责任、义务，发展同他人的协作关系和亲密关系。在与别人的共享中忘却自己，达到感情共鸣以致建立爱情关系。如果发展不顺利，就会害怕或躲避密切的人际关系而产生孤独感和隔离感。自我专注、缺少密友、性格孤僻等都是此期危机没有解决好的表现。此期顺利发展的结果是具有成功的感情生活、具有良好的人际关系和协作精神，并且会奠定事业的基础和获得满意的爱情。若发展障碍则孤独寂寞，无法和他人亲密相处。

（7）第七期：成年期（adulthood）40～65岁，此期心理危机的核心是成就对停滞（generativity vs stagnation）。

此期为中年期。发展的主要任务是生产和教育下一代。发展的任务是获得创造力，克服停滞感。体验关怀的实现。重要的关系人物是家人和同事。所谓创造力是指个人不仅关心已有的小家庭，而且关心后代以及后代将生活在其中的社会和世界的性质。在前一期成功地获得亲密感的基础上，成年人的兴趣不仅限于两个人。通过创造性的努力和工作，不断地寻求家庭、职业、社会交往等方面的进步和成就。个体愿意为社会或他人贡献自己的力量，以便从中获得成就感和尊重，使自己朝气蓬勃。愿意承担教育下一代的社会责任，不仅表现为对自己子女的照料，还包括为人类的子孙后代的健康成长创造一个有利的环境。如果没有生殖、养育和事业上的成就，就可能出现人格的缺陷，个体会变得固执己见，较多地关心自己的需要。在社会生活中停滞不前、被动退缩或受到排斥，很容易产生颓废和停滞。此期顺利发展的结果是热爱家庭、悉心栽培后代。发展障碍的结果是自我放纵和不顾未来。

（8）第八期：老年期（maturity stage）65 岁以上，此期心理危机的核心是自我完善对悲观绝望（integrity vs despair）。

此期的主要目标是发展完善感。发展的任务是获得自我完美感，克服悲观失望感。体验智慧的实现。重要的关系人物是同胞和全人类。此期是生命周期的终末，老年人要日益接近人生的终点，要面对丧失了体力、工作甚至亲密的同伴和朋友的痛苦和不可避免的老、病、死，因此不免在生活适应上趋于消极。老年人常回顾自己的一生，评价自己的价值。如果在回顾一生时，能对自己的成就感到骄傲，对生命感到满足，就会产生完美无憾的感觉。积极的老年人会在自我回顾中努力发现自己的潜能并进一步弥补遗憾和完善自己，使自己的生命更有意义。如果一味地对自己的遗憾和过错耿耿于怀，而不能积极地自我完善，就会感到绝望和痛苦。此期顺利发展的结果是顺其自然、随心所欲、安享天年。发展障碍的结果是对往事悔恨不已，无法释怀而悲观绝望。

第二章 胎儿期

人类每个个体都是独特而与众不同的，且均由一个受精卵发育而来。在其发育过程中，可反映出遗传及发育的特性。妊娠到出生，是整个人生阶段发育速度最快的时期。本章主要介绍母体与胎儿之间相互依赖共存的关系以及整个胎儿发育的过程。

第一节 胚胎的形成

一、配子生成与受精

（一）配子的生成

女性在胎儿阶段早期已经开始有卵原细胞的形成和增生，其中一部分继续保持其分裂能力形成新的卵原细胞，另一部分则停止有丝分裂，而分化形成初级卵母细胞，进入减数分裂的第一次细胞分裂前期，并停滞在此阶段。直到青春期后，在卵泡刺激素和黄体生成素双重控制下，部分初级卵母细胞才开始恢复减数分裂能力，在每次排卵前，只有一个初级卵母细胞能完成第一次减数分裂，而产生两个大小不同的细胞——大的次级卵母细胞和小的第一极体。次级卵母细胞迅速进入第二次减数分裂阶段，又停滞在分裂中期。如果它与精子相遇，便会很快完成第二次减数分裂，分裂成一个卵细胞和一个第二极体。同时，第一极体分裂产生 2 个第二极体。总之，每一个初级卵母细胞最后产生了 4 个子细胞，每个子细胞中都拥有 22 条常染色体和 1 条 X 染色体，但只有 1 个子细胞拥有卵母细胞的绝大部分细胞质，能够发育成为成熟的配子——卵子，其余的 3 个子细胞则发育成极体、最终退化。健康的成熟女性一般每隔 28 天，会由一侧的卵巢排出一枚次级卵母细胞，等待受精。

男性到青春期（约 14 岁）时，睾丸开始分泌雄性激素，同时其曲细精管内开始精子发生。男性的原始生殖细胞称为精原细胞，二倍体的精原细胞，经历了精原细胞的增殖、精母细胞的减数分裂和精子形成这三个阶段，逐渐发育为单倍体的具有头、尾和顶体结构的精子。每一精母细胞会产生 4 个精子，其中 2 个精子拥有 22 条常染色体和 1 条 X 染色体，而另外 2 个精子则拥有 22 条常染色体和 1 条 Y 染色体（图 2－1）。精子从睾丸释放后，贮存于附睾内，并在附睾内经历一系列变化，获得运动能力，达到功能上的成熟。

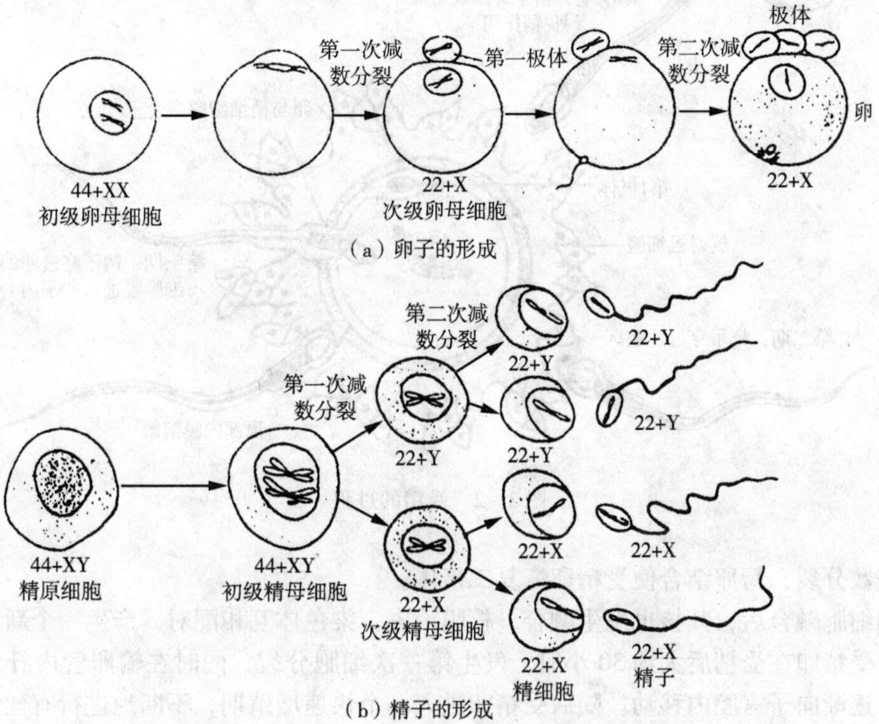

图 2－1　卵子与精子的减数分裂过程

（二）受精

受精是指精子和卵子结合形成受精卵的过程，一般发生在输卵管的外 1/3 处，即壶腹部。受精卵又称为合子。

精子通过性交进入女性阴道内，成年男性一次射出 3～5ml 的精液，内含 2～4 亿精子。精子通过尾部的鞭毛运动，以每分钟 3mm 的速度移动，约在射精后 90 秒，到达子宫颈，若女性正处于月经周期中段时期，由于雌性激素的作用，子宫颈粘液增加并呈水样状，使精子容易穿过。一般，在射精后 5 分钟，仅存不到 200 个精子可达输卵管壶腹部。

精子在女性的阴道内可存活 24～72 小时，在前 24 小时内的受精能力最佳。而卵子的存活时间只有 24 小时，故精卵一定得在短时间内结合才能达到受精的目的。

受精前，精子必须先在女性生殖管道内获能，即去除精子头外的糖蛋白，使精子获得使卵子受精的能力。因为排卵时排出的卵子周围有透明带和放射冠包绕，所以精子在穿越透明带和放射冠时，其顶体发生一系列变化并释放顶体酶，破坏卵细胞的放射冠及透明带，这一过程称顶体反应（图 2－2）。

精子穿入卵细胞后，卵子浅层皮质内的皮质颗粒立即释放酶类，使透明带结构发生变化，不能再与其他精子结合，防止多精受精，这一过程称透明带反应。同时，卵子迅速完成

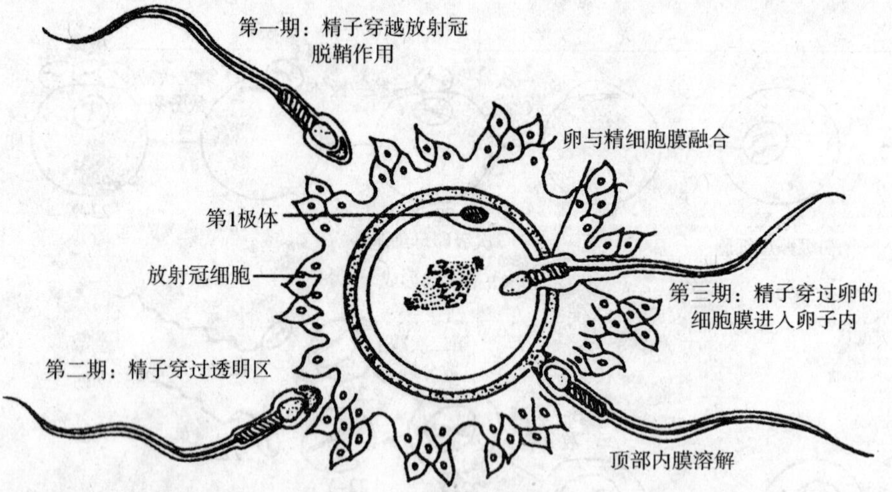

图2－2 受精的过程

第二次减数分裂，精卵结合使受精卵恢复二倍体。

精卵细胞融合后，其核也发生融合，核膜消失，染色体互相配对，产生一个新细胞——受精卵。受精卵在受精后大约30小时，发生第一次细胞分裂，同时在输卵管内纤毛运动的推动下，逐渐向子宫腔内移动。随后受精卵进入一个快速增殖期，不断地进行有丝分裂，由1个变成2个基因完全相同的细胞（图2－3），接着变成4个、8个、16个……。

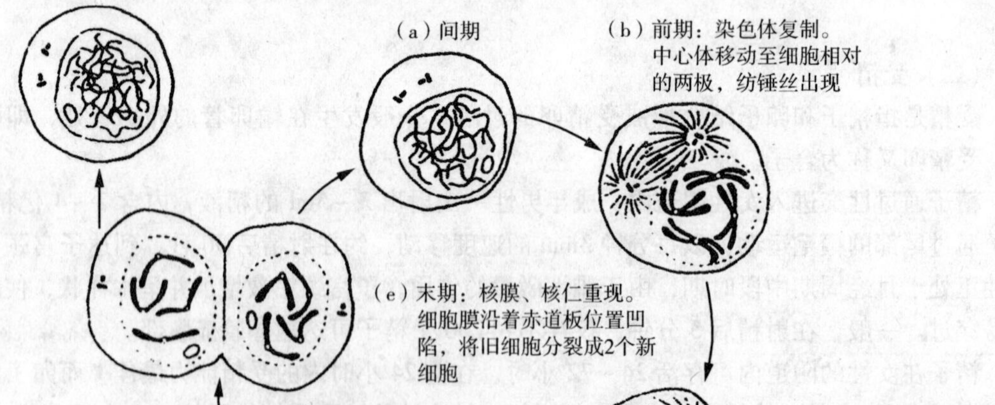

图2－3 有丝分裂的各个阶段

总之，精卵受精是个体发育的开始。受精后恢复了二倍体的染色体，重新组合了基因物质，形成了个体变异，决定了性别，激活卵细胞，启动了快速的有丝分裂。

（三）着床

输卵管中的纤毛作用将受精卵运送到子宫，此过程需要 3~4 天。到达子宫后，会在子宫腔内漂浮 2~3 天。同时，子宫因为受到雌激素和孕激素的作用，内膜增厚、血管增生、腺体分泌增加，为受精卵准备了一个完善的环境。在受精后 6~7 天，受精卵贴附于子宫的前壁或后壁，进而陷入子宫内膜，直至完全被覆盖住，从而顺利完成着床（图 2-4）。

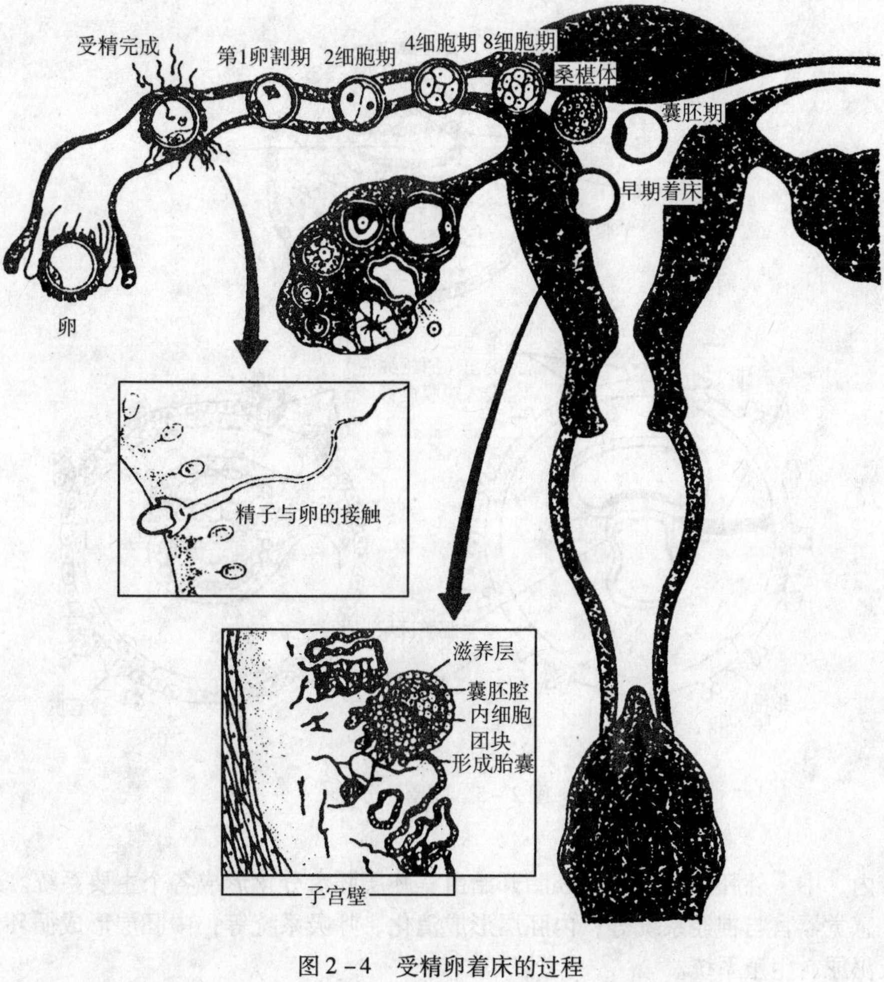

图 2-4 受精卵着床的过程

二、胚胎的生长发育

当胚胎着床于子宫内膜后，即开始进行快速的细胞分化。所谓胚期，是指受精卵着床后到第 8 周末的时间，此阶段末期，主要的器官已经成形，子宫内的胎儿已具人形。其中，胚前期是指受孕后到二胚层胚盘出现为止（约 14 天），以快速的细胞增殖和细胞分化形成各种胎膜、胚层为特点。

（一）胚胎的分化

受精卵在输卵管中不断地分裂而形成一个实心的球体，称为桑椹胚。桑椹胚继续发育形成胚泡（受精后4~5天），胚泡中间的腔称胚泡腔，胚泡的壁称滋养层，具有滋养胚体的作用。胚泡壁的一侧形成内细胞群。内细胞群形成后即开始分化，形成内、外胚层，分别由2个不同的细胞群所组成，外胚层构成羊膜囊的底，内胚层构成卵黄囊的顶，此时二胚层胚盘形成。随后在内外胚层之间分化形成中胚层，三胚层胚盘形成，此三者共同构成真正的胚体，位于囊胚的中央（图2－5）。

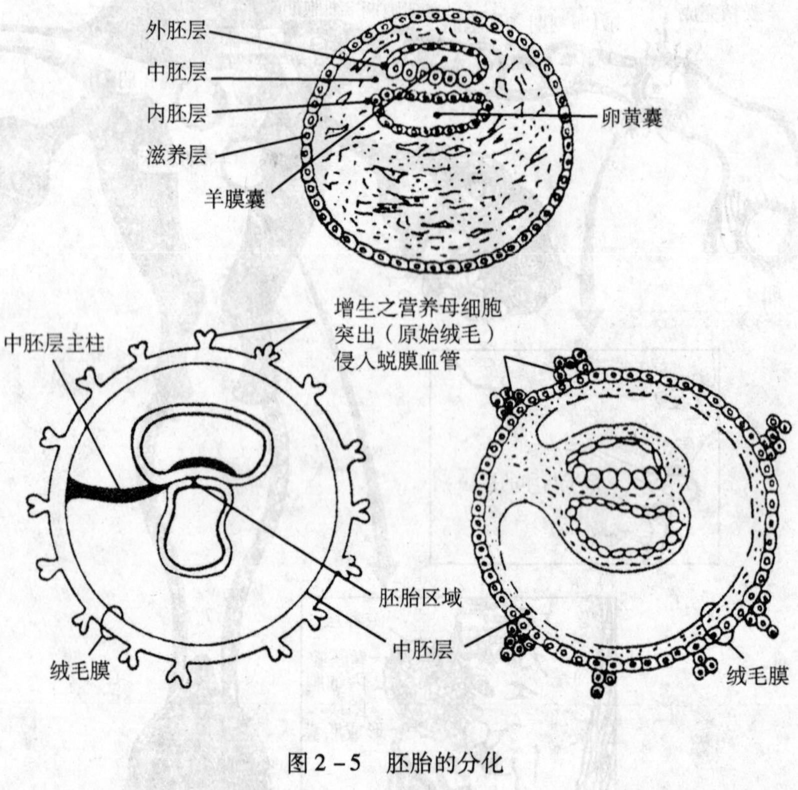

图2－5　胚胎的分化

随着内、中、外胚层的形成，胚胎开始由三胚层胚盘分化形成各个主要系统。外胚层形成皮肤、感觉器官与神经系统等；内胚层形成消化、呼吸系统等；中胚层形成循环、肌肉骨骼系统及泌尿、生殖系统。

（二）胚胎附属器官的发育

胚胎发育的过程中，还形成了一些附属结构，包括羊膜、卵黄囊、绒毛膜、尿囊、脐带和胎盘，它们也发挥着重要的作用。

1．羊膜　羊膜是包绕胎儿的最内层的胎膜，与绒毛膜相邻。它与胚胎之间的空间称为羊膜腔，其内充满了羊水，羊膜是羊水的保护膜。

羊水是清澈、淡黄色、偏碱性的液体，含有白蛋白、尿酸、肌酐、卵磷脂、胆红素、脂肪、果糖、蛋白质、上皮细胞以及胎毛等物质。胚胎早期，羊水由羊膜分泌；妊娠中期，胎儿即能吞咽羊水并产生尿液，而胎儿排出的尿液又可增加羊水的含量；妊娠末期羊水大部分来自母体的血管。羊水的量在妊娠第 10 周时，约为 10ml，12 周开始迅速增加，平均约 50ml，在妊娠中期约 400ml，妊娠第 36～38 周达最大量，约 1000ml，在接近足月时减少，如果妊娠延长，则羊水减少更多。一般在妊娠 16 周时，即可由超声波观察到胎儿吞食羊水的情况。

羊水环绕着整个胚胎，为发育中的胎儿提供了一个浮游的安全生活环境，使胎儿能自由活动，使胚胎平衡发展，避免胚胎与羊膜发生粘连，还可维持胎儿的体温。当母体腹部受到碰撞时，它具有缓冲的作用，可保护胎儿免受伤害。

2．卵黄囊　卵黄囊位于绒毛膜腔，借着它的蒂与脐带保持联系。卵黄囊在受孕后 8～9 天由内胚层分化而来，约在第 7 周时皱缩，并且逐渐消失，并入脐带。在这段时间内，它可协助养分自母体运送至胚胎，它还分化形成胚胎造血细胞、内皮细胞、原始生殖细胞等。

3．绒毛膜　绒毛膜位于胚胎的最外层，是由滋养层和胚外中胚层形成的膜，包围着发育中的胎儿，可保护胎儿避免细菌的侵入，同时担负着母体和胎儿之间营养交换及排除代谢废物的责任。

4．尿囊　尿囊是卵黄囊尾侧向外突出的指状袋状物，也可分化形成胚胎造血细胞和内皮细胞，并参与膀胱的发育，其血管演变成脐带的静脉和动脉。尿囊最后退化成从膀胱至脐孔的脐中韧带。

5．脐带　脐带是由体带发育而来的，外包羊膜，从胎儿的脐部伸出，一直到达胎盘胎儿面的中心或边缘，是连接胚胎与胎盘的主干。足月产的新生儿脐带外观是灰亮色的、平滑的、长度 50cm～55cm，直径约 2cm。

正常脐带内有两条脐动脉，一条脐静脉，脐静脉可携带富氧血到胎儿处，而脐动脉则将缺氧血送回胎盘。脐带血管的外围由半透明果酱样结缔组织所包围。此组织富含胶质粘多糖类，是物理性的缓冲剂，可防止脐带打结，具有保护血管的功能（图 2－6）。

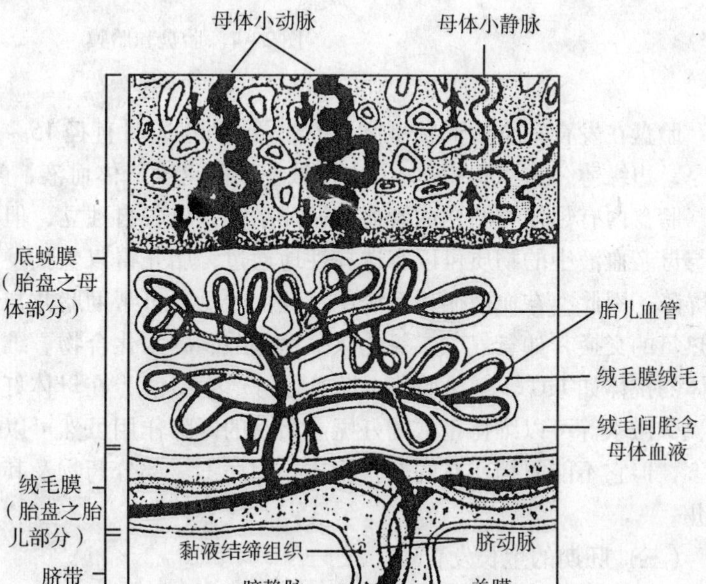

图 2－6　脐带与胎盘的显微结构

6．胎盘　受孕后的子宫内膜会因人绒毛膜性腺激素的作用而增厚，血管也会增生，此时的子宫内膜称为蜕膜，分娩后才脱落。蜕膜可分成三部分，即基蜕膜（底蜕膜）、包蜕膜和壁蜕膜（真蜕膜）。

在胚泡的滋养层侵入蜕膜后，蜕膜的腺体和基质遭到破坏，母体的血液流入绒毛间隙。开始整个胚泡表面均匀分布绒毛，当胚泡逐渐扩大时，包蜕膜会受压迫，最终血液循环被切断，而导致此处的绒毛逐渐萎缩、消失，表面变得平滑，称为平滑绒毛膜。而位于胚泡基底面基蜕膜处的绒毛则开始增生、肿大，称为叶状绒毛膜或丛密绒毛膜，它与基蜕膜共同形成了胎盘。随着胚泡的增大，子宫腔逐渐被占满，最后包蜕膜与壁蜕膜紧密地贴在一起（图2-7）。

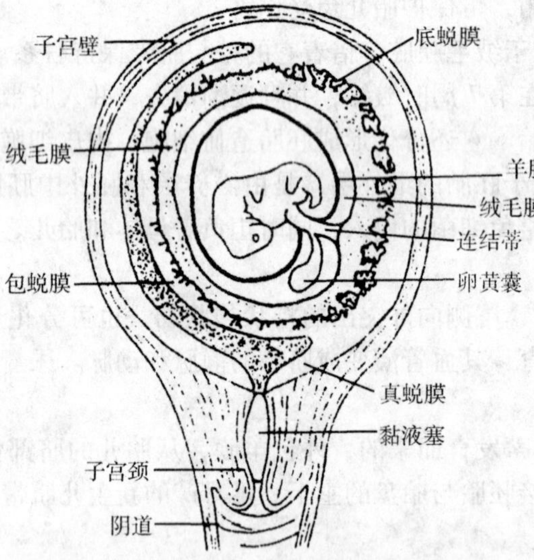

图2-7 胎盘和胎膜

胎盘在发育完全后形状呈圆盘状，接近40周时直径15~20cm，厚度2.5cm~3cm，中间厚，边缘薄，重400~600g。由于绒毛间隙富含母体血液，颜色深红。

胎盘内有母体和胎儿两套血液循环系统，虽各自独立，但在两系统之间有一薄膜，使胎儿与母亲血液中的物质可以有选择性地通过，胎儿得以生长发育，这一选择性的薄膜称为胎盘屏障。因此，在血液循环系统中，经由胎盘，可帮助胎儿与母体间进行气体、养分、废物和热量的交换，如氧气、二氧化碳、氨基酸、碳水化合物、维生素的交换等。另外，还可将母体的抗体如IgG转运给胎儿。胎盘还可产生激素，在母体妊娠4个月末，其产生的HCG、雌、孕激素等可以维持正常的妊娠。胎盘的屏障作用虽然可以保护胎儿免受一些有害因子的侵害，但它不能阻挡所有的有害物质，如病毒、部分药物及其代谢产物就可通过胎盘而伤害胎儿。

（三）胚期的生长发育

胚期是指胚胎前期末到胎儿身长3cm左右为止，即受孕后第3周到第8周，特点是细胞快速分裂、器官雏形建立。胚期是胎儿发育非常快速的时期，也最容易受到外来物质如病毒、药物、辐射等的伤害，而产生畸胎。

1. 第3周 在受孕第2周时，胚胎成长的速度逐渐缓慢，开始建立有效的交换系统，以供胚胎营养。第3周时，受精卵已着床，胚胎呈现一个圆盘型的胚盘，由外胚层和内胚层两层组织组成，原条由外胚层细胞向尾侧中线迁移而形成，它随后形成中胚层。

在第3周除了三个胚层的形成外，胚胎从圆盘形增长为梨形，头端较宽而尾端较窄。外胚层的中线形成神经板，后来逐渐发育成脑和脊髓。脊索由原条的头端——原结发育而来，将形成胚胎的中轴及原始的骨骼支柱。中胚层在脊索两边变厚，于第3周结束时，中胚层形成成对的体节，后来发育为中轴骨骼、骨骼肌及背部真皮。

心脏、血管和原始血细胞于第3周发育形成，而且在卵黄囊及尿囊开始有血管的形成，尿囊内的血管后来演变为脐带血管；而胚胎的管状心脏开始有血液循环的建立；原始的血细胞也在第3周形成，以利于营养物质的交换。

2. 第4周 胚胎在第4周时，发育得很快，身长约3.5mm，重量约5mg。胚胎在早期为直长的梨形，由于头部变大及尾部的形成，使胎儿身体呈弯曲状。四肢有芽状突起形成，虽然脸部器官构造不明显，但可看出眼睛的眼凹及晶体板。鳃弓后来发育成上颌及下颌。成对的体节由枕部起以头尾相连方式依次产生，和神经管平行，在第28天时，有30~40对体节产生。

喉气管沟和肺芽形成呼吸系统；卵黄囊形成消化系统，包括食管、胃、肠、肝脏及脾脏等。循环系统于第4周末产生规律的心跳，胎盘也是在此时成形。

3. 第5周 在第5周时，胎儿身长4~8mm，胚胎呈C字形，体重5~50mg，体节增至42~44对。心脏开始有心室、心房的划分，同时胎儿的上肢开始分化，手板也慢慢出现。脑部划分成5区，颅神经也可以辨认出来。

注意：在受孕后3~4周，胚胎呈直线形，可测量其最长的距离（图2-8A）；在妊娠前半段（5~20周）计算胎儿身高是测坐高，即由头部到臀部的身长（图2-8B），在妊娠的后半段则测立高，即由头部到足跟的身长（图2-8D）。

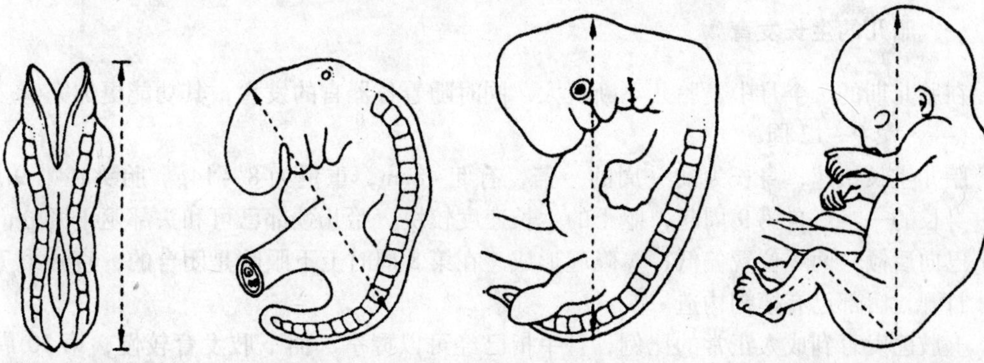

A. 3~4周，胚胎是呈直线形，可测量其最长的距离（GL） B. 为怀孕早期，测量胎儿身高，乃由头部到臀部（CRL） C. 亦测头部至臀部长（CRL） D. 为后半段测量胎儿身长方法，乃由头部到足跟（CHL）

图2-8 胎儿身长的测量

4．第6周　身长8～14mm，体重50～400mg。头部发育迅速，占整个身体很大比例，而脸部的外观如眼睛、外鼻口、上唇、外耳道和上下颌已经形成，腭也开始发育。躯干随发育时间变得较直。

胎儿在这周四肢有更进一步的分化，手臂的肘部和腕部出现，指状凸起慢慢发育成手指，下肢发育的速度则较慢。心脏已具有大部分的特征性结构，瓣膜形成。肝脏开始产生红细胞，胎儿的循环开始。胚胎在早期的尾部于此周后渐渐退化。

5．第七周　身长14～20mm，体重400～1000mg。受孕第40～50天时，是发育的关键期。头部大脑半球开始形成，眼睛从后方往前面移动，两眼距离变近，双眼皆睁开，眼睑开始发育。口腔内的舌及腭也形成。四肢也有相当的改变，手的肘部及腕部可弯曲，手指由蹼状指变得较修长，脚趾也开始分化，通过X线摄影，可在某些骨骼中看出骨化中心。消化管道最初为一条盲管，第7周后，两端都已开口并与外界相通。肾脏已逐渐形成，内生殖器开始发育，外生殖器尚未分化，无法从外观分辨性别。肠管中段在脐带部位进入胚外体腔，并快速的生长，此期胚胎已具基本的内外结构。

6．第8周　身长21～30mm，体重1000～3000mg，在胚胎期的最后一周，胎儿已初具人形，大脑半球快速生长，使头部占了整个胚胎重量的50%。脸部和躯干仍继续发育，外耳成形，眼睛继续往前移，手指变得更修长，脚趾也可明显地看出，但性别仍未确定。胎儿通过脐带的循环系统已建立，较长的骨骼开始形成，神经肌肉也在迅速的发育中。

截至受孕后第8周胎儿即完成了胚胎期的发育过程。

第二节　胎儿期的生长与发育

胎儿期指受孕第9周到出生前。胚期结束，所有的主要器官系统和外观均已建立或开始建立，于是胚胎便进入下一个阶段——胎儿期。在胎儿期，胎儿受有害物质如药物、病毒、辐射线的影响相对较小，但这些有害物质仍会阻碍正常的器官功能发育，特别是脑。

一、胎儿的生长发育

在胎儿期的7个月中，胎儿不断长大，同时随着各器官的发育，其功能更加完善。

（一）第9～12周

胎儿生长快速，身长为前一周的一倍，有5～8cm，重量为8～14g。胎头在第9周时，约占身长的一半。自第9周起，躯干的生长速度较快。胎儿颈部已可和头部躯干区分，小小的下巴向后倾，两耳位置偏低，鼻隆起形成。在第8周时上下眼睑是闭合的，直到第7个月时才打开，唇部已有模糊构造。

上肢已发育到成人正常的比例，且手指已经可以握拳，而下肢发育较慢，第10周时胎儿已开始成人形。在第12周胎儿的外生殖器已有明显的分化，性别也可确定了。

此期中，肾脏开始产生尿液，胎儿开始吞咽羊水，胆汁也开始产生，胎儿红细胞最初是肝脏制造的，到了第12周，脾脏取代肝脏完成造血功能。

（二）第13～16周

第4个月时，胎儿更具人形，眼睛往前移动，随着颈部及头部的生长，耳朵跟着往上移。由于身体的发育，头部占躯干的1/3，胎儿的身长为8～14cm，体重14～200g。

胎儿的皮肤非常薄，可清楚地看见血管。此时期开始出现胎毛，尤其是头部。骨骼肌肉组织更进一步的发育，在16周时，经X线可清楚地看出骨化中心。胎儿躯干变得较直，下肢发育得比上肢长。虽然母体仍未有胎动感，实际胎儿可在子宫内频繁的活动。同时有胎便产生。胰腺内分泌部开始分化，汗腺正在形成中。在这段期间，胎盘已完全形成。

（三）第17～20周

母体在17到20周时，可第一次感觉到胎动，称为胎动初觉，于耻骨联合上方可用胎心音筒监测胎儿心跳。此时胎毛覆盖全身，尤其是肩部。头发、睫毛和眉毛开始发育，指甲可清楚地看见。下肢也完全成形了。

胎儿的皮脂腺发达，全身被一层乳酪状的胎脂所覆盖，使胎儿在羊水中有保护作用。若缺乏胎脂，其上皮组织容易龟裂及变硬。棕色脂肪是胎儿热量来源，这层特殊的脂肪组织分布于全身不同的部位，借脂肪酸的氧化而产生热量。

胎儿肺部发育仍继续，支气管基本上已完成分化，终末囊泡（后发育成肺泡）及肺的毛细管开始形成，但气体的交换仍未开始，在此期末，胎儿的身长约19cm，体重435～465g。

（四）第21～24周

此阶段，胎儿主要是体重的增加，身体也更成比例，由于缺乏皮下组织，所以皮肤看起来有皱褶且呈淡红色，全身仍被胎脂所覆盖。手和脚的皮肤较厚，在手掌及脚底形成纹路，即手纹和脚纹。

胎儿会有抓握反射，并于第24周起会有惊吓反射。胎儿的头发、眉毛和睫毛已形成，眼睛的基本构造已完成。此时胎儿由头部到足跟的身长约为28cm，重约780g。

（五）第25～28周

由于胎儿皮肤呈红色、有皱褶，所以看起来像个小老头。皮下脂肪开始堆积。第28周时，胎儿已可以适应子宫外的生活，但由于呼吸系统中肺泡及肺的功能还不成熟，死亡率仍高。所以胎儿若在此时期出生，必须加强照顾才可使其存活并减少合并症的发生。

脑部快速的发育，神经系统开始引导节律性的呼吸运动，并可部分控制体温。眼睑的融合处开始打开，并可由神经系统控制睁眼和闭眼。如果胎儿是男性，睾丸开始向阴囊下降。此阶段全身身长35～38cm，重量1 200～1 250g。

（六）第29～32周

由于脂肪和肌肉组织的发育使胎儿体重增加。骨骼在此期充分的发育，但骨化尚未完全，所以骨骼看起来软而有弹性。矿物质如铁、钙、磷开始在体内贮存。皮肤皱褶减少，并有较饱满的外观，胎儿看起来皮肤呈粉红，同时厚度也增加。指甲在32周时延伸到手指的末端，且质地坚硬。男胎的睾丸大多已进入阴囊内，或仍在腹股沟中，胎儿身长为38～43cm，体重约2 000g。

（七）第33～36周

胎儿的身体及四肢变得更加饱满，皱褶更少，皮肤表面仍有胎脂覆盖，胎毛开始消失，在第36周后，胎儿的生长速度变慢。早产儿的存活力随妊娠周数的增加而提高。身长42～48cm，体重2 500～2 750g。

（八）第37～40周

在第38周时，胎儿已足月，身长为43～52cm，足月儿的体重3 000～3 600g。胎儿皮肤光滑呈粉红色，指甲超过甲床。皮下脂肪堆积在此时最为明显。大部分的胎毛已脱落，肩膀及上臂仍有少许的胎毛。男胎，睾丸几乎已进入阴囊；女胎，卵巢仍停留在腹腔，乳头已发育。

本阶段，胎儿体积占满母体的子宫腔，并可决定最舒适的姿势，四肢可任意活动。由于子宫腔呈梨形，所以胎儿通常头部在下方。另外，胎儿的睡眠周期已建立。

胎儿的发育情形见图2－9。

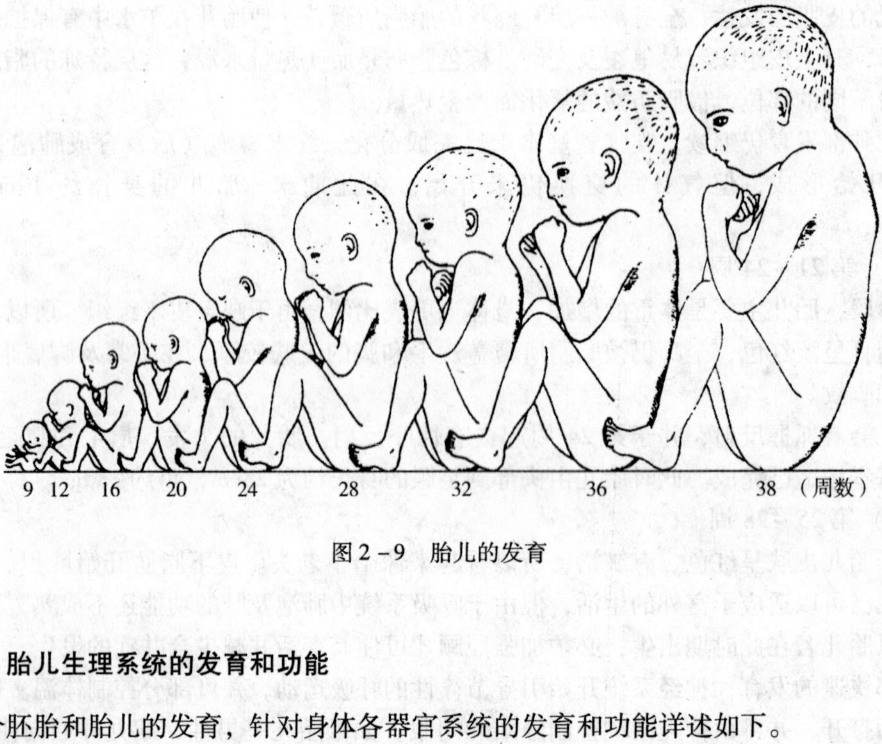

图2－9 胎儿的发育

二、胎儿生理系统的发育和功能

综合胚胎和胎儿的发育，针对身体各器官系统的发育和功能详述如下。

（一）心脏血管系统

心脏是胚胎第一个有功能的器官。胚胎的血管系统出现于受孕后第3周（18～19天），开始形成原始的管状心脏。到第4～5周出现心跳，每分钟约65次，此时原始红细胞开始循环于胎儿和绒毛膜绒毛间，一般在第7周时可测得胎心音，到第8周时，心脏的发育已完成，此时的心跳每分钟140次左右。真正的胎血循环要到11周时才建立起来，而心脏的自主神经控制则在妊娠的最后3个月才发育成熟。

在胎儿的血液循环方面，除了胎盘和三条脐血管外，另有4个重要的特征：①卵圆孔：左、右心房间的开口；②动脉导管：连接肺动脉和主动脉间的血管；③静脉导管：连接脐静脉与下腔静脉的血管；④脐动脉：为髂内动脉的分支，离开身体进入脐带时称脐动脉。

当胎儿血液在胎盘与母体血液进行气体及物质交换后，带氧血经脐静脉由胎盘流至胎儿体内，大部分带氧血会经由静脉导管进入下腔静脉，之后血液进入右心房，此时右心房的血液混合着来自上腔静脉的血液。而位于右心房的血液则分成两路，一路经由右心室、肺动脉、肺、左心房、左心室，再至主动脉（当血液流至肺动脉时，一部分的血液会经由动脉导管直接进入主动脉）。另一路在右心房的血液则经由卵圆孔、左心房、左心室至主动脉。至主动脉后的血液，一方面往上供应头部及上肢；另一方面往下供应内脏与下肢，而进入髂内动脉、脐动脉，最后至胎盘，继续与母体血液进行气体及物质交换；如此不断，以满足胎儿的发育。在以上的循环中，回到右心房的静脉血有40%直接经由卵圆孔流入左心房，其他则进入右心室，胎儿的心输出量大约200ml/（kg·min）。

（二）呼吸系统

呼吸系统最早的发育是在受孕后的第4周，喉和气管出现，肺开始发育。在受孕后5～17周气管和终末细支气管形成。16～25周，气管和支气管管径增大，呼吸性细支气管和肺泡管发育。24周到足月出生，肺泡管末端出现原始肺泡，原始肺泡和肺血管充分发育，气血屏障逐步建立，Ⅱ型肺泡细胞分化形成，开始分泌表面活性物质。出生后，呼吸系统继续发育，呼吸性细支气管和肺泡大量增加，肺体积增大。呼吸运动在胎儿出生前已出现，使肺内充满液体。

（三）消化系统

子宫内胎儿的养分和废物是由胎盘输送的，所以消化系统的消化功能发育滞后。

口腔、食管、胃、肠道、胰脏以及肝脏等在妊娠第4周开始形成。16～20周时，消化道的粘膜腺体出现。20周时胎儿能主动吸吮并吞咽羊水，肠胃蠕动现象开始。26周时几乎所有的消化酶都已形成，但淀粉酶要到出生后才会出现。

胎儿羊水中的细胞和蛋白质在胎儿体内被消化后形成胎便，留在消化道中，到出生后才排出体外。

肝脏在早期为造血器官，直到妊娠末期肝脏才发挥其消化器官的功能。

（四）泌尿系统

胎儿的肾脏在受孕后第5周开始发育，9～12周时膀胱形成，肾脏开始有尿液生成。16周时，肾脏显现出典型的外观和组成，22周则形成有功能的肾单位，过滤也在此时开始，至于整个肾脏的发育则要到36周才完成。在整个妊娠过程中，肾小球的数目会逐渐增加，血压也逐渐升高，因此肾小球过滤量也逐渐增加。

（五）神经系统

在第3周开始时，胚胎形成了神经板，接着形成神经沟和神经褶，神经褶逐渐向中线愈合，形成神经管。5周时脑已开始分化，出现脑神经。10周时，脊髓尾端出现了神经元，且脑的基本分区也已出现。20周时脊髓开始出现髓鞘化，28周时神经系统开始调节某些身体功能，32周时出现多种反射动作。

（六）肌肉骨骼系统

4周时，四肢雏形开始明显，6周时肌肉开始发育且骨基质出现，形成原始的骨架，颅骨和颌骨也开始骨化。在8周时手指、足趾开始形成，10周时手指甲与脚趾甲开始生长，12周时全身骨化现象已建立，且内脏的不随意肌出现。16周时牙齿的中央门牙开始形成，36周时远端股骨的骨化中心出现。

（七）皮肤系统

12周时胎儿的皮肤纤细且呈粉红色，16周时出现了头发、胎毛，且皮肤透明，可见到皮肤下的血管，20周时胎毛覆盖全身，棕色脂肪与胎脂开始形成，24周时皮肤有皱褶，28周时指甲、眉毛、睫毛出现，36周时身体圆胖，胎毛渐渐消失，足底有少许皱褶，皮脂腺活动旺盛。40周时皮肤光滑呈现粉红色，皱褶处有胎脂，头发呈丝状，量为中度至茂盛，指甲超出指尖，足底布满皱褶。

（八）生殖系统

胚胎在第6~7周时出现性腺，且开始分化为睾丸或卵巢，胚胎早期男女的外生殖器外观类似，到第12周时可区分出性别。28周时，睾丸下降至阴囊上部，36周时，阴囊尚小，出现极少的皱褶。40周时，男婴的阴囊有许多皱褶，女婴的大阴唇则已经覆盖着小阴唇和阴蒂。

第三节 影响胚胎与胎儿生长发育的因素

在发育的过程中，并非每一个胎儿都很顺利，有的胚胎会因为遗传因素，造成发育上的缺陷；也有些胎儿虽未受先天遗传的限制，却因后天环境因素的影响，造成发育上的缺陷。在所有会影响胎儿期发育的因素中，大致可分成两大类，一类是遗传或染色体因素；另一类则是环境因素。

一、母体的营养

在整个妊娠过程中，母体是否摄取足够的营养，直接影响胎儿的发育。如果母亲摄取足够的蛋白质、糖类、脂肪、维生素和矿物质，每天达到2600千卡的热量，则可维持母亲与胎儿的需要。相反，如果摄取不足，母体的蛋白质会被消耗，而容易出现低体重儿、围产期死亡和先天缺陷等问题。尤其在受孕后第26~32周，是胎儿大脑最快速成长的时间，如果此时氨基酸、葡萄糖以及脂肪酸摄入不足，将影响胎儿脑部发育。

一般孕妇的营养状态会因其年龄、孕前体重、近期饮食习惯或过去在妊娠期间所存在的饮食问题而受影响。部分妇女因为担心日后身材的改变影响到外观，而在孕期强迫自己节食，这对发育中的胎儿影响严重。节食对年轻且未成年的母亲影响更大，因为她们应较一般妊娠的母亲每天多需300千卡的热量，才足够维持自己和胎儿成长的需要。

二、母体的健康

胎盘无法阻挡所有感染性致病因子，因而某些病原体会侵袭正在发育中的胎儿。虽然某些疾病对母体的影响是轻微的，但依妊娠周数的不同，可对胎儿产生很大影响。例如，糖尿病的母亲产下畸形儿的比例是正常孕妇的10倍；而患心脏病、贫血的孕妇，胎儿容易生长迟滞或畸形；母体患有获得性免疫缺陷综合征（AIDS），生下的新生儿也会受到感染，而产生后天免疫上的严重问题；母体若不幸在妊娠早期的3个月内感染风疹，则胎儿日后可能会有目盲、耳聋，或心脏、神经和脑部的残缺与智能不足等问题产生；母体若患梅毒未加以治疗，也会对胎儿产生一些严重的影响，如先天性梅毒儿、脑部受损、自然流产或死产等。另外，淋病与活动性的生殖器疱疹在生产期间也会传染给新生儿，而造成目盲或严重的脑损伤。

三、药物

虽然很多药物对母体来说并没有伤害，但却可能对胎儿造成无可挽回的影响。因此，孕期服药必须十分谨慎，在必须使用药物治疗时，一定经由医生指示。尤其在妊娠前期 3 个月及后期 3 个月，因为妊娠的第一期胎儿正在迅速地形成身体各构造，故特别容易受伤害。而后 3 个月则因胎儿脑部发育特别快，而某些药物可能对其造成影响，所以切忌随意服药。

孕期使用海洛因、吗啡或麻醉性镇痛剂，会使新生儿产生戒断症状，出现活动过度、震颤、呕吐、发热、体重过低等，严重者甚至会抽搐、呼吸窘迫、死亡。另外，妊娠期间应避免使用阿司匹林和中枢性镇痛剂，因为它们会通过胎盘而对胎儿造成伤害。抗生素方面，四环霉素会引起牙齿与骨骼的轻微缺陷，链霉素会造成耳聋。

四、饮酒

胎儿一直到妊娠末期才能由肝脏所产生的酶来消除酒精。因此，孕妇大量饮酒会影响到胎儿而造成先天异常，如生长迟滞、身高和体重低于平均值，智能迟缓、精细动作功能障碍等问题。此类新生儿的特征有脸部畸形（短的下巴、薄的上唇、短小的鼻子）、头部径线过小、身材短小、多指、心脏缺陷、睡眠形态紊乱、躁动、吸吮反射微弱等。

在孕前与孕期酗酒都会对胎儿造成某种程度的畸形。孕前如果每天饮 30ml 酒，则新生儿出生后体重会丧失 90g 左右；孕后如果每天饮 30ml 的酒，则新生儿出生后体重会下降 160g；如果每天饮 90ml 的酒，则新生儿先天畸形的可能性增加，也易造成低体重儿、早产儿、死产、胎盘早剥或自然流产等。

五、吸烟

烟中所含的尼古丁会促使胎儿与母体的血压上升，并降低胎盘的含氧量，减少胎儿的氧气供应，而造成胎儿子宫内生长迟滞。而且尼古丁对胎儿的心血管系统影响尤甚。吸烟的母亲造成胎儿流产及早产的危险性很大，产下低体重儿的机会也较高，烟吸得愈多，则胎儿体重下降的情形愈严重。据统计，妇女若一天吸 10 根以上的烟，即可能造成低体重儿。即使孕妇一天只吸 1 根烟，也足以通过胎盘，而降低胎儿血液的含氧量及酸碱值，造成胎儿的低氧血症。

六、情绪

母体的心理压力，如焦虑可对胎儿造成不良的影响。因为母亲的心理压力会刺激视丘下部，而影响到交感神经，进而刺激脑下垂体前叶分泌促肾上腺皮质激素，而促肾上腺皮质激素会活化肾上腺皮质使其分泌可的松，使心跳加速、周边血管收缩、降低肠胃系统的活动能力等。若孕妇持续地处于压力的情况下，则血液循环中的可的松大增，并且通过胎盘而使胎儿的活动增加。其次在母体方面则会因子宫血管受到可的松的影响，造成宫缩，导致早产。

整个妊娠的过程原本就充满着压力与矛盾的心理，因此在这过程中如果没有得到适当的精神支持，很容易形成情绪上的问题。对于这种心理上的压力若不加以疏解，严重者会造成早产，所以给予孕妇适当的精神支持是相当重要的。

七、妊娠年龄

母体年龄在 15 岁以下时，婴儿的死亡率最高，母体年龄在 15～19 岁间其次，年龄在 20～29 岁间最低，到 35 岁以上时，婴儿的死亡率又会升高。因此可看出母体的年龄和胎儿的健康是息息相关的。

低龄妊娠与早产儿及婴儿疾病间有很大的相关性。家里多了一个新的成员是种压力，若孕妇本身又是一位未婚少女，那么所承受的压力就更大。这种压力使子宫血管收缩，子宫活动力增加，容易造成早产。

高龄妊娠也同样会带来很大的危险性，例如生产时的合并症及新生儿的问题等等。在这些问题中较常见的有早产、低体重儿、先天缺陷等。另外，剖宫产的比例也较一般年纪的孕妇高 2 倍左右，这可能是因其骨盆纤维化，较无弹性，而无法自然生产的缘故。目前有越来越多晚婚的职业妇女，往往因多种因素的影响而延后生小孩的时间，其中部分妇女是想继续保有她们的工作，而另一些妇女则是考虑到经济上的因素。她们习惯了独立的生活形态后，较难接受有小孩介入的新生活，会害怕花太多时间来照顾新生儿，又担心会难产或生出畸形儿等。然而，也正是由于她们的害怕与担心，大部分高龄孕妇，一旦妊娠就会尽快地寻求医疗协助及遵照医护人员的嘱咐，因而医护人员给予她们的支持与卫生宣教是十分重要的。

八、其他因素

除上述的数项影响因素外，尚有一些其他因素会影响胎儿的发育，如母体与胎儿的 Rh 因子不合造成抗原、抗体反应而产生溶血的情形；或母体在环境中受到辐射，如妊娠早期受到 X 线的照射，甚至受到工业环境中有毒废物的影响，对胎儿的伤害是十分巨大的。所以，如何加强防范此类有害物质对母体的伤害，以确保胎儿的健康是相当重要的。

第三章 新生儿期

在妊娠进入第9个月时，即胎儿在母亲温暖的子宫内孕育9个月时，就要诞生了。他必须离开熟悉的环境，进入一个易变而且有压力的新环境中，对他而言这是一个极端的改变。

当接近妊娠末期时，母亲体内各种激素（如前列腺素、催产素等）的分泌量增加，使不规则的间歇子宫收缩变得较频繁、较强，之后逐渐变得规则，而且强度增加，开始引发子宫颈变薄、扩张，也就是产程的开始。

除母亲的努力外，胎儿为了顺利通过产道，全身会像蚕茧一样，拱得圆圆的，下巴贴在胸部，大腿弯曲接触腹部，经生产过程，来到这个世界。

因为新生儿诞生后，必须克服许多困难以建立肺部换气功能，而且在循环系统上也有明显的改变，才能独立生存于子宫外。所以，新生儿在子宫外生活的最初24小时，是一个人一生中最脆弱和危急的时刻，必须密切地观察，以确定他是否顺利地适应子宫外的生活，尤其需要仔细地护理，以协助他适应得更好。

第一节 新生儿的生长发育

一、新生儿的诞生

子宫收缩的压力对每一个胎儿而言都是一种潜在的威胁，所幸的是大多数胎儿能平安度过，不发生任何不利的影响。为了少数无法安然度过分娩的胎儿，护理人员应保持高度的警觉性，在整个分娩期间监视胎儿对分娩的反应。

（一）胎心率的改变

子宫开始收缩时胎心率会增多，随着阵痛变强胎心率变慢，收缩极期时胎心率最缓慢，收缩退行时胎心率再慢慢恢复正常。此变化于破水后或阵痛过强时，以及第二产程时特别显著，引起胎儿心跳速率改变的原因有两个：

1. 因过强的阵痛、产程延长、脐带受压或胎盘剥离等原因引起胎儿宫内缺氧。

2. 因产道压迫，如狭窄骨盆、较硬的会阴引起颅内出血或颅骨骨折等，使胎儿大脑受到压迫。此时迷走神经兴奋，胎儿发生心跳减速。短暂的缺氧或压迫，对正常的胎儿是无害的。正常胎心率是每分钟120～160次，其变异差应在每分钟10次之内。一般如果胎膜完整，母体的阻力较少时，胎心率改变的情形较少发生；反之，羊膜破裂后，胎心率出现减速的情形较多，尤其在第二产程闭气用力时，容易引起胎心率出现晚期减速，表明胎儿窘迫，须立即找出原因加以矫治，使胎心率迅速复原。

（二）循环动力的改变

1. 胎儿血压　胎儿血压是胎儿绒毛间隙和毛细血管间有足够营养和气体交换所依赖的

因素之一。子宫收缩时，胎儿的血压对正常胎儿在缺氧时所产生的抑制提供了保护。而胎儿本身和胎盘的储存物质足够供应胎儿度过缺氧期而不受伤害。

2. 酸碱状态　强、长而较频繁的子宫收缩，或是在子宫收缩间歇期间子宫未能完全松弛，容易使胎血与母血之间的氧气与二氧化碳的交换作用减少，导致胎儿缺氧、高碳酸血症、新陈代谢障碍、酸中毒等。第一产程胎血 pH 值会缓慢下降，第二产程，产妇使用腹压会造成更快速的下降，造成胎儿 PCO_2 增加，碱缺乏，且胎血氧饱和度下降 10% 左右。然而胎儿对这些改变的适应性反应会以循环系统及心跳速率的变化来保护其重要器官，使胎盘的交换作用恢复正常。

（三）胎头的改变

1. 胎头变形　在分娩时，胎儿的头部因经过产道遇到抵抗，故大部分有头部的变形，称为胎头变形。此变形程度依胎头的大小及产道大小而异。阻力愈大变形愈显著，因顶骨重叠所引起的变形，是为了缩小头部容积使胎头容易通过产道。

2. 产瘤　胎头先露部因阵痛及腹压，加上产道的抵抗受压迫以致血流障碍，血液和淋巴液流入先露部后，使先露部的皮下组织蓄积血清而形成水肿，头皮隆起呈瘤状者称为产瘤。出生时即出现，产后 2 ~ 3 日因血清吸收而消散。产瘤与胎儿的胎位有关。

3. 头血肿　由于分娩时，手术器械伤或骨盆压迫，发生颅骨骨膜下出血所致。出生时不明显，之后渐增大，日久成钙化边缘，2 ~ 3 个月才消散。血肿的部位界限清晰，限于受伤的颅骨，与胎位无关，容易与产瘤鉴别。

（四）分娩机转

胎儿要顺利通过产道时，必定按物理规律采取适当的体态移动，此种胎位的改变称为分娩机转，是一种胎儿适应产道的过程，构成分娩机转中主要的姿势变换包括以下在产道中所发生的一连串运动：衔接、下降、俯屈、内旋转、仰伸、外旋转（复位）、前肩娩出。部分身体的娩出，在胎头娩出后不久便发生。以下以头先露左枕前位加以说明（图 3 - 1）。

1. 衔接　始于分娩的早期，为下降运动的开始。是先露部位进入骨盆的机转。当先露部位（胎头）的最大横径（双顶径）进入骨盆内口时，即称为衔接，这时头顶通常已达坐骨棘附近。

2. 下降　下降运动是指胎头沿骨盆轴前进的动作，与其他运动并行。始于衔接，终于胎儿娩出。初产妇约在分娩前 2 周下降；经产妇约在分娩开始时才下降。胎儿下降的动作呈间歇性，宫缩时前进，间歇期少许退回。促使胎头下降发生的原因为：①羊水的压力；②腹部肌肉的收缩；③胎儿身体的伸展和伸直；④宫缩时子宫底直接对胎儿臀部的压力。

3. 俯屈　胎儿下降至骨盆底时，由于骨盆底的压力，子宫颈的阻力，导致胎头向前弯曲的角度更大，下巴几乎贴到胸部，由胎头衔接时的枕额径变为枕下前囟径，使胎头以最小的前后径，适应产道的最小径线，以利于胎头继续下降，通过产道。

4. 内旋转　骨盆入口处的横径大于前后径，而中骨盆则是前后径大于横径，因此当胎头进入骨盆入口之后，为适应骨盆纵轴而旋转，使其矢状缝与中骨盆及骨盆出口前后径相一致，称为内旋转。当俯屈下降时，中骨盆的结构、骨盆底的沟状结构、骨盆底筋膜和肌肉的阻力使胎头旋转 45°。此时往往是在第一产程末完成内旋转动作。

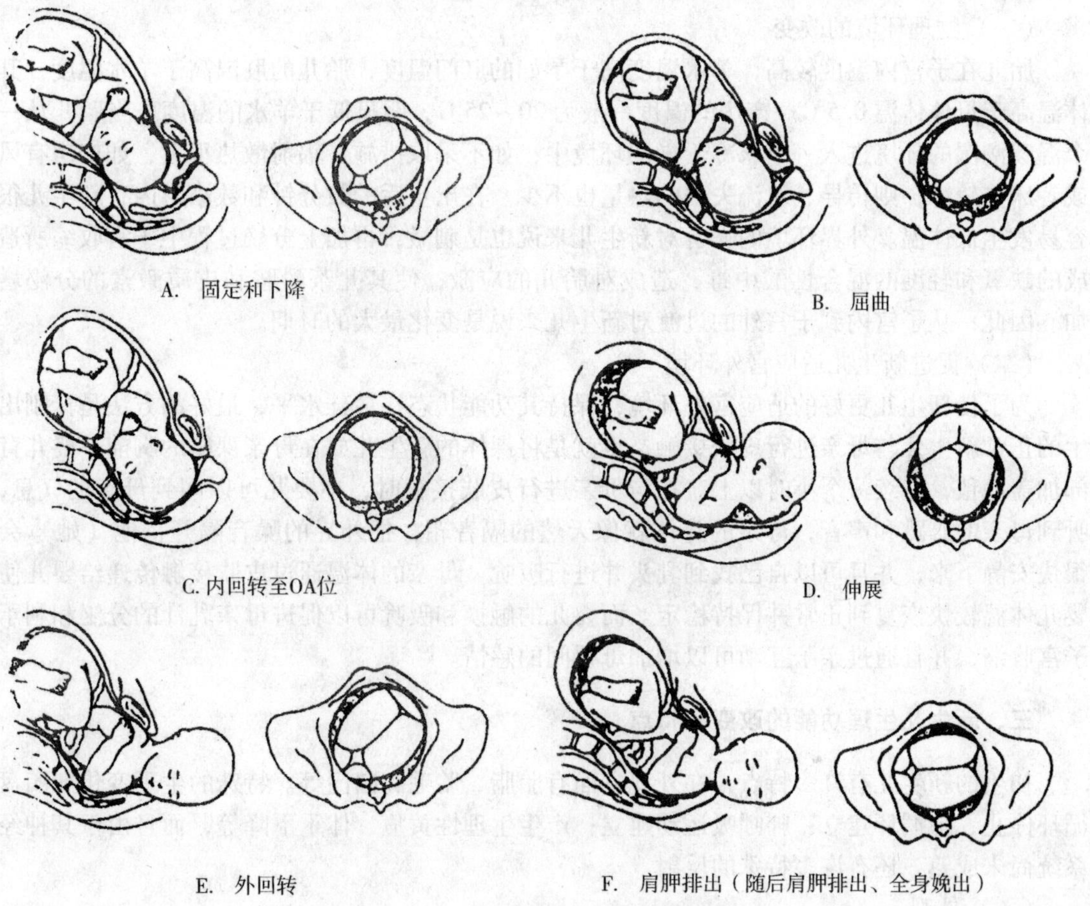

图3－1　左枕前位分娩机转示意图

5. 仰伸　胎头完成内旋转后，继续下降达到阴道外口时，产妇主动使用腹压向下屏气用力以及子宫收缩力和肛提肌反射性收缩，迫使胎头继续向下、向前推进，胎头枕部达耻骨联合下缘时，以耻骨弓为支点胎头逐渐仰伸，胎头的顶、额、鼻、口、颏相继娩出。当胎头仰伸时，胎儿双肩径沿左斜径进入骨盆入口。

6. 复位及外旋转　胎头娩出时，胎儿双肩径沿骨盆入口左斜径下降。胎头娩出后，为使胎头与胎肩恢复正常关系，胎头枕部向左旋转45°，使胎头与胎肩成正常关系，称为复位。胎肩在盆腔内继续下降，前（右）肩向母体前方旋转45°，使胎儿双肩径转成与出口前后径相一致的方向，以适应出口前后径大于横径的特点。同时，胎头枕部需在外也继续向左旋转45°，以保持胎头矢状缝与胎肩的垂直关系，称为外旋转。

胎头完成外旋转后，胎儿前（右）肩出现于耻骨联合下方，前肩娩出，即之后（左）肩从会阴部娩出，然后胎儿腹部、臀部及下肢全部娩出。

二、环境的改变

（一）物理环境的改变

胎儿在子宫内温度较高，羊水温度高于孕妇的肛门温度，胎儿的肛温高于羊水温度，其体温高于母体体温0.5℃。产房的温度一般为20~25℃，明显低于羊水的温度。当胎儿从一个温暖潮湿的环境进入一个寒冷干燥的环境中，如不采取措施，辐射散热很大，如产房有风或者床垫较冷，则传导、对流失去的热量也不少。在出生后的数分钟和数小时内，新生儿很容易发生低体温。外界环境的噪音对新生儿来说也是刺激，再加上分娩过程中子宫收缩所造成的缺氧和轻度的混合性酸中毒，造成对胎儿的应激，使其儿茶酚胺和皮质激素的分泌增加。因此，从子宫内到子宫外的过渡对新生儿来说是变化最大的时期。

（二）促进新生儿适应宫外环境

为了使新生儿更好的适应宫外环境，保持其功能状态在最佳水平，最好的方法是让刚出生的正常新生儿与母亲进行皮肤接触，也就是将裸体的新生儿放在母亲裸露的胸前，婴儿背部加盖毛毯，持续一个小时以上。在与母亲进行皮肤接触时，小婴儿可以闻到母亲的气息，听到母亲的心跳和声音，母亲的身体就像天然的隔音箱，把外界的噪音隔开，他（她）会很快安静下来，并且可以自己找到乳头并进行吸吮。母亲的体温通过皮肤接触传递给婴儿使婴儿体温较快恢复到正常并保持稳定。而婴儿的触摸和吸吮可以促进母亲乳汁的分泌和利于子宫收缩，并且通过亲子互动可以增加母婴间的感情。

三、新生儿生理功能的改变和特点

初生的新生儿有许多特点，在外观方面有胎脂、胎毛和囟门等。特殊的生理变化如胎盘循环停止、肺循环建立；肺呼吸运动建立；产生生理性黄疸、体重下降等，而且由于其神经系统尚未成熟，还有许多特殊的反射。

（一）外观

由于分娩过程是头部朝下，体液的蓄积使新生儿眼睛水肿；在挤过产道时还有胎头变形的现象。有时初生的新生儿在肩上、背、耳垂和前额处覆盖着纤细的毛发即胎毛，通常2周后消失不再长出。

新生儿出生时，全身皮肤覆盖着一层黄白色的胎脂，有保护皮肤和减少散热的作用。头皮、耳后、腋下及其他皮肤皱褶处的胎脂较厚，可于出生后用消毒植物油或温开水轻轻擦去。新生儿的皮肤薄嫩，易受损伤而发生感染。

新生儿口腔粘膜柔嫩、血管丰富，两颊有厚的脂肪层称颊脂体，可帮助吸吮。上腭中线或两旁常有黄白色小点状物称为上皮珠，齿龈上有黄白色小颗粒称为牙龈粟粒点，俗称“马牙”，两者均系上皮细胞堆积所致，以后会自行消失，勿挑破或以物品擦拭口腔，以防损伤粘膜。

有些新生儿在出生后1~2周内可在鼻尖和颏下处看到表皮下点状的白点即粟粒疹，这是由于皮脂腺尚未成熟，皮脂凝聚在皮脂腺内阻塞所致，2周内可消失。有些新生儿在臀部、腰部或背部出现一个界限分明的色素沉着区域，通常是蓝色带状的，称为“蒙古斑”，无特殊意义，通常于1~5岁时消失。

脐带经无菌操作结扎后，逐渐干燥，一般在7～10天内脱落，残端必须保持清洁干燥，避免发生脐炎。

（二）身长和体重

95%的足月新生儿出生身长在46～56cm之间，平均50cm；体重在2500～4300g之间，男婴平均3400g，女婴平均3200g。因为出生后，新生儿摄取的水分和食物减少，且又丧失体液，大多数新生儿在出生后一周内可有暂时性体重下降（生理性体重下降），约减少原来体重的3%～9%，一般不超过10%。常于生后7～10天恢复到出生体重。如果下降太多、回升过晚或恢复时间延长，应注意寻找原因并进行处理。

（三）呼吸系统

胎儿期的肺部充满了液体，虽然可有微弱的呼吸运动，却没有功能。出生时由于本体感受器及温度感受器受到刺激等多种因素，呼吸中枢反射性兴奋，立即的啼哭建立起呼吸运动。由于新生儿呼吸中枢调节功能不全，呼吸肌发育不完善，呼吸主要依靠膈肌运动，以腹式呼吸为主。所以，新生儿呼吸表浅、无声，效能较低，频率较快，每分钟30～40次，有时节律不规则。而且在速率和规律性方面会随其状态有所改变，如处于睡眠、清醒、哭泣、安静地躺着或活动等不同状态时，有所不同。新生儿鼻腔小，气道狭窄，粘膜富于血管，在炎症肿胀时极易堵塞，注意经常清除分泌物，保持呼吸道通畅。

（四）循环系统

胎儿出生后，血液循环发生了重要的动力学改变，胎盘循环停止，肺循环建立，使右心房的压力剧降，相对地左心房压力增大。卵圆孔和动脉导管功能性关闭。新生儿心脏呈横位。肺循环建立后，动脉导管应立即关闭，也有暂时未闭现象，所以部分新生儿出生后几天内可闻及心脏杂音，几天后消失。静脉导管在闭锁后形成静脉韧带；脐动脉大部分闭锁成为脐外侧韧带，仅近侧段保留成为膀胱上动脉，脐静脉形成肝圆韧带。一般新生儿每分钟心跳120～140次。

（五）消化系统

新生儿胃容量较小，肠道容量相对较大，蠕动较快，能适应较大量流质食物。出生时吞咽功能虽基本完善，但因食管无蠕动，胃贲门括约肌不发达，所以哺乳后容易发生溢乳。新生儿对淀粉消化能力较弱，对蛋白质、糖类、脂肪的消化较好，可吸收85%～95%的人乳脂肪，牛乳脂肪因颗粒较大吸收率较低，肠壁有较大的通透性而易于初乳中免疫球蛋白的吸收，故母乳喂养是哺育新生儿的最佳选择。新生儿出生后第一日可排出由剥落细胞、粘液、脂肪、胆汁组成的墨绿色粘稠胎便。2～3天逐渐转为黄色稀软便。如果出生后24小时后仍未有胎粪排出，应检查有无先天消化道畸形。

（六）泌尿系统

新生儿肾脏滤过功能、调节功能及浓缩功能均较低，易发生水电解质紊乱。如人工喂养儿血磷容易偏高，导致钙磷平衡失调，造成低血钙；配方奶较浓，血中的尿素氮浓度会增高等。新生儿多在出生后24小时排尿。每天十余次，如生后48小时仍未排尿，应检查原因。

（七）神经系统

新生儿脑相对较大，脊髓相对较长，但脑沟回仍未完全形成。由于大脑皮层兴奋性较低，新生儿每日睡眠20小时以上。新生儿具有各种无条件反射：如觅食、吸吮、吞咽、拥抱、握持等。这些反射是判定新生儿已经成熟和神经系统是否正常的指标。在正常情况下，出生后数月，这些反射自然消失。新生儿味觉发育较好，皮肤感觉以口唇最敏感，嗅觉较弱，触觉及温度觉敏感，痛觉迟钝。

（八）免疫系统

新生儿免疫功能不全，皮肤和粘膜的屏障功能差，胃酸分泌少，杀菌力低，白细胞吞噬能力低，血清中补体成分少，所以杀菌、溶菌和灭活病毒等作用较差，使新生儿感染的发病率高。但新生儿对多种疾病有特异性免疫，主要是胎儿从母体获得抗体，可在出生后6个月内对麻疹、风疹、白喉等具有免疫力。因为从母体所获得的抗体有限，又逐渐消失，其本身的主动免疫力则尚未发育完善，对细菌感染缺乏抵抗力，新生儿感染后发生败血症的机会较多。

（九）代谢系统

新生儿代谢水平较成人高，但糖原储备不足，故血糖较低。新生儿每日不显性失水21～30ml/kg，尿25～60 ml/kg，粪便2～5 ml/kg，故出生头几天内每日需水50～100 ml/kg，以后增至每日120～150 ml/kg。

（十）生殖系统

大部分男婴的睾丸在出生时已经下降至阴囊内，但也有少部分新生儿可能仍在下降过程中或仍在腹腔中，通常3～12个月大时完成下降，如果1岁仍未下降，则需进行手术。另外，由于母亲妊娠后期的雌激素通过胎盘血流进入胎儿体内，出生后突然中断，新生儿出生后3～5日可出现乳房肿大或有乳汁样分泌物，多于2～3周后自然消退。女婴出生后5～7日可出现少量阴道出血或白色分泌物，1～3日后自止。一般不需要处理。

（十一）体温

新生儿体温调节中枢发育不完善，皮下脂肪薄，保温能力差，散热快，易受外界温度影响，所以体温不稳定，应注意保暖。初生时，外界温度较低，出生后一小时内体温约下降2℃，以后逐渐回升，12～24小时稳定在36.5℃左右。新生儿无颤抖反应，而是增加氧耗提高代谢率增加产热。环境温度过高时通过皮肤蒸发水分散热，如果进水量不足，体温可骤然升高至39℃以上，发生脱水热。

（十二）生理性黄疸

胎儿期红细胞因含氧量少而代偿性增加，出生后肺呼吸建立，体内过剩的红细胞迅速破坏而产生大量的胆红素，因新生儿肝脏酶系统发育不完善，不能在短期内使胆红素完全排除，致使皮肤、粘膜、巩膜逐渐发黄，称为“生理性黄疸”。足月儿于出生后2～3日出现，第4～5日达到高峰，持续一周左右可自然消退。如果黄疸出现过早，持续不退或逐渐加深，应考虑为病理现象。

第二节　新生儿与家庭的发展和适应

一、父母的角色

随着妊娠与新添小生命的来临，重新定位家庭中的角色是无可避免的，而且随着妊娠，家庭原有的生活形态、家庭既定的常规、家庭互动情形都会有所改变。准父母的心理和社会文化等方面都需要重新适应和调整。家庭其他成员也必须适应妊娠的事实，使整个家庭及孕妇都有良好的身心适应，以达到正常发展及新的整合层次。

母亲角色获得的过程远在婴儿出生之前就已经开始。一旦妊娠，胎儿的生理方面自然与孕妇连成一体，这种一体，不但是一种连续不断的动力源，而且使孕妇开始与胎儿发展依附关系。当孕妇无法真正感受胎儿存在时，是一种很抽象不真实的感受，如月经没来、妊娠试验阳性以及妊娠的不适、恶心、呕吐等。孕妇只有凭着这些妊娠的征象去感受有胎儿与自己连成一体；直到孕妇可感受到胎动时，才会真正觉得自己与胎儿是一体的，且感到前所未有的兴奋和骄傲。渐渐地，孕妇与胎儿产生亲昵关系，开始表现出爱她的小孩，如常常抚摩肚子、和宝宝说说亲密的话，无形中与宝宝之间产生一种无法由他人取代或分享的亲昵关系。由于妊娠末期长久以来的劳累、行动不便及身体的不适，孕妇实在希望宝宝赶快出生，结束妊娠的种种不适。但她与胎儿连结一体的亲昵的爱仍然存在，而且会持续到孩子出生后成长、发展的全过程，将宝宝分享给重要的家人，使他们也能连结在一起，而给宝宝良好的生长环境。这种连结一体的亲昵关系，自妊娠开始而无终了之时。

无论是生育或养育新生儿，都包含了许多给予的行为，这种给予的行为，并非全是天生的，而是需要经过学习的。从妊娠开始，孕妇就为胎儿提供适合其生长发育的环境，这就是一种学习贡献自己的行为。整个妊娠期中，孕妇可能不仅需要适应身体、心理的改变、以往生活形式的转变、原来梦想的放弃，更需要学习去包容、给予。这种给予的行为并非妊娠结束就停止，而是一种延续性的过程。

在孕妇适应的过程中，丈夫（准父亲）是关键人物，有了他的支持和接受，孕妇才能完成母性任务和形成母亲角色的认同。而且必须有一个有效的社会支持系统，提供孕妇在情绪与物质方面如经济支持、礼物、协助家务等方面的支持，促使她有能力和动机来适应未来生活的转变。同时，丈夫也应了解妊娠的征象、症状和注意事项；认识到妊娠不仅是妻子的经验，也是自己的经验。与妻子一起参与有关产前卫生宣教的课程，了解妊娠分娩的整个过程，学习如何照顾妻子。准父亲应经常陪伴在妻子身边，摸摸妻子的肚子、和宝宝说说亲密的话，甚至参与分娩，使自己和孩子建立一个亲密关系，能够对孩子表达深切的感情，清楚了解已经为人之父，适应角色，承担呵护新生命的责任。

二、促进亲子关系发展

亲子关系在孕期已经逐渐建立，如孕妇及其先生常会触摸日渐增大的腹部，甚至会对腹中的胎儿说话，都是亲子关系建立的表示。而婴儿出生之后则是亲子关系发展的一个新的开始。因为虽然母亲在腹中孕育自己的孩子达 40 周之久，但大多数妇女分娩后第一次接触自己的孩子时，仍会对婴儿感到陌生。

在亲子关系的建立中，以父母与其新生儿所形成的依恋关系最为重要，会直接影响新生儿的生存与发展，同时可能会影响到新生儿将来和其他人之间关系的建立。如果亲子关系建立得好，父母会对新生儿做最大的付出，使其得到最好的照顾。相对地，新生儿也会因此而得到极大的安全感，而慢慢展开自己的触角去熟悉、认识及适应这个陌生的环境，而不至于过度惊吓。同时也能无所顾虑地去学习与探究，并慢慢地发展成一个独立的个体，能自助更能助人。相反，如果亲子关系一开始没有建立好，则可能会造成父母对孩子冷漠、不关心，甚至虐待，而影响孩子日后的身心发展，造成情绪和行为上的障碍。

影响亲子关系建立的因素包括：母亲产程是否顺利；父母是否早期接触新生儿；新生儿的需要是否得到及时满足；新生儿的各种状况是否与父母的期望相符；以及新生儿出院后对家庭原有生活方式的影响程度等。

互动越多则依恋建立得越好，亲子关系也越稳定。研究发现，产后1小时内母亲与新生儿之间的接触非常重要，它对于日后亲子依恋的帮助很大，被称为关键时期或敏感期。此期的新生儿会张开双眼、活动力强且吸吮反射强烈，如果在这时给新生儿保暖并让他和母亲在一起，他就会处于安静警觉的状态下，再给予一些身体上的触摸和视觉上的接触，则不仅可提供新生儿温暖与安全感，对其日后依恋感的建立更有很大的帮助。因此，早期给予新生儿喂食母乳，可以增进母亲与新生儿在肌肤上的接触、眼对眼的注视以及温暖、亲密感、满足感和舒适的传达，有利于亲子关系的建立。

另外，应尽可能运用支持资源，满足父母的需要，让他们表达内心的体验和感受，给予心理支持，鼓励父母拥抱和抚摸新生儿，检视新生儿的身体，脚趾、手指和身躯各个部位，对新生儿进行面对面和眼对眼的接触，对新生儿说话和唱歌等，以利于对新生儿产生认同，促进父母与新生儿之间的互动，帮助家长建立信心，使新生儿得以健康成长。

三、给父母一个独处的时间

许多知道自己即将成为父母的年轻人觉得，他们将不得不放弃原来的所有自由和乐趣，这不仅是因为现实使他们必须这么做，而且可以说，原则上他们也只能这么做。另一些人的心思则已经完全投入其中，忘记了自己的爱好和兴趣。即使他们偶尔偷空出去轻松一下，内心里的愧疚感也使他们难以尽兴。他们开始令朋友们感到厌烦，朋友们也使他们感到不快。久而久之，他们就会厌倦这种囚徒似的生活，并且开始下意识地抱怨起孩子来。因此，应该避免自己把心思全部放在孩子身上，尤其要注意保持夫妻间的亲密关系。父母在时间和精力上为自己的孩子做出了必要的牺牲以后，应该挤出一些有质量的时间与对方共享。不要忘记相互看上一眼，相互笑一笑，以表达自己对对方的爱慕之情。要尽量挤出足够的时间和精力来继续夫妻生活。要记住：父母之间的亲密关系是孩子学会如何同他人保持亲密关系的最有效的榜样，是孩子成人以后与他人建立关系时最有可能效仿的例子。所以为孩子，同时也为自己做的最有价值的事情之一，就是努力使夫妻之间的亲密关系在孩子的印象中不断加深。

第四章　婴　儿　期

第一节　婴儿的生长发育

一、身体发育

（一）体重与身长

婴儿的体格生长发育非常迅速，在衡量小儿体格发育的各项指标中，体重和身高是两个非常重要的指标。我国卫生部继1975年、1985年后，1995年对全国9个城市及其郊区7岁以下儿童体格发育状况进行了第三次调查。从调查结果看，生后第一年男婴体重平均增长6.55kg，女婴平均增长6.06 kg；男婴身长平均增加25.3cm，女婴平均增加24.5cm。一周岁时体重约为出生时的3倍，身长是出生时的1.5倍。其中生后前半年体重、身长的生长速度快于后半年（表4-1）。

通常，身高的增长要比体重的增长慢。由于体重较身高的增长要快，因此婴儿看上去比出生时更胖。另外，身高所包括的三部分即头、躯干、下肢的增长速度并不一致，生后第一年头部生长最快，躯干次之，再加上生后第一年内头围大于胸围，所以婴儿看上去头大，躯干、四肢相对较小。

表4-1　九市城、郊区婴儿体重、身高测量平均值（1995年）

	城区				郊区			
	体重（kg）		身高（cm）		体重（kg）		身高（cm）	
月龄	男	女	男	女	男	女	男	女
初生	3.30	3.20	50.4	49.8	3.27	3.18	50.3	49.7
1个月~	5.10	4.81	56.9	56.1	5.08	4.78	56.5	55.7
2个月~	6.16	5.74	60.4	59.2	6.20	5.73	60.0	59.0
3个月~	6.98	6.42	63.0	61.6	6.93	6.40	62.5	61.3
4个月~	7.56	7.01	65.1	63.8	7.45	6.97	64.4	63.0
5个月~	8.02	7.53	67.0	65.5	7.91	7.37	66.2	64.8
6个月~	8.62	8.00	69.2	67.6	8.34	7.81	68.3	66.8
8个月~	9.19	8.65	72.0	70.6	8.89	8.37	71.0	69.4
10个月~	9.65	9.09	74.6	73.3	9.29	8.72	73.4	72.1
12个月~	10.16	9.52	77.3	75.9	9.72	9.23	76.1	75.0

（二）骨骼

1. 头颅骨　颅骨随脑的发育而长大，其发育比面部骨骼（包括鼻骨、下颌骨）早，可根据头围大小、骨缝闭合以及前、后囟门关闭迟早来衡量颅骨的发育，其中前、后囟门是两个很重要的指标。前囟是顶骨和额骨边缘形成的菱形间隙，后囟则是顶骨与枕骨边缘形成的三角形间隙。前囟对边中点连线长度在出生时约1.5～2.0cm，后随颅骨发育而长大，6个月后逐渐骨化而变小，约在1～1.5岁时闭合。后囟出生时很小或已闭合，最迟约在生后6～8周闭合。前囟早闭或过小见于小头畸形；迟闭、过大见于佝偻病、克汀病。颅骨缝出生时尚分离，约在3～4个月时闭合。

面骨、鼻骨、下颌骨的发育稍晚，1～2岁时面骨变长，下颌骨向前凸出，面部相对变长，整个头颅的垂直直径增加，使婴儿期的颅骨较大、面部较短、圆胖脸形向儿童期面部增长的脸形发展。

2. 脊柱　脊柱的增长反映脊椎骨的发育，出生后第一年脊柱增长比下肢快，1岁以后落后于下肢的增长。新生儿脊柱仅轻微后凸，3个月抬头时出现颈椎前凸，此为脊柱第一个生理弯曲；6个月会坐时出现胸椎后凸，为脊柱第二个生理弯曲；1岁以后能行走时出现腰椎前凸，为脊柱第三个生理弯曲。在小儿从卧位向坐位、站位、行走发展时，随脊柱的增长形成了上述3个自然弯曲，有利于身体平衡。

（三）消化系统

足月新生儿在出生时已具有较好的吸吮和吞咽功能，双颊有发育良好的脂肪垫有助于吸吮活动。出生时唾液腺发育不够完善，唾液分泌少，口腔粘膜较干燥而易受损伤，以后随唾液腺的发育唾液分泌迅速增加。唾液中淀粉酶含量低，到生后3～4个月时达成人量的1/3，所以3个月以下小儿不宜喂淀粉类食物。由于婴儿不会及时吞咽所分泌的全部唾液，故可出现生理性流涎。

婴儿胃呈水平位，贲门括约肌发育不成熟，控制能力差，而幽门括约肌发育良好，婴儿吃奶时常吞咽过多的空气，所以易发生溢奶。胃容量出生时为30～60ml，1～3个月时90～150ml，1岁时250～300ml。哺乳时进入胃内的乳汁一部分可流入十二指肠，故每次哺乳量能超过胃容量。胃排空时间随食物种类不同而异，水为1.5～2小时，母乳2～3小时，牛乳3～4小时。新生儿胃酸和胃蛋白酶的活性均低，至4～6个月时约为成人的一半。

婴儿肠道面积相对较大，肌层比较薄，适于消化和吸收大量流质食物。肠系膜较长，活动性大，易发生肠套叠或肠扭转。乙状结肠较长，易出现便秘。直肠肌层发育不全，粘膜及粘膜下层固定较差，易发生肠脱垂。肠壁通透性高，对营养物质和毒素均易吸收。肠液呈碱性，含多种酶。出生时肠道无细菌生长，开始哺乳后逐渐有细菌生长。肠道菌群的特点随喂养的乳类而异，母乳喂养儿以嗜酸乳杆菌为主，人工喂养儿以大肠埃希氏菌为主。

婴儿出生时胰腺可分泌少量胰液，3～4个月时增多。6个月以内小儿胰淀粉酶活性较低，1岁以后才接近成人。新生儿胰脂酶活性很低，6～12个月时才达到成人水平。小儿年龄越小，肝脏相对越大，但肝细胞发育不完善，肝功能也不成熟。婴儿期胆汁分泌较少，会影响脂肪的消化和吸收。

（四）泌尿系统

婴儿肾脏相对比成人大，其下端位置较低，位于第四腰椎水平，所以2岁以下小儿肾脏较易触到。婴儿输尿管长而弯曲，管壁肌肉和弹力纤维发育不良，容易受压及扭曲，导致梗阻发生尿潴留而诱发感染。婴儿膀胱的位置较高，以后随年龄增长逐渐降至骨盆内。新生女婴尿道长仅1cm，外口暴露，接近肛门，易受细菌感染。男婴尿道虽较长，但常有包茎，积垢后也可引起上行感染。

婴儿肾小球滤过率、肾血流量、肾小管的重吸收和排泄功能均不够成熟，小儿肾功能一般要到1~1.5岁时才达到成人水平。所以在婴儿时期给予过量的水分及溶质不能迅速有效地排出，在负荷过重的情况下较易发生脱水、水肿和酸中毒。新生儿肾脏浓缩功能差，尿比重低，为1.006~1.008，1岁以后接近成人范围为1.011~1.025。正常婴儿每日排尿量为400~500ml。

（五）运动功能

运动功能的发育是以脑的发育为前提的。妊娠后期出现的胎动是小儿最初的运动形式。新生儿期的运动多为无意识、不协调的，此后，尤其是生后第一年内随大脑的迅速发育，小儿运动功能日臻完善。

运动功能的发育涉及骨骼肌的一切活动，可分为粗动作和精细动作的发育。粗动作的发展是指大肌肉运动的发展，主要包括颈部、肩部、背部及上下肢的肌肉。精细动作的发展是指小肌肉运动的发展，主要指手指的精细捏弄动作。

1. 粗动作

(1) 抬头：由于颈后肌的发育先于颈前肌，所以首先俯卧位时可以抬头。新生儿俯卧位时能抬头1~2秒；3个月时抬头较稳；4个月时抬头很稳，并转动自由。

(2) 坐：新生儿腰肌无力，至3个月时扶坐腰仍呈弧形；5个月靠物坐时腰能伸直；6个月双手向前撑住后能坐；7个月独坐较稳，身体略向前倾；8个月独坐很稳，并能左右转身。

(3) 匍匐、爬：新生儿俯卧位时已有反射性的匍匐动作；2个月俯卧位时能交替踢腿，这是匍匐的开始；3~4个月时可用手撑上身数分钟；7~8个月可用手支撑胸腹，使上身离开床面，有时可在原地转；8~9个月可用双上肢向前爬；12个月左右爬时手膝合用；1岁半左右可爬上台阶。

(4) 站立、行走：扶新生儿直立时，其双下肢稍可负重，出现踏步反射；2~3个月婴儿扶立时髋、膝关节屈曲；5~6个月扶立则双下肢可负重，并能上下跳动；8个月可扶站片刻，背、腰、臀部已能伸直；10个月时可扶走；11个月可独站片刻；15个月独走稳。

2. 精细动作　婴儿随着上肢高肌张力和握持反射的消失，才开始用手捏物，并需要其他肌肉（如肩、腰、臀部等）以及视感知的协调。如婴儿3~4个月眼和手不协调，故不能准确抓到近处物体；5~6个月腰部和手不协调，就不能弯腰抓取物体。

小儿手部肌肉发育成熟的规律：①先手掌尺侧握物，后用桡侧，再用手指；②先4指对掌心一把抓，后拇指对示指钳；③先握取（不随意），后主动放松（随意）。以下是不同月龄小儿粗细动作的特点：

新生儿：两手握拳紧。

2月：两手握拳姿势逐渐松开。

3~4月：握持反射消失，胸前玩弄与观看双手。看到物体时全身乱动，并企图抓扒，碰击桌上或悬挂着的物体。

4 月：能抓住玩具，握物时大拇指参与。

5 月：判断距离的能力提高，能抓住手所及范围的物体，并对抗被人夺走。将物体放入口中，开始用手掌取物。

6 ~ 7 月：独自摇摆或玩弄小物体，能将一物体从一手转移至另一手，出现捏敲等探索性活动。

8 月：拇 - 他指取物，出现偏用右或左手的现象。

9 ~ 10 月：拇 - 示指钳小珠，能随意放下或扔掉手中物，喜欢撕纸。

12 ~ 15 月：开始用汤匙，乱翻书，乱涂画。

二、认知的发展

皮亚杰（Piaget）的理论将人类的认知发展过程分为四个时期，婴儿期处于“感知运动阶段”。

感知运动阶段（0 ~ 2 岁）：婴幼儿的学习限于极简单的运动和感知方面：如看、触摸、嗅、尝和听；对新对象采取摆布、撕拧、抛掷、嘴尝和翻来覆去地检查。

1 岁以内的婴儿身心各方面都有显著的发展：从完全没有随意动作过渡到学会用手操作物体和直立行走等随意动作；从完全不能说话过渡到能够掌握一些简单的词进行言语交往。婴儿期是动作发展最迅速的时期，从全身性的、笼统散漫的整体动作逐渐分化为局部的、准确的、专门化的动作，学会了走路，扩大了他们交往范围。

婴儿 4 个月左右能将手伸入口中，对他人的逗弄能发出笑声；10 个月左右对事物的存在开始了解，会开始寻找失落的玩具，某人离开时会挥手表示再见；12 ~ 18 个月时会主动探索环境，将玩具放回玩具箱中。

三、语言发育

语言是人类所特有的一种高级神经活动，是表达人的思想、观念的心理过程。语言涉及认知、感觉、运动、心理、情感和环境，因此语言的发育是小儿全面发育的标志。婴儿能说出第一个有意义的字时，意味着他真正开始用语言与人交往，更重要的是表明思维的内在化发育。

文字、声音、视觉信号、手势、面部表情以及对语言的理解均属语言的范畴。语言的正常发育有赖于听觉、发音器官及大脑功能正常，即需发音、接受声音、理解意义及表达思想的过程，评价语言的发育应考虑到所涉及的所有过程。“理解”指能听懂别人语言的意义，对语言的理解在学语阶段已开始。小儿通过视觉、触觉、体位觉等与听觉的联系，逐渐开始理解一些日常用品的名称。任何年龄的小儿理解的词汇总是多于使用的词汇。“表达”则是用词说话、书写，或用语言的其他形式进行交流。

小儿语言发育的规律是从发音到咿呀学语，再到乱语；先发单音，后用语言形式将单音连成词，词再组合成句；会话的能力是先理解后表达，先名词、动词，后代名词、形容词、介词。

小儿语言发育分为两个阶段，即语言前阶段和语言阶段。

（一）语言前阶段

1．发音　出生时新生儿啼哭，生后 1 ~ 2 个月哭声分化，表达不同的需要，如饥饿与疼痛。

2．学语　生后 2 个月时小儿开始发声母 1 ~ 2 个，如 a、i、u，这种偶然发出的声音所产生的听觉刺激以及喉部的本体感觉使小儿从反复发音中自得其乐。6 ~ 7 个月可发唇音，并开始自发拼音，如无意识地发"pa pa、ma ma"等。8 个月时可区别成人的不同语气，能发出 4 个不同音节，重复两个相同的音节。9 ~ 10 个月开始会模仿声音，可重复别人的声音，并要求成人有应答。

（二）语言阶段

小儿 12 个月时可有意识地说"ma ma"或"da da"，例如当他看到妈妈时，会叫"ma ma"。能听懂几个字以上的词，包括自己的名字。18 个月时可重复别人的词；听到成人说到身体部位的词时，可指自己身体的部分；会说 1 ~ 2 个字的简单话；出现乱语，即说一些成人听不懂的话。2 岁时会用代名词你、我，说简单的句子。3 岁小儿常发音不准或句法不妥，说话的 70% ~80% 能被听懂。4 ~ 5 岁时说话可完全被听懂，会出现自言自语。小儿 6 岁说话流利，语法正确，7 岁以后不再自言自语。

婴儿语言的发育过程见表 4 - 2。

表 4 - 2　婴儿语言的发育过程

月龄	语言发育
新生儿	能哭叫
2 个月	发出和谐的喉音
3 个月	咿呀发音
4 个月	笑出声
5 个月	能喃喃地发出单调音节
6 ~ 7 个月	能发出"爸爸"、"妈妈"等复音，但无意识
8 个月	能重复成人所发出的简单音节
9 个月	能懂几个较复杂的词句，如"再见"等
10 ~ 11 个月	开始用单词，一个单词表示很多意义
12 个月	能说出物品的名字，如灯、碗；能指出自己的手、眼等

在婴儿语言发展的过程中，父母扮演着非常重要的角色，尤其是母亲。开始时父母得对婴儿的动作和发声作出解释，猜测他要表达什么意思，并学习使用婴儿说话的方式与其说话。然后不断地重复婴儿的咿呀发音，逐渐对其使用较为正规的言语。在这个过程中，为人父母需要有很大的耐性。父母经常与婴儿说话，不但可促进小儿语言的发育，而且对日后其社交技巧及亲子情感的建立也有所帮助。

四、社会心理发展

随着大脑皮层的发育，婴儿的条件反射日益增多完善。年龄越小，兴奋过程越占优势，越易激惹，当受刺激时，易发生痉挛。婴儿的情绪开始分化，有积极与消极之分，而后进一步分化，可有喜悦、愤怒、惊骇、厌恶等情绪反应。儿童的依恋期也在这一阶段产生。除此之外，婴儿情绪具有易变性、易冲动性及易感染性的特点。外界环境对情绪的影响甚大。新生儿因生后不易适应宫外环境，常处于消极情绪；2 个月时积极情绪增多，尤其是在亲人怀抱中，喂饱后，房间光线柔和，温度适宜，再伴有悦耳音乐时，婴儿则处于愉快情绪中。6 个月后婴儿能辨认陌生人，会逐渐产生对母亲的依恋，至 9 ~ 12 个月时达高峰，随着与别人交往增多而渐淡漠。

（一）信任

依据艾瑞克森（Erikson）的心理社会发展理论，婴儿期主要的社会发展问题是信任 - 不信任。因为婴儿的生理需要完全依赖成人及时的给予满足，所以婴儿期最重要的工作就是信任感的建立。所谓信任感就是指对照顾者能产生信赖感觉并且相信他们能够提供适当照顾。婴儿能自在地进食、熟睡、排便，内心感觉美好舒适，就会对外在人们产生信任感。信任感可使婴儿能够克服内在器官产生的冲动。若婴儿未得到良好的照顾，就会产生被剥夺、隔离及遗弃的感觉，继而会焦虑、生气并无法控制内在冲动，也就不会与照顾者之间建立起信任关系，从而导致不信任感的产生。

（二）对性别的认识

作为新生的孩子，对于自己的性别一无所知，婴儿尚不能辨别性别，但 1 岁的儿童可以在家人的授意下，说出自己是男孩还是女孩，即处于性别指定期。

根据弗洛伊德（Freud）的理论，主要是针对儿童“性”的发展，对自己身体某个部位的敏感及与他人关系的建立上。他认为人的性心理发展分为 5 个阶段：口欲期（口腔期）、肛欲期（肛门期）、性蕾期（生殖器期）、潜伏期（性沉寂期）和生殖期。他认为如果某一阶段的需要未得到满足，便会产生心理及情绪问题。他将 0 ~ 1 岁阶段叫做口欲期（口腔期）。口欲期：婴儿的嘴唇和口腔是其强烈愉悦的部位，嘴唇的感觉极端敏锐，当其和母亲的乳头发生接触之际，婴儿会感觉极度的愉快。现代医学通过各种仪器测试，可以看到胎儿在子宫内吸吮手指，婴儿在吸吮时表露的幸福感和满足感是很明显的。当孩子发现嘴能给他们带来愉快时，他就将手指和能拿到的东西等等都往嘴里放，即使不能吃，也会给他们带来愉快的感觉。这种愉快感觉不应被剥夺。当然，值得注意的是孩子放进嘴里的东西一定要清洁、安全。

（三）感情需要

人类在婴儿出生后数小时之内为发展亲子连结关系的关键期，亲密感的发展是在 6 ~ 12 个月之间。婴儿出生 2 个月开始认识母亲，约 6 个月时对母亲（或照顾者）明显地表现出特殊的反应。2 ~ 7 个月是婴儿建立对母亲相依感情的时期，表现出亲密感。亲密感是指两个个体之间主动的、深情的、互相的关系。照顾者与婴儿的互动会增强巩固彼此之间的连结；而亲密感行为是指那些用以得到或维持亲密对象的接触或亲近的行为，如视线接触、抓、伸手、笑、发出学语声、抱住等。若缺乏彼此之间的连结，则婴儿显得情感贫乏，甚至不能正常发育。因此婴儿发展与照顾者之间的亲密关系是很重要的。这种亲密感是孩子安全感的基础。当一个小孩表现出分离的焦虑、害怕陌生人，或当离开照顾者去探索外界时，频频回顾照顾者、有跟前跟后及模仿等行为时，表示他已建立起亲密感了。亲密感是将来分离的基础，越是安全亲密感强的孩子，越能离开亲密对象；同时可促进其将来发展自己，探索环境、自我信赖、害怕及焦虑的减轻、嫉妒和竞争的分散，应对压力和挫折的能力。

（四）害怕

婴儿的害怕是婴儿对陌生人、物或环境产生的不安全感，主要表现为陌生人焦虑和分离焦虑情绪。在出生第2个月时，某些宝宝会在主要照顾者离开视线范围时哭泣，通常2、3个月的宝宝在父母离开而有其他人在旁边时，是不会哭泣的；但若旁边无人时，则会大哭。这表示婴儿开始依赖成人，但无特殊的依赖对象。婴儿约在6个月时开始发展特殊对象的亲密感，也开始对陌生人产生提防，约在8个月时对陌生人产生负向反应，而在12～18个月时达到顶点。这种陌生人焦虑是指婴儿见到不熟悉的人时，所感受到的紧张，即通常所说的认生。婴儿表现的行为可能是打量新面孔、终止微笑、身体退缩、哭泣、尖叫、拒绝合作。一般认为8～10个月的婴儿开始对预测事物的能力感到安全，而陌生人的反应和沟通方式是婴儿无法预测的，所以感到焦虑。婴儿在离开熟悉的人、物或环境时，所产生的不安全感为分离焦虑，约发生在7～24个月。

（五）应对

新生儿消极情绪较多，常用啼哭、肢体踢打等来表达他们的不满；2个月后积极情绪增加，2～3个月时开始对人的面孔有微笑反应，称为社交性微笑（social smilling）；7、8个月时渐渐了解母亲与他自己是分别的个体，害怕的8月（frighten eight）开始出现，即见到陌生人会哭，称为陌生人焦虑；1岁时，喜好探索外界环境，模仿大人说“不要”，和大人呈对立状态。

研究表明，在新生儿和成人之间的相互作用中，新生儿绝不是被动的，恰恰相反，他们善于利用他们所能找到的任何手段来控制周围环境。如果婴儿所处环境是无序和紊乱的，例如父母经常虐待孩子或对孩子无责任心，使婴儿的行为动作不能得到预期的回报，他们的心理发展就会出现各种问题，如智力发展迟缓、情绪冷漠、抑郁等等。另外，脑功能缺陷会阻碍婴儿通过积极的学习产生相应的行为反应，严重时甚至导致婴儿的猝死综合征。

新生儿会用种种行为方式来表达“我已经累了”，其中之一是试图入睡或打哈欠，另一种是目光开始“漂浮不定”或转开，像注视着远处，手臂和肩部软绵绵地向后垂，仿佛说：“别管我啦”；当婴儿感到饥饿、尿布潮湿、疼痛、不适时，会用啼哭、发出响亮的声音、脸部涨红皱扭、肢体紧张踢打等方式来表达他们的不满。

新生儿有对不同刺激做出不同反应的能力，对于适宜的刺激，他会以肯定的方式反应，如，当他面前有红色或淡黄色物体摇晃时，他会警觉起来注视，这时他脸部舒展，身体安静、目光闪闪，若把物体缓慢地由一侧移向另一侧，他的眼睛会跟随；反之当明亮的白光照射过来时，他会紧紧闭合眼睛，一直闭着不睁开。新生儿对柔和的高音比对低音更能表现出持续的安静和警觉状态。

2个月的婴儿开始认识母亲，积极情绪逐渐增加，尤其在温暖环境、吃饱之后更为突出。有亲人在场，环境色调适宜，有轻声悦耳的音乐，可使婴儿情绪愉快，会用安静下来、停止啼哭、视线接触、发出笑声、伸手、抓等方式来表达他们的心满意足。

2月龄的婴儿需用全身力量去完成一个部分动作，如，在小床上仰卧时，开始转动，做些动作，他的手臂像风车似的大幅度地在头周围划圈，他打自己的脸、乱抓，甚至抓眼睛。

第2个月末，婴儿从生活中已意识到他与父母及他熟悉的人的特殊交往方式，并且意识到是什么引起声音，并决心重复拍击物体，如，他会用双脚拍打床，即使被制止时，也全然不理会。当婴儿的眼光注视到妈妈的眼睛时，如果妈妈回报以注视和微笑，婴儿就会继续注视并同样发出微笑。母子双方的动作对对方来说都是强化物，从而增强了双方的相互作用。这种偶然的动作对母子、父子依恋关系的形成起着重要作用。当照顾者看着他时，他会渐渐露出微笑，发出咯咯声；然而若持续时间太长，兴奋过度，微笑又会闪电般地转为烦躁的啼哭，但这又会换来照顾者的同情和安慰。

3个月的婴儿已适应环境的各种刺激，反应也比较灵敏了。这时他建立了自己独特的睡眠模式，在许多方面都取得了进展，如能够等待喂奶，吸奶时往往穿插一些玩耍，如停下来看看周围，抬头朝妈妈微笑，看自己的手等等。婴儿能长时间地仰卧着玩弄自己的双手，注视转动的玩具和自己的手指，他发现能用一只手抓住另一只手，好像玩玩具那样玩弄另一只手的手指。当他意识到挥动手臂能使玩具转起来时，就会有意识地挥动手臂使玩具旋转。当他看到自己的脚时，也会长时间地注视着，抬起双脚在眼前转动。这些是婴儿在学习上取得的一个了不起的进步，他不仅认识到他有延伸性的能力以及这种能力所提供的无限的可能性，而且他还获得了自己身体界限的概念。这些都是早期“自我”发展的一部分。

4个月的婴儿喜欢两手交替抓东西，他一次又一次地伸手去抓挂在小床上的玩具，抓住一件便把它拉过来，然后放手让它弹回去。他还会玩弄自己的手指，把它们合在一起或用一只手握住另一只手，或是两手抓在一起，把胳膊张开，然后两只手分开。玩得高兴时发出咯咯的笑声。这表明婴儿开始意识自身两个不同的部分。他们还喜欢别人抱他，逗他玩。扶他坐着时头能竖稳，并能转动头朝前面不同方向观看。

5个月的婴儿已能长时间靠坐在车椅里，家人少许帮助一下，他便能仰卧着或是坐在椅子里玩1.5~2小时。他愿意要靠近身边能触摸观看的玩具，每件玩具他都要摸一摸，拿在手里转动、观看、摇晃、再放在嘴里。他已不满足于只是观赏玩具——二维的方式对待玩具，现在他已有三维的概念。当他拿不到一个物体时便不满地发出尖声叫。学习时，他的眼睛、手指、嘴会综合到一起来。

这个月份的婴儿一般不再愿意安静地躺着吸吮手指，而是开始进行大肌肉的运动，如伸出双臂像飞机机翼般地摇摆，躺着时可以翻过身来，还能和身旁任何人进行较长时间的交流。当人们发出声音时，婴儿会看着他们的嘴和脸，试图跟着发出自己的声音。他会说几个辅音如“d”和“b”，开始和元音合在一起，偶尔也发出“dada”或“baba”。当家里人模仿婴儿时，他会高兴起来。当母亲在对他说话间转过去和别人谈话时，他会以啼哭或某种方式叫她回来。在正常情况下，家长模仿婴儿，婴儿发觉了，自己也模仿，在这个重复中，婴儿得到了乐趣，循环往复便强化了。

约6个月时婴儿对母亲或照顾者明显地表现出依恋，他们在见到熟悉的人和听到熟悉的声音时会高兴和趋前；反之，会害怕和退缩。婴儿的认生和分离焦虑情绪都与相依感情有关。没有建立良好相依感情的婴儿，以后多不善于与人相处和不能面对现实。

6个月的婴儿在车椅里坐得很好，能在车椅里全神贯注地坐着玩弄拴在椅子上的玩具，玩腻了就把它们从一边扔下去，玩具全丢了，他就用哭的方法唤来大人，等大人把玩具拾起来给他。每天都要重复这种游戏好几次。他还会在车椅里蹦跳，学会稍加支撑就站起来。以后当让他在椅子外边站立时，他会朝四周张望，寻找他习惯支撑的地方。若在床上或地板上，婴儿总是在不断地活动，他能向前后方向移动，往往是朝后退得多，向前进得少。

7个月的婴儿能够不费劲地自己坐着，双手已经解放出来，一般会同等地运用两只手。此期婴儿可以抓着玩具满屋子爬，还喜欢用手指到处捅，捅自己的耳朵、鼻子、嘴和肚脐，还喜欢玩藏猫猫、喜欢母亲呆在自己身边。

8个月的婴儿想站起来，学会了用双手支撑起身。开始站起来时，他一只手向上挪动，另一只手抓住桌子腿，每次轮换一只手，直到能够着桌面。

9个月的婴儿把精力放在发展精细运动方面，他可以使用两个手指捏住积木，拿起来，把它和另一块相似的积木垒在一起。这个月的婴儿能执行一些简单的命令，对理解命令、完成命令，甚至最终受到表扬而感到快活。由于一些新的认识的获得（如时间的、空间的、危险的、安全的等等），随之而来的又是恐惧，不安全感。恐惧反映他更需要依赖，恐惧是独立性和攻击性突增的前奏。

10个月婴儿的动作发展步骤非常有趣地交叉着，在匍匐移动后，还没有学会爬就先站立起来。他似乎认识到需要在地上更多地练习，于是又扑到地上撑着手臂和腿交替活动，学习爬行。他领会了交替模式之后又站起来，设计出向前移动的全部重要步骤，在地面上只要两个接触点。这个阶段，他爬得飞快，难免胳膊和腿交错在一起，扑通地伏在地上。

这个月的婴儿对高度比较小心谨慎。在陌生的情况下，他不相信自己眼睛的视觉，而运用更可靠的触觉。这表明他们已具有理解和重视高度的能力。更重要的是，他和母亲玩分离游戏，当母亲安定地坐在椅子上时，他从她身边爬开，爬到角落里，然后回过头来看看母亲是否还在，当他离开母亲的视线后，母亲可以通过呼唤和他保持联系；如果母亲走开或停止呼唤，他就赶紧往回爬，回到妈妈身边，缠着妈妈抱他、亲他。

11个月的婴儿由于认知和运动能力的发展，可以搞一些小发明了，如他可以推着车椅走了，这更能激发他的兴奋和自我实现的心情。当他摔倒时会哭着要妈妈，此时若家长表示过分的关切，便会强化婴儿的惊讶感，也许会把他推向恐惧。家长对每次发生的事情，应当迅速做出估计，并且要认识到父母给予有限的支持和同情，也能使婴儿得到安慰，而且从长远看，对婴儿更有裨益，因为过分的同情可能起到削弱作用。

这个月的婴儿还要试图学习独自站立，学会平衡，他还喜欢模仿人，做他感兴趣的事，如模仿大人说话，从音调到面部表情。能够发出几个听得清的单音，但说话基本是含混不清的。喜欢玩先前没玩过的游戏。

从这个月开始，孩子还出现了机能动作，能够表现出对物体用途的知晓，如用碗喝水，让汽车滚动，摆积木块，等等。先前练习过的动作开始完善并向新的物体迁移。手指的动作比较灵活自如了，紧攥着的小拳头已完全张开了。

12 个月的婴儿已经可以在父母两人之间起步行走了，他迈开步子蹒跚朝前走时，眼睛盯住前方目标，显出全神贯注的样子。

这个年龄的孩子，依赖性正在增长，因此，在这个年龄搬家、分离、住医院等都是不理想的。如果必须的话，应考虑儿童日益增长的需要，对孩子的反应应有所准备。父母下班回家，孩子会缠住他们，往往脾气急躁，要求得到“补偿”，如果父母能处理好孩子的反应，便有益于孩子的健康；反之会使孩子退回到早期的行为，对孩子的成长不利。

五、促进和保持健康

新生儿脑重 370g，6 个月时 700g，是成人脑重的一半，2 岁时为成人的 3/4，4 岁时已与成人接近。人脑中神经细胞增殖期主要从妊娠头 3 个月至生后 1 岁，以后神经细胞将不再复制和增生。婴儿的大脑有很强的可塑性，良好的环境给婴儿各种感知觉的刺激经验，是大脑发育不可缺少的条件。研究证明，很少接触外界环境的儿童脑发育比正常同龄儿要小 20% ~30%。大脑发育是婴幼儿各种感知觉发育的基础。因此，良好的环境对于婴幼儿感知觉的发育有重要的影响，其作用将持续终身。

（一）视觉发育的促进

视觉最初发生的时间在胎儿的中晚期，新生儿已经具备了一定的视觉能力，能看见明暗以及颜色，而且视觉已经相当敏锐。但是视网膜视觉细胞和大脑的视觉区未形成完善的视觉通路，所以不能辨别物体的运动以及物体本身的详细特征。出生后丰富的视觉刺激是形成视觉通路的必要条件。视觉发育的关键期是在出生后到 10 个月，婴儿期如果没有丰富的视觉刺激，不但视觉通路无法形成，甚至会使大脑视觉潜能完全丧失。

新生儿出生时即对光有反应，他会凝视物体或脸，能与大人有视线上的接触，且其视线会跟随物体或人脸的移动。新生儿视觉不敏锐，能看到的距离为 60cm，在 15 ~20cm 距离内视觉最清晰，喜欢看类似人脸的图形。2 个月开始可协调地注视物体，初步有头眼协调。3 个月头眼协调较好，可追寻活动的物体或人。4 ~5 个月开始能认识妈妈，看到奶瓶表示喜悦。5 ~6 个月可以注视远距离的物体，如街上的汽车、行人等。

宝宝天生爱看人的面容，当新生儿觉醒时可以注视孩子的眼睛并对他微笑，当婴儿注视你的脸后，慢慢移动你头的位置，设法吸引婴儿的视线追随你移动的方向。婴儿仰卧时，可以在他的上面 20cm 左右的地方悬挂一些婴儿感兴趣的玩具，比如彩色的环、气球等，颜色鲜艳并带有响声。摇动玩具，吸引婴儿的注意，使其视力集中在这些玩具上。当婴儿集中注视后，可将玩具水平或竖直方向移动，吸引婴儿视线随玩具移动。玩具应经常变换位置，使宝宝感到新鲜。给婴儿看颜色鲜艳的图画，因为婴儿的视觉通路不成熟，因此图画要简单，只有一个主题。比如水果、动物等，要边指给婴儿看边对婴儿讲解图画的内容。每周更换一次图画。到宝宝 3 个月左右，可以开始训练他的视线转移能力。可以用两个玩具来逗引婴儿，让婴儿先注视一个玩具，然后拿出另外一个玩具，训练婴儿的视线从一个物体转移到另外一个物体。也可以在婴儿集中注视某一物体时，迅速移开该物体，训练婴儿视觉寻找的能力。经常带宝宝去户外活动，丰富婴儿的视听。让婴儿看移动的物体，比如鸟、宠物狗、街上的汽车、滚动的皮球以及不同颜色、形状的花草树木，锻炼宝宝的视觉灵敏。经常在宝宝面前不同方向放一些柔软的、有颜色的玩具，鼓励孩子主动伸手去抓握，训练孩子的眼手协调。

（二）听觉发育的促进

5~6个月的胎儿已经开始建立听觉系统，可以通过母体听到外界的声音。新生儿出生几天后，听力已相当好，高调或太大的声音可使新生儿转离声源方向，甚至以哭表示抗拒。1个月时能分辨“吧”和“啪”的声音；3个月出现定向反应即头转向声源；6个月可区别父母的声音，唤其名有反应；8个月两眼可迅速看向声源，能听懂自己的名字。

婴儿不仅听觉敏感度有很大的提高，而且有声音的定向力。婴儿不仅能听到声音，对声音的频率也很敏感，能区分语言和非语言。婴儿对母亲的语言表现出天然的喜欢。

家长要和出生后的新生儿经常说话，在喂奶或日常护理活动中，要随时随地和婴儿说话。在新生儿耳边轻轻呼唤他，使他听到声音后能转过头来。还可以利用一些能发声的玩具吸引婴儿看和听的兴趣。当婴儿哭时，首先用语言安慰，然后满足其需要。父母和婴儿说话时应该清晰、声调较高、速度较慢，停顿稍长、使用叠字较多。声音的重复，停顿和缓慢的速度有助于婴儿的理解和记忆。旋律优美的音乐对婴儿的智力发育十分有益，可以选择优美的音乐给婴儿听，或者是录有自然界各种声音的录音带给婴儿听，比如鸟的叫声、小河流水声或者是动物叫声。用不同的语气和婴儿说话，比如：亲切的、兴奋的、激动的、命令式的声音。当婴儿能发声时，重复婴儿发出的声音，当婴儿笑的时候和婴儿一起笑。给婴儿读童谣，和婴儿一起阅读图画书，一边指图画的内容一边讲解，要选择文字简单的图画书。如果怀疑宝宝有任何听力问题，应尽可能早发现、早检查、早治疗，并帮助存在听力损失的孩子能够尽早得到康复。

（三）味觉和嗅觉

新生儿出生时味觉和嗅觉已基本发育成熟，对不同味道如甜、酸、苦等反应也不同，并能立即辨出与习惯滋味有异的食物。3~4个月时能区别好闻的和难闻的气味；4~5个月的婴儿对食物味道的微小改变已很敏感；7~8个月对气味更灵敏，对芳香味有反应。

（四）皮肤感觉

皮肤感觉可分为触觉、痛觉、温度觉和深感觉。新生儿触觉已很灵敏，尤其在眼、口周、手掌、足底等部位，触之即有反应，如瞬眼、张口、缩回手足等。痛觉出生时已存在，疼痛能引起全身或局部的反应。温度觉也很灵敏，尤其对冷的反应，如出生时离开母体环境、温度骤降就会啼哭，对牛奶太冷或太热也能感觉到。

（五）知觉

知觉是人对事物的综合反映，与上述各感觉能力的发育密切相关。5~6个月时随动作能力的发展及手眼的协调动作，通过看、咬、摸、闻、敲击等活动逐步了解物体各方面的属性。1岁末开始有空间和时间知觉。

（六）牙齿发育的促进

乳牙共20个，乳牙的萌出时间和顺序有较大的个体差异。早的4个月开始出牙，迟的可到10~12个月。牙齿的卫生应从婴儿出牙时开始，喂奶后适当喂水以减少附着在牙齿上的奶水，每天用湿润的纱布或塑胶指套擦洗牙齿和牙龈。当婴儿大部分牙齿长出来，并且适应每日清洁牙齿后，可以开始试用练习牙刷，练习牙刷的刷头是硅胶所制，不会伤害婴儿的牙龈。然后开始试用小的软毛牙刷。先不要使用牙膏，以防婴儿吞咽，另外，牙膏的味道婴儿也不容易接受。不能养成晚上含着奶头入睡的习惯，以免形成“奶瓶龋”。

（七）睡眠的促进

足够的睡眠是保证婴儿健康成长的重要条件之一，良好的睡眠能消除疲劳并且有利于个体的生长发育。睡眠习惯有很大的个体差异，婴儿的睡眠时间与年龄成反比，年龄越小，所需要的睡眠时间越长。一般来讲，新生儿每天每天的睡眠时间约14~20个小时，3~4个月的婴儿为14~16个小时，12个月的婴儿为13~14个小时。建立良好的睡眠习惯是保证婴儿足够睡眠的前提，婴儿出生后即可训练，日间除了喂奶以及清洁工作外均为睡眠时间，夜间则任其熟睡，不要因喂奶将其吵醒。让婴儿在自己的婴儿床上入睡而不是在父母的怀抱中入睡再放到床上，婴儿能睡得比较踏实。避免不良的条件反射，婴儿的床应只是睡觉的场所，不要作为婴儿玩耍的地方。

（八）营养的促进

婴儿良好的营养始于胎儿期。孕妇的营养缺乏会导致新生儿体重低下，甚至流产、早产以及胎儿脑发育不良。因此孕妇应注意饮食平衡，要多样化，各种营养素之间要有合适比例。婴儿的营养状况同样非常重要，应该专门制定婴儿的喂养计划。母乳是6个月以内婴儿的最佳食品，不但能满足婴儿对各种营养的需求，其中含有的抗体能增加婴儿的免疫力，减少婴儿患病的几率。同时喂哺母乳的过程促进母婴之间感情的建立。如果母亲的乳汁不足或者由于某种原因不能哺乳，则可用婴儿配方奶粉进行喂养。如果母亲维生素D摄入不足或婴儿无法接受足够的阳光照射，应从生后2周起补充维生素D，以预防佝偻病的发生。4个月后，母乳或配方奶粉仍为主要的营养来源，但是单纯的母乳或配方奶粉中的营养成分已经不能满足婴儿生长发育的需求，必须添加辅食，帮助婴儿及时摄取均衡、充足的营养，满足生长发育的需求。辅食的添加也有利于训练婴儿的咀嚼能力，有利于颌骨发育和乳牙萌出。

辅食添加的原则：由少到多、由一种到多种、由稀到稠、由细到粗。每添加一种食品时，必须先从少量喂起，等婴儿适应一种以后再添加另外一种，例如，添加米糊，就不能添加蛋黄，需要等婴儿适应米糊后才能开始添加蛋黄。添加初期给婴儿一些容易消化的、水分较多的流质、汤类，然后从半流质慢慢过渡到泥状食品，最后过渡到柔软的固体食品。例如：果汁-米糊-烂面条。添加固体食品时，可先将食物捣烂，作成稀泥状，慢慢作成碎末状或糜状，最后作成块状。

辅食添加的注意事项：每次喂食一种新食物后，必须密切观察婴儿排便、食欲、情绪和皮肤等全面状态。如有便秘、腹泻、呕吐、皮肤出疹或潮红以及哭闹等不良反应，应立即停止喂食，并带他去医院。将食物装在碗内，用小匙一口口地喂，让宝宝渐渐适应成人的饮食方式。当宝宝具有一定的抓握力后，可鼓励他自己拿小匙。添加辅食最好安排在宝宝喝奶之前，这样不会因为肚饱而无兴趣尝试辅食。父母应有耐心，如果婴儿吃东西速度比较慢，千万不要责备和催促，以免引起他对进餐的厌恶。

（九）排泄习惯的培养

排尿习惯可以从2~3个月开始训练。先减少夜间喂哺的次数，以减少夜间排尿次数。白天在婴儿睡醒后以及吃奶后15分钟左右把尿，并采取一定的姿势，发出“嘘嘘”声，使时间、姿势和声音联系起来，形成排尿的条件反射。9个月后，可训练小儿坐盆排尿，1岁半开始训练不用尿布，由开始白天不用，逐步过渡到夜间不用。大便习惯的培养需要家长细致的观察，注意观察小儿的表情，一般大便前小儿会有使劲、发呆、面红等，先观察小儿自身的排便规律，在小儿自身习惯的基础上每天固定时间给孩子坐盆，养成每日按时大便的习惯。

（十）设置玩耍安全的环境

意外是导致婴儿死亡的主要原因。特别是小儿6个月以后，其动作发育越来越成熟，活动范围加大以及强烈的好奇心，使其发生意外的几率增加。因此应做好小儿的保护工作。婴儿期常见的意外事故包括异物吞入、坠床以及身体伤害。因异物吸入呼吸道导致的窒息是1岁以内小儿死亡的主要原因。因此，给婴儿选择玩具时要注意不宜太小，同时要注意玩具的可拆卸零件，以免吞食。将家中的硬币、钮扣、珠子、玻璃球、豆类等小物体远离婴儿；不要喂食硬糖、果仁、葡萄、果冻或大块的食物给婴儿，不要在婴儿躺着时喂食。此外，家长应该掌握窒息的紧急处理方法。

当婴儿学会翻身，家长就要注意防止坠床，尤其婴儿会爬之后。因此，要记住将婴儿的床栏拉上，不要将婴儿放在没有护栏的高处或窗台上。在婴儿能坐稳后再将婴儿放在椅子上，而且家长要时刻注意婴儿的动作。

预防婴儿的身体伤害应首先找到环境中的危险因素。婴儿的衣物在穿用之前要仔细检查确保没有异物；婴儿的玩具应该无毒、光滑、没有尖锐的角。不要用长棒当玩具，以免戳伤眼睛。不要给婴儿锋利的器械，比如剪刀、刀具等。另外，应注意塑料袋或大型毛绒玩具可能导致小儿窒息。

第二节　婴儿与家庭的发展和适应

随着社会的发展，越来越多的家庭只有一到两个孩子，父母要外出工作，孩子的主要照顾者也不再仅仅是母亲。同时，随着社会离婚率的不断升高，使孩子与单亲（多数为母亲）生活在一起。这种家庭生活方式的改变，直接影响到孩子的成长与适应，研究证实婴儿期建立的关系是儿童时期社会化的基础。通过以家庭为单位，探讨孩子婴儿期在家庭中的成长与适应，以及孩子如何影响周围的人，并如何被影响，了解婴儿期对个人形成亲密关系及道德意识的重要意义。

一、家庭成员的角色

（一）母亲的角色

许多儿童发展学家都比较认可拿破仑所说的“孩子未来是好是坏，完全在于母亲”。虽然我们已经认同母亲不是婴儿生活中唯一重要的人，但她仍是孩子成长中的主角。

母亲在孩子婴儿期的角色主要是母子间依恋关系的建立。依恋（又称依附，attachment）是指存在两个人之间的一种主动、情深、双向的关系，更通俗地讲，我们称之为“爱”，是社会性发展的最初表现。婴儿依恋的对象多数是母亲，这种母子间的依恋是形成于婴儿期的一种双向联系，有些研究者认为出生后头几个小时或头几天内是形成母子联系的关键期，但通过对婴儿行为的观察，婴儿与照顾者之间建立亲密的关系要到孩子6、7个月时，婴儿会对母亲或照顾者的离去感到不安而产生悲伤，对陌生人的出现也会感到紧张和焦虑，这就表明婴儿与某一特定对象（母亲或其他照顾者）之间建立了亲密的情绪联系，即依恋关系。

依恋是一种积极的、充满热情的相互关系，婴儿对于亲密和温暖的心理需求，和对照顾者给予的生理照顾需求一样强烈，这种依恋形态对孩子的成长具有重要影响，是儿童早期情绪发展和社会发展的重要内容。母亲对婴儿母爱的产生是受其生活经历、目前境遇以及自身个性的影响，同时婴儿对母亲的行为产生积极的反馈，如母亲抱起时停止哭泣，都会强化母亲对婴儿的情感。儿童的依恋行为主要表现为寻求身体接触、视觉跟踪、接近、追随、叫喊、啼哭等。

如前所述，母亲是婴儿的主要照顾者，是婴儿生存、发展的首要人物，也是婴儿社会性行为和社会性发展的重要基础。在母亲的要求、指导下，婴儿学会了参与、进入交往、主动发起、邀请交往，并如何维持交往、解决交往中的矛盾、冲突，并使交往顺利进行，学习到最初的社交技能，积累了初步的交往经验。

（二）父亲的角色

父亲的角色对婴儿的成长具有母亲不可替代的特殊作用，父亲是婴儿重要的游戏伙伴，是婴儿积极情感满足、社会性、人格发展和性别角色正常发展以及社交技能提高的重要源泉。父亲与孩子的依恋关系经常在婴儿出生后第一年建立，这种关系会对孩子社会、情绪和认知发展产生重大影响。

一般来讲，父亲与婴儿的接触、交往时间上要明显少于母亲，即父亲在直接照料、接触孩子上花的时间比母亲少。尽管如此，父亲与母亲一样的敏感、关心和有责任心，有能力及有效地承担婴儿的日常照料，并进行有效的互动。在交往内容上，父亲更多的是与婴儿游戏，母亲则是照顾婴儿；在交往方式上，父亲更多的是身体运动的方式，母亲则是语言的交流和身体的接触。

（三）手足间的关系

家庭中兄弟姐妹间的嫉妒是属于正常的行为，孩子嫉妒心理的程度受以下因素影响：顺序，一般年龄大的孩子嫉妒年龄小的，相反情况很少，大孩子自理能力相对较强，得到父母的关心相对少些；年龄在2岁半到5岁的孩子最容易嫉妒刚出世的孩子，如果孩子间关系密切，孩子的嫉妒心就小；另外，每个孩子个性不同，嫉妒心也不同。有时，嫉妒会使大孩子对小孩子采取一种进攻方式，所以当大孩子嫉妒小孩子时，父母应尽可能地去安慰大孩子，使他的情绪平静下来，并调节孩子们间的平衡关系，父母可通过允许大孩子撒娇、参与到照顾小孩子的过程中等协调孩子间的关系。

二、家庭的道德意识

研究发现，3岁前是儿童道德萌芽、产生的时期，是以“好”（或“乖”、“对”、“好人”）与“坏”（或“不好”、“不乖”、“坏人”）两义性为标准的道德动机，并以此引出合乎“好”与“坏”的道德需求的行动来。此时，儿童不可能掌握抽象的道德原则，其道德行为是很不稳定的。这个阶段的主要任务是理解“好”、“坏”两类简单的规范，并做出一些合乎成人要求的道德行为。

幼小儿童在掌握道德观念的基础上，已经产生了初步的道德感，比如同情心、责任感、互助感等等。在成人的教育下，2～3 岁的幼儿也出现了最初的爱和憎，当看到故事书上的大灰狼时会用拳头打它，而看到小兔子战胜大灰狼时便高兴的拍手大叫。

在一定程度上，儿童的道德行为取决于其在相关问题上的推理能力的发展，因此，年幼的儿童容易做出简单化的道德选择。是否能达到公正的结果是一个重要的道德标准，同时，还要让儿童学会其他的判断道德行为的准则，那会对孩子的发展有利。父母的所作所为是孩子道德行为的榜样，父母还可以给孩子讲生活中的例子或道德两难故事，教育儿童如何进行道德推理和行为选择。

三、家庭的护理及指导

为促进婴儿成长并适应家庭，父母及主要照顾者可参考以下几点建议：

（一）对婴儿的讯号做出回应

对婴儿的讯号做出回应，是照顾者最重要的事情之一，在婴儿期应尽量满足婴儿的需求，包括食物、拥抱或安抚，以建立信赖感，让孩子觉得外界是个安全的环境，有些家长担心这样会宠坏孩子，但研究发现问题多的孩子经常是需求未得到满足的孩子。

（二）提供让孩子观看、动手做的有趣事物

提供让孩子观看、动手做的有趣事物。可以由最先观看摇篮上方悬挂的玩具，到触摸颜色鲜艳的玩具及简单的家用物品，使婴儿逐渐认知事物的形状、大小和质地，使他们的感官和动作技能得到发展，帮助他们了解自己和外界的差异。

（三）要有耐心

孩子的成长过程是一个探索学习的过程，如孩子在有一段时期内经常会把玩具和其他东西由高处扔落在地，作为家长应该了解孩子并不是在找麻烦，而是开始学习空间和距离的概念、手可以做什么，以及物体在不同的地方仍是一样的物体。

（四）让孩子有做改变的能力

给孩子提供他能自己摇动、能弄出声或能改变形状的玩具，使孩子慢慢学会他们能对自己的世界具有若干的控制力，而且可以对其中的事物产生影响。

（五）给孩子探索的自由

给孩子一个安全的空间，把易破的物品、可能被吞噬的小东西、锐利的物品拿开，留下一些不会被破坏的物品，使孩子在其中学习爬行、走路，认知环境，探索空间，并由此发展独立。

四、安排好婴儿的饮食起居

新生儿在生命之初具有御寒、补充营养、身体照料以及身体上亲热的需要，对于这种需要婴儿只能通过啼哭这个方式来向父母表达。所以，婴儿生下来前 3 个月是父母和孩子之间互相适应的过程，在和新生儿的交往中，父母是在直观上适应新生儿一定的接受和表达能力，对此，他们双方都必须付出很多的时间和努力。

婴儿的注意力由父母身上开始，再越来越多地注意到外部环境，7 个月后孩子更多的模仿他人，并出现了一些表达自己意愿的征兆。从 1 岁起开始试图自己吃喝，2 岁起开始走向自立，自己吃饭喝水、穿衣服、脱衣服和上厕所等。孩子不尿床和保持清洁则是孩子走向自立的一个重要里程碑。因此，父母照顾孩子饮食起居最重要的任务是“支持孩子走向自立”，自立是孩子自信的重要基石。

第五章　幼　儿　期

第一节　幼儿的生长发育

一、身体发育

（一）身体外观的改变

幼儿期儿童体格生长速度相对比婴儿期慢，但体格生长仍稳步增长。新生儿头围平均为34cm，1岁时平均为46cm，2岁时平均48cm。婴儿出生时胸围比头围小1～2cm，一般在1岁后胸围赶上头围，而后胸围超过头围。在1岁至青春期前，胸围超过头围的厘米数约等于周岁数减1。随着胸围的不断增大，其外形也因横径超过前后径，逐渐从新生儿的圆桶状变为椭圆形。

小儿头围与胸围的增长在曲线图上形成了交叉，此交叉时间与儿童营养状态有密切的关系。营养状况良好者，头、胸围交叉时间提前；营养状况差者，因肌肉和脂肪的发育差，胸围超过头围的时间较晚。从我国1985年和1995年两次九市城区男童体格发育测量数据看，胸围超过头围的年龄是15个月，说明我国小儿胸廓发育还比较落后。

由于四肢的生长速度逐渐超过躯干的生长，2岁幼儿的身体中心已稍低于脐部。幼儿的外观已逐渐脱离大头、短胳膊短腿、看起来头重脚轻，且身材圆滚滚的婴儿外观。1岁以后的幼儿不像婴儿那么胖，但却显得比较结实了。脸型也有所改变，看起来更像父母或其他家庭成员。

（二）体重与身高

从1995年九市7岁以下儿童体格发育测量结果看，城郊男女童体重增长生后第一年为5.74～6.55kg，第二年为2.04～2.25kg，第三年为1.91～1.98kg。男女童身高增长生后第一年为23.6～25.3cm，第二年为10.4～11.4cm，第三年为7.5～8.3cm。第三年后体重、身高的增长呈递减趋势。无论身高、体重，城区儿童的增长幅度均高于郊区（表5－1）。

表5-1 九市城、郊区1~3岁儿童体重、身高测量平均值（1995年）

	城区				郊区			
	体重（kg）		身高（cm）		体重（kg）		身高（cm）	
月龄	男	女	男	女	男	女	男	女
12个月~	10.16	9.52	77.3	75.9	9.72	9.23	76.1	75.0
15个月~	10.70	10.09	80.3	78.9	10.17	9.60	78.7	77.3
18个月~	11.25	10.65	82.7	81.6	10.72	10.14	81.3	79.9
21个月~	11.83	11.25	85.6	84.5	11.27	10.70	83.8	82.6
2.0岁~	12.57	12.04	89.1	88.1	12.00	11.49	87.0	85.9
2.5岁~	13.56	12.97	93.3	92.0	12.98	12.49	90.9	89.7
3.0岁~	14.42	14.01	96.8	95.9	13.85	13.39	94.3	93.5

（三）神经系统

幼儿期小儿脑部不断生长，但生长速度比婴儿期慢。新生儿体重约为成人体重的5%，脑的重量是成人脑重量的25%。2~3岁时幼儿的体重仅为成人体重的20%，但脑的重量已达成人的75%，满4岁时儿童脑重量是成人的80%。可见年龄越小，脑重量增加的速度越快。

大部分神经纤维的髓鞘化是在幼儿阶段完成，髓鞘化的结果使神经冲动的传导更快速、更有效。2岁的幼儿除了走路、跑步外，还可以双脚跳，下肢能执行较为精细的动作。4岁时，联系大脑和小脑皮质间的纤维也髓鞘化，使儿童手部的动作更精细，可随意绘画简单的图形。

除了脑重量的增加及神经纤维的髓鞘化外，神经细胞的成熟和颅神经内部组织协调性的增强，也是幼儿期神经系统发展的重点。这些神经系统的变化，可反映在儿童认知能力的增强，睡眠和情绪反应较规则、平稳，体温调节中枢更趋成熟，使幼儿体温变化较为稳定。

大脑右半球主要负责空间、视觉及想象的技巧，左半球则主要司语言和说话能力。通常女孩大脑左半球的成熟较快，而男孩大脑右半球成熟较快，这就可以说明为何同年龄的女孩语言表达能力较好，而男孩空间感、抽象能力较佳。

（四）牙齿

小儿乳牙由上、下各4个切牙、2个尖牙、4个磨牙组成，共20个。开始萌出的时间，早的4个月开始出牙，晚的可到10~12个月，出牙时间的个体差异较大，最晚2岁半出齐。2岁以内小儿乳牙总数大约等于月龄减4~6，例如18个月小儿出牙12~14个。乳牙出牙顺序见图1-13。

乳牙是幼儿的咀嚼器官，食物经过牙齿的咀嚼变得细碎，有利于胃肠道对食物的消化和吸收。此外，乳牙还是辅助发音的重要器官。根据乳牙萌出的情况，可以判断幼儿骨骼发育的大致情况。按时出牙、牙质优良的小儿说明骨骼发育较好；患佝偻病、重度营养不良、先天性骨骼发育障碍的小儿常发生出牙延迟或牙质不良。

（五）循环、呼吸系统

2岁以内幼儿心脏多呈横位，心尖搏动位于左侧第四肋间、锁骨中线外侧，心尖部主要为右心室。小儿新陈代谢旺盛，交感神经兴奋性较高，心率较快，以后随年龄增长逐渐减慢。新生儿心率为120～140次/分，1岁以内为110～130次/分，2～3岁100～120次/分，4～7岁80～100次/分，8～14岁70～90次/分。

由于小儿心搏出量较少、动脉壁的弹性较好和血管口径相对较大，故血压偏低，以后随着年龄的增长而逐渐升高。新生儿收缩压平均为60～70mmHg，1岁时为70～80mmHg，2岁以后收缩压可按公式计算，收缩血压＝（年龄×2＋80）mmHg，舒张压是收缩压的2/3。

小儿代谢旺盛，需氧量高，而肺容积小，潮气量绝对值也小，只有增加呼吸频率来满足机体代谢的需要。年龄越小，呼吸频率越快（表5－2）。婴幼儿呼吸肌发育不全，肋骨呈水平位，膈肌位置较高，肋间肌收缩时胸廓活动范围小，主要靠膈肌活动，呈腹膈式呼吸。随年龄增长，呼吸肌逐渐发育，胸廓增大，肋骨由水平位逐渐倾斜，呼吸形态转变为胸腹式呼吸。

表5－2　各年龄小儿呼吸、脉搏频率（次/分）

年龄	呼吸	脉搏	呼吸:脉搏
新生儿	40～45	120～140	1:3
1岁以内	30～40	110～130	1:（3～4）
2～3岁	25～30	100～120	1:（3～4）
4～7岁	20～25	80～100	1:4
8～14岁	18～20	70～90	1:4

（六）运动功能

婴儿期的身体活动多为整体性的，缺乏组织和目的；幼儿期随着个体的成长，身体活动已形成了比较有组织的整体动作形态，如步行、跑跳、推拉等大肌肉群与细小肌肉的合作。至于大、小肌肉群更为密切的协调合作，则需到学龄前期才有明显的进步。

1. 粗动作

（1）行走：幼儿运动功能的发展，其中最明显的是能独立行走。小儿行走动作的发展是儿童生长发育阶段中的一次飞跃，在儿童心理发展上也有着重要的意义。直立独立行走使小儿双手得到“解放”，使他（她）们有可能主动地去用手触摸各种物品，摆弄各种玩具，这对他（她）们通过自己的感知去认识周围的世界，促进智力的发展有着极大的推动作用。

一般而言，13个月大的幼儿有75%可以不靠扶持独立行走。初学走路时，为了保持身体的平衡，幼儿通常是采用两脚分开、脚趾向外、手臂张开而头部稍向前倾的姿势。开始常会有重心不稳或跌倒的情形，经过2～3个月的练习，幼儿就能很平稳地走路了。

小儿开始走起路来重心不稳、掌握不好身体平衡的原因是多方面的。首先从身体的形态上看，1～1.5岁的孩子头比较大，躯干长，四肢短，这就显得头重脚轻、重心不稳。他们在初学走路时，往往是以重心的前移带动身体向前移动。当身体重心的位置改变时，需要及时调整身体的姿势，保持平衡。但是由于他们的神经系统发育还不完善，腿部又缺乏力量，运动神经支配动作的能力还比较差，动作反应总好像慢半拍。另外，要保持好走路时身体的平衡，还需要身体的其他部位配合做动作，如两臂和两腿的交替、协调摆动。由于他们大脑皮层的兴奋过程扩散处于泛化阶段，因此经常会出现一些多余动作，上下肢配合不协调。为了维持身体的平衡，他们往往加大了脚的支撑面积，两脚间的距离比较宽。正是这些因素，使得他们走路的节奏、步幅和速度都不均匀。

当小儿开始学走路时，他对自己的运动不能很好的控制：只能向一个方向前进，不能转回头；一旦快速行走就很难停下来。然而到了 19 个月时，他能向前和向后走，也许还可以跑。2 岁时，能够在跑步时改变方向，转回头，并可用目光粗略地看看自己的肩膀而不会失去平衡。他能够较突然地停下来而不摔倒，并能弯腰低头捡拾东西，且保持平衡。

小儿学走路与其身体、精神状态都有关系。如果具备了身体基础，精神状态又好，他便会主动地去学走，自然也就很快学会了。但如果小儿在刚学步时便重重地摔了一跤，那么就会影响其积极性，可能一连几天甚至几个星期内都不愿意去练习，紧抓大人的手不放。另外，生病也会使小儿无意去练习学步。所以，我们应保证小儿身体的健康发育，使其保持良好的精神状态，经常给予鼓励，这样对小儿行走等大运动的发展会有促进作用。

（2）跑：1.5 ~2 岁的孩子，在比较自如地独立行走的基础上逐步学会了跑步，也有的小儿走得还不太稳就想学跑了。其实这一时期很多孩子“跑”时只有跑的外形，而没有跑的腾空阶段。这是由于他们练习走时，身体重心较靠前，不得不加快步伐的频率，以类似跑的动作代替走。到了 2 岁左右，小儿就基本上能跑了，但由于头大、躯干长、四肢短，以及下肢力量较弱，平衡能力差，所以跑时显得头重脚轻、摇摇晃晃、步幅小、频率快、容易摔倒。一般到 3 岁时，跑的动作才比较自如，身体各部位的动作才会比较协调。

（3）其他：幼儿期的小儿喜欢在楼梯上爬上爬下。发育早的孩子，在 1 岁 7 个月时就开始用手扒着一步一步地爬楼梯，但下楼梯还得再过几个月。到 2 岁时，踝膝关节更加灵活，神经系统的控制能力进一步提高，许多小儿已能扶着栏杆上下台阶，或自已攀上小滑梯，然后滑下来；能迈过高 20cm 的绳子，会迈门槛；能低头钻进矮门；在成人的牵扶下，可在 10cm 高的平衡木及斜坡上行走；能有目的地投掷；会开关门，会搬小凳子；能用脚踢球；如果你在地上放一个玩具，让他捡起来，他会很乐意地走过去蹲下拿起送给你。

但是，由于这阶段的小儿神经系统发育仍不成熟，以及经验的缺乏，他们的姿势控制能力及视觉感觉能力还比较差，所以虽然他们学会的动作较多，但动作的准确性、灵活性和熟练性仍较低。因此，应该创造一些适宜训练的条件，促进小儿粗动作的发展。

2. 精细动作　1 岁以前的婴儿，手的抓握动作已经发展起来了，也出现了初步的手、眼协调地玩弄物体的动作。但是，这些动作是不分化的，婴儿还不会根据物体的特点操纵它。比如，无论是小勺、小鼓还是小盒子，他都会拿来敲击，不会分别用小勺做喝水的动作，用小鼓做敲击动作，用小盒子做装东西的动作，而且他们的动作也是不准确、不灵活的。

1 岁以后的幼儿，在经常接触日常物体的过程中，由于成人的反复示范和幼儿的不断模仿，逐渐学会了比较复杂、准确而灵活的玩弄和使用物体的动作。而且手的动作也不再只是和物体直接联系，还增加了其他功能。首先，儿童学会了使用工具，如用木棍当作锤子敲东西，用勺子吃东西，用杯子喝水等。其次，手成为和物体联系的媒介，即学会了把东西交给别人或从别人那里用手接受东西。第三就是手已能指示或表示某种意思。这时的孩子能理解大人的手势，并能用自己的手指物，如问他“爸爸在哪里?”他就能立即用手指出父亲所在的方向。问他“你的眼睛、耳朵在哪里?”他也能准确地指出来。

儿童精细动作的发展，在其心理发展上具有非常重要的意义。手的灵活、准确的活动，能使大脑的广大区域得到刺激而发育，所以重视训练儿童手指精细动作是开发智力的重要手段。

二、感知觉发育

（一）视觉

1～1.5 岁能注视 3m 远处的小玩具，能区别形状，喜欢看图画。1.5～2 岁两眼协调好，视力为 0.5。2～3 岁可注视小物体及画面达 50 秒，能区别垂直线和横线。5 岁能区别颜色，视力达 0.6～0.7。6 岁以后视力达 1.0 以上。成人应创造条件，使小儿不断受到视觉刺激，这样有利于其视觉的发展。

（二）听觉

1～2 岁小儿能听懂简单的吩咐；3 岁以后能更为精细地辨别不同声音；4 岁听觉发育完善。小儿听觉的发育对其语言的发展有重要意义。

（三）皮肤感觉

2～3 岁时能通过接触区分物体的大小、软硬和冷热。5 岁时能分辨体积相同、重量不同的物体。

（四）知觉

1 岁末开始有空间和时间知觉；3 岁能辨上下；4 岁能辨前后；4～5 岁开始有时间概念，如早晚、今天、明天、昨天等；5 岁能辨自身的左右。

三、语言发育

幼儿期是小儿语言发育最重要的时期，斯登（Sterm）将儿童语言的发展分为准备期及 4 个主要阶段，其中准备期的发展内容是发音练习和对语音的了解，此为婴儿期的主要发展任务之一。其他 4 个语言发展阶段都在幼儿期。

（一）第一阶段（1～1.5 半）

1～1.5 岁幼儿的语言发展处于此阶段，又称为“单字句期”，即用一个字来代替一整句话的意思。由于幼儿语言表达能力仍不成熟，幼儿在应用单字句的时候，其意思往往会随着发生情境的不同而随时转变。例如孩子指着图片上的狗说“wang wang”，其意思是“这是一只狗”。但如果他在街上看见一只狗时，恐惧地嚷着“wang wang”，可能表示的是“我怕这只狗”。

在单字句期，幼儿的语言有两个特点：①多应用重叠的单音，如妈妈、爸爸、包包等；②模仿物体所发出的声音，并以此命其名。如“miao miao”是指猫，“wang wang”是指狗，“di di”代表汽车等。

（二）第二阶段（1.5～2 岁）

此期幼儿知道每一个物体都有一个名字，常喜欢指着东西问它的名字。在此期幼儿使用的词类以名词居多，其次是动词，而形容词使用得比较少（表 5－3）。

表 5－3 幼儿语汇词类分析

年龄	名词	动词	形容词
1 岁 3 个月	100%	——	——
1 岁 8 个月	78%	22%	——
1 岁 11 个月	63%	23%	14%

此阶段的另一个发展特点是学会使用双字句，即用两个字代表整句的意思。例如：“饭……吃”、“糖……要”、“鞋……穿”等。通常幼儿在使用双字句时，句子的结构松散，也不顾及语法，常是随想随说，除了必要的字眼外，其余的字常被省略。例如一个 1 岁 11 个月大的幼儿，看见姐姐背上书包去上学，就转身对妈妈说：“娃娃……包……妈妈……买”，其所要表达的意思是“娃娃要书包，妈妈给我买”。

（三）第三阶段（2～2.5 岁）

此阶段幼儿语言发展的特点是模仿成人的语气，并开始注意语法，句子的结构较为完整，并会使用各种语句。此阶段的幼儿已经学会应用叙述句来表达生活经验，如“妈妈给我糖”；会使用感叹句表达自己的情感，如“打针真疼呀”；会用问句问问题，如“爸爸什么时候回来呢”。此外，还学会了应用“我”、“你”、“他”等代名词。此阶段幼儿模仿力很强，但因记忆力较短暂，只记得片段，例如问幼儿“你今年几岁”，他会回答“几岁”，这种模仿语言的特点，又称鹦鹉式学语。

（四）第四阶段（2.5～3 岁）

幼儿语言发展到这个阶段，已会使用复句。一般而言，先学会使用两个平行的句子，如“哥哥吃糖，我也吃糖”，“姐姐做功课，我也做功课”。进一步学会使用主句再加副句，如“我感冒了，奶奶不让我出去玩”，“我听妈妈的话，妈妈给我买好吃的”。这一阶段幼儿的语汇增加非常快，且使用句子较合乎文法。幼儿语言发展到此阶段，已经和成人的语言相差无几了。

总结幼儿期小儿语言的发展，可归纳为以下三点：

1. 语汇的增加　1 岁时幼儿平均能说 1～3 个字，1 岁 3 个月时能说 10～15 个字，1 岁 6 个月能说 20～100 个字，到了 2 岁平均能说 100～200 个字，3 岁时能表达 900 个字。一般来说，儿童能听懂的语汇远比其能表达的要多。

2. 词类的分化　根据斯登的研究，儿童先学会使用名词，其次是动词，再次为形容词、代名词等。

3. 语句的结构　随着语汇的增加和词类的分化，幼儿使用的语句结构由单字向多字、由短句向长句逐步发展。3 岁的幼儿平均句长约 5 个字，且句子的语法结构很完整。

四、认知发展

从孩童开始学习走路和使用语言起，即进入幼儿时期，他们似乎充满了精力，使用新的技巧去探究这个世界。此时幼儿由他人的完全照顾转为学习独立，开始对周围的事物环境产生兴趣，学习自我控制和探究新环境的能力。1～3 岁年龄各种心理活动如注意、记忆、想象、思维、情绪、意志等已初具萌芽并逐步发展，也逐渐出现道德感。环境及家长的言行对 3 岁前儿童的影响更大，对小儿起到潜移默化的作用；而且一旦形成了不良的个性及行为，纠正起来难度较大，因此，早期心理教育很重要。

皮亚杰将 2～7 岁的儿童划归于“前运算阶段”，幼儿期处于“前运算阶段前期”。

前运算阶段前期（2～4 岁）：这是在前一阶段的基础上精密化。幼儿能够保留不在眼前的意象。语言和符号的雏形能扩展经验使之超出直接的范围（这一阶段同动物所能达到的阶段一样高）。现在，意象代表着周围的世界。

1 岁半以前的儿童，以动作发展为主；3 岁前儿童，以言语发展为主。

在这一时期幼儿的动作发展非常迅速，他们学会了随意独立行走，扩大了他们的生活范围，因此他们的行动有了随意性，手的动作也有了相当的发展，如学会了用笔画图画、扣纽扣、拿匙吃饭等。

幼儿期是口头语言发展的关键期。在这一时期幼儿能积极理解言语，能听懂一些简单的故事，自己说出一些词；随年龄的增长，能说出一些简单的句子，掌握了基本句型，言语的概括和调节作用开始发展。随言语的发展，幼儿的自我意识也开始发展。

（一）记忆

记忆指过去经历过的事物在人脑中的反映，是认知的一个重要部分，是一个复杂的心理活动过程。包括识记（大脑中形成暂时联系）、保持（大脑中留下痕迹）、再认与回忆（大脑中痕迹恢复）。再认是以前感知的事物在眼前出现时能认识；回忆则是以前感知的事物虽不在眼前出现，但可在脑中重现，即想起来了。幼儿期的儿童能够识记，但尚未了解该如何提取信息。当儿童渐渐成长，记忆能力也渐好，大约在 5 岁时，记忆的组成才发展完成。当他们渐渐长大后，最常用的学习记忆的方法是反复背诵，虽然这一技巧有助于儿童的记忆，但往往背诵的记忆要到 9 岁时儿童才会较常使用。

心理学实验揭示 1～2 周的新生儿可能已有记忆力。多数心理学家认为：满月婴儿能记忆。5～6 个月的婴儿已能再认妈妈，但回忆尚未出现。婴儿记忆的范围随着生活内容的扩大、经验的丰富、内容的增加而愈见广泛。10 个月左右的婴儿对事物的存在开始了解，会寻找失落的玩具，某人离开时会挥手表示再见；1 岁时能再认隔几天或 10 多天的事物；12～18 个月时会主动探索环境，将玩具放回玩具箱中；18 个月～2 岁开始以符号代替思想，不需看见物体，但可知为何物，如可依指示从房间拿出洋娃娃、玩具枪等；2 岁时会记得如何找寻所藏匿的东西，他们会去最后一次看到玩具的地方寻找，或询问玩具的去处；3 岁时可再认几个月以前的事。1 岁以内回忆尚未出现，1 岁以后可出现回忆，最初仅限于几天以内的事物，3 岁时可保持几个月。

婴幼儿的记忆特点为：①记忆时间短，只能保持几天。②记忆内容少，只限于经常接触的具体事物。③记忆的内容往往带有浓厚的情绪，如对恐惧、快乐、愤怒有关的事物比较容易记忆。

婴幼儿的记忆以无意识记忆（事先无预定目的，不经过任何努力而获得的识记）和机械记忆（在不理解的基础上，通过反复练习及强化得到的记忆）为主，随着理解能力的加强，有意义的逻辑记忆在发展（通常在3岁以上）。小儿记忆的精确性差、暗示性大，易被误为说谎。

（二）注意力

注意是指人的心理活动对一定事物的指向和集中，分为无意注意和有意注意。无意注意是自然发生的，不需要任何努力的注意；有意注意指自觉的、有目的，需要一定努力的注意。注意力与学习有关，在婴儿期，注意力的控制来自于身体的刺激；儿童成长后，他的需要和目的影响注意力的使用，幼儿的注意力时间短暂，父母不能期望儿童完成工作或活动。

3个月的婴儿已比较集中地注意人的脸及声音，但时间很短。婴儿期以无意注意为主，随着年龄增长，生活内容丰富，活动范围扩大，语言的发育，逐渐出现有意注意。幼儿注意的稳定性较差，容易分散，注意的范围不大，容易转移；5~6岁后才能较好地控制自己的注意力，但集中时间约15分钟，7~10岁20分钟，10~12岁25分钟，12岁以后30分钟。自婴幼儿起即应及时培养注意力，加强注意的目的性，引起小儿兴趣，去除外来干扰。

五、社会心理发展

艾瑞克森认为幼儿期主要的社会发展问题是自主感－羞愧及怀疑。在社会心理发展中，当婴儿发展出信任的任务后，他会使用起渐渐增加的能力来协助自立并发展自主的意识。

（一）自主性的发展

1~3岁的儿童，饮食、大小便均有一定的自理能力，又能听懂一些成人的语言，越来越能自己规划，随着自我的认知增加，了解自己是与母亲分开的个体时，便开始发展“我”的观念，所以有一定程度的自主感，形成独立自主性。幼儿常以反抗来表达自己的意见，对其被要求的事说“不、不要”，以此来满足自己独立自主需要。此时，若父母不允许他们去做想做的事，或对其独立行为缺乏耐心，或进行嘲笑、否定和斥责，将会使幼儿产生羞愧和疑虑，将会怀疑自己的能力，并停止各种尝试和努力。因此父母对孩子合理的自主行为应给予支持和鼓励，避免过分干预；同时应用温和、适当的方式约束小儿，使其按社会能接受的方式行事，学会适应社会规则。

幼儿虽有一定的独立性，但对成人还有一定的依赖性，故有违拗性行为与依赖性行交替出现的表现。此期顺利发展的结果是自我控制和自信。

（二）培养正确的性别态度

幼儿约在2岁半时可辨别性别。幼儿期处于性心理发展的第二个阶段：肛欲期（肛门期）。肛欲期：快感区自口腔转移到肛门去，随着神经肌肉的成熟，使小孩可控制其膀胱及肛门括约肌，而有了排泄及存留大便的独立自主能力，可通过对粪便的保持和排泄得到性的刺激，而获得快感。孩子在1岁半左右便进入这一阶段。这一时期，身体的排泄活动成了孩子愉悦的主要方面。据观察，1岁左右的女孩在小便时经常自己发笑，也许是由于排尿引起阴户的快感所致，男孩子则更注意小便时的实际动作所造成的快感。这时父母就要耐心地、愉快地训练他们，若用粗鲁急躁的方法会使孩子感到他的身体和其他所有的功能都是可怕，可鄙的，以致对成人后的性欲也会认为罪恶，形成畸形的性压抑的心理。这一时期的挫折，会导致固执强制和僵化的性格特征，在生活中表现为不整洁，无条理甚至破坏性。

（三）感情

幼儿时期已能独立行走，说出自己的需要，自己吃饭、大小便，故有一定自主感，但又未脱离对亲人的依赖，常出现违拗言行与依赖行为相交替现象。

婴儿的认生（6~7个月开始）和分离焦虑情绪（即不愿意与母亲分离，10个月到13或18个月最明显）都与相依感情有关。

幼儿1岁时，开始意识到父母对自己是多么重要，一旦父母同他分别，他都要哭。然而，就在他依赖性日趋增强的同时，又产生了争取独立、探索新环境、结交新朋友的强烈愿望。此时幼儿正在自立愿望与安全需要之间徘徊，哪种意识一时占上风，便去满足哪种意识。小儿长到15~18个月，当家长的主意若不合其心愿时，他就觉得必须表明自己的“观点”，即使是心里想干的事情，他们也会用言语和行动表示“不”。心理学家称此现象为“抗拒性”。在2~3岁期间，幼儿就更常常表现出执拗的性情和其他一些内在的紧张情绪，并有了新的表现形式。这是因为他们学会了说话和行走，已经可以用简单的句子清楚地表达自己的意愿，开始能独立地思索世界了。这些增加了幼儿的独立性，初步形成了自我意识。他们主动地对所感兴趣的东西从事玩耍、认知和社交活动；他们注意的范围扩大，通过观察、知觉、思维可以支配自己的行为，但注意力不集中。此时的幼儿开始会取悦双亲，当成人表示否定时，他们会表现出焦虑；当幼儿自己的愿望不能达到满足时，会表现出不快、暴怒，同时也开始学会控制自己。

1. 自我控制　幼儿期是学习对身体功能控制的时期，由婴儿起接受父母所有的照顾和爱护，但至幼儿时父母便开始对他有所要求，如需学习大小便的控制，虽然他不了解其目的，但为了使照顾者高兴，他也会尽力达到照顾者的要求。其他因素也会影响幼儿对身体功能的控制，如潮湿的衣裤会使他感觉不舒服、不好活动，或被他人取笑其衣裤的肮脏，于是他就会开始想保持自己身体的清洁干燥；他们还会模仿其他较大的小孩，尝试控制排泄和使用便盆。幼儿通过这新技能的建立而形成自我控制，学会合乎社会的适当行为。

儿童常会拘泥一些仪式化的行为，幼儿会将一些活动变成形式，因为如此儿童才能确实控制自己。比如吃饭用同样的碗，睡觉用同一条被子等，这些仪式化的行为可见于2~4岁的儿童。

在幼儿期晚期，学习接受及获得指导，则可在不失尊严中得到自我控制的能力，在其能力无法独自实行的情况下，学习自助与接受成人指导是一样的重要。儿童若学习到与父母合作时所得到的快乐，就会以相同的态度对待其他的人。

2. 分离　幼儿逐渐由依赖转为独立，但仍然很脆弱。幼儿有强烈的分离焦虑，即照顾者不在身边时，所引起的恐惧。为了建立安全感，可给予其随身带着熟悉的东西。幼儿期甚至学龄早期的儿童，经常会抱着一样身边的物品（如枕头、布娃娃等东西），并亲切地拥抱和抚摸着，甚至随身携带着，似乎可以带给他安全感。这种可以转移安全感的物品，一旦被更换则会带给儿童不安的打击。

幼儿与母亲的关系中会出现分离的意识，表现在幼童随着年龄的成长，自主能力的增加，渐渐发现与母亲是分离的个体，虽然外在环境会引发他们的愉悦，但仍需有母爱的接触，以便从这些接触中获得更多的鼓励和支持，进而去探究外在的世界。常可见儿童在遇有新事物或有挫折时，往往会跑回妈妈的身边以获得妈妈的爱抚，这种接触被称为感情能量的充电，可使儿童能再次面临挑战。儿童自主的需要和亲密关系的需求，这种冲突的分离情感，在2岁时达高峰，开始是由身体的接触满足需求，而后眼睛的接触即可，最后建立自我的观念。

（四）情绪与情感

情绪是活动时的兴奋心理状态，是较原始简单的感情，较短暂而外显。情感则为需要是否满足所产生的内心体验，属较高级复杂的情绪，持续时间长而不甚外显。在幼儿期除了有简单的情绪反应外，开始出现一些比较复杂的情感体验。如喜欢与自己亲近的人进行交往，也有了羞耻感、同情心及嫉妒心等，同时有了责任感的萌芽。婴幼儿情绪常表现为时间短暂，反应强烈，容易变化，外显而真实，易冲动，但反应不一致。随年龄增长，内抑制加强语言发育，情绪反应渐趋稳定，能有意识地控制自己的情绪。良好情绪常表现为高兴、愉快、喜悦，而不良情绪则表现为恐惧、愤怒、妒忌、担忧、焦虑等。保证有规律的生活，融洽的家庭气氛，适度的社交活动和避免精神紧张与创伤，能使小儿维持良好的情绪和情感，有益于智能发展和优良品德的养成。

（五）害怕

幼儿通常受最好的保护，但在他学习的环境和经验中，对巨大声和跌倒所产生害怕的经验，或模仿他人的害怕等记忆，都会使幼儿对某些事物产生害怕。通常幼儿害怕动物、黑暗、高处、陌生人、陌生事物或环境、巨响声、疼痛，或害怕引起这些情境的人。害怕的行为表现，大多为躲避刺激，如哭泣、或将脸藏起来，甚至暂停呼吸等。

（六）道德和信任的发育

道德是人们共同生活及其行为的准则和规范。美国哈佛大学教授柯尔伯格（Lawrence Kohlberg）认为随着年龄的增长，儿童逐渐了解因果关系，而渐渐有了思想的判断能力，他将道德发展分为三阶段，幼儿和学龄前儿童属于道德成规前期，学龄儿童到青春期，大多属于道德循规期，青少年时期可达自我良心的伦理道德层次，又称道德成规后期，每一阶段内又分为两期。

道德成规前期的儿童，是以自我为中心的行为，行为的建立是为了免去责罚和获得愉悦而来的。幼儿属于第一期，依行为的后果来判别对错。从儿童学会走动开始，父母就会规定很多限制，使儿童学习到受罚的行为是错的。儿童害怕权威及受处罚，因而学习服从这些限制。柯尔伯格认为此期儿童的行为是为了避免受罚。

儿童在成为自己世界主宰者的同时，对于自己的喜好得不到父母的赞许而产生冲突时，必须在自己快乐或父母的喜好中做出选择。他们会为得到父母的爱而选择，学到如何做才是被期望的，由此学到好的、对的判断。2～3岁幼儿已有这种粗浅的道德感产生，由日常生活中，模仿成人做事，或受人指使，跟随成人的评价肯定或否定的情绪表现，来学习对或错的辨别力。幼儿末期小儿的高级情感也有了初步的发展，幼儿在父母或保育人员的引导下，已初步掌握了简单的行为规则，知道什么是好，什么是坏，进而对好的表示喜爱，对不好的表示鄙弃。正是在此基础上，道德感开始发展。

（七）游戏

游戏是主动的、是令人愉悦的活动，儿童的生活就是在游戏中学习。婴儿期的游戏主要是帮助身体的协调发展，渐渐成长后游戏的重要性增加。如身体发展功能的维持，身体肌肉和各部分器官都是在运动中发育得更健康。游戏是社会化的媒介，且在与他人互动时学习沟通的技巧。游戏可协助儿童自我概念的形成、情感需要的表达，更是认知思考的资源。在游戏中最能鼓励创新发明、学习处理问题解决的方法和道德价值的了解。

幼儿早期的游戏，是在练习中习得新技巧，如练习行走的活动、物品放进盒子再拿出、或以丢和捡东西为乐。1 岁半以后的儿童思考能力日益发达，有丰富的想象力，物品经过他的想象，可以变成许多意思，但没有规律可循。此期的儿童非常活跃，注意力短暂，常常中断某活动去做另一活动，喜欢富有变化的游戏。2 ~ 3 岁儿童很喜欢扮演及模仿大人的角色，也喜欢玩捉迷藏、喜欢探寻藏在橱内或箱内的神秘物品、喜欢听音乐（尤其有节律的童谣和催眠曲）、喜欢听人唱歌、听人说故事，渐渐熟悉的故事也会引起兴趣。游戏也升华了冲动，减轻情绪的紧张，如生气时，会拿洋娃娃来出气。

幼儿会出现象征性游戏，儿童会根据自己的意愿和欲望来转化现实。因为在游戏中，儿童可以虚构一些情境，来解决他在现实生活中的冲突和矛盾，使自己得到补偿和平衡。象征性游戏是儿童经过同化作用，根据自己的意愿、欲望、兴趣改变外在客观世界，以达到一种心理平衡的游戏。

依游戏的形态来分，在幼儿开始的游戏，都较为单向，如妈妈简单的逗玩。早期的大部分游戏为单独游戏，孩子自己一个人玩，或观察他人的游戏活动，或模仿他人的游戏活动，而不会主动参与他人的游戏。3 岁之前出现的游戏，大部分是平行游戏，在游戏中，儿童会使用同一种玩具，各玩各的，没有互相传递交换玩具，没有真正的分享一起游玩。

幼儿以操作玩具为乐，在好奇和欲望的驱使下去探究竟。在把玩物品中，常常试探不同的方法游戏，如摇晃、敲击、推拉，因为动作协调的不熟练，使物品无法承受而被破坏了。因此，成人必须选择安全的玩具，也不可以给幼儿可能被吞入或吸入的玩具。

（八）建立与小朋友的良好关系

小儿学会行走后，应该经常让他与生人接触、熟悉。2 岁儿童之间很少互相配合着玩一种游戏，不过，他们喜欢看别人玩些什么，还喜欢凑到一起各玩各的。父母应每天领他到别的小朋友玩的地方去，让他看看，这样等他长到 2 ~ 3 岁时，他就可以同别人一起玩了。通过游戏可以建立起幼儿的群体意识，以及对观察、识记、操作技能的培养。若一个儿童未曾学会合作之道，他必然会走向孤独之途，并产生牢固的自卑情绪。

六、保持和促进健康

（一）听力和视力发育的促进

正常听力是儿童进行语言学习的前提，2 ~ 3 岁是语言发展的关键期。而通过一般的常规体检或父母的识别，不能在生后第一年发现婴儿的听力障碍，所以幼儿期的听力保健意义重大。积极做好幼儿期保健，减少脑膜炎、麻疹、腮腺炎、猩红热等疾病的发生和头部外伤，预防中耳炎，避免使用耳毒性药物。开展儿童听力筛查，及早发现小儿的听力障碍，配戴助听器，进行听力、语言恢复。在社区卫生服务中心每年对儿童进行一次听力筛查，尤其对有高危因素的儿童进行重点随访。

保护儿童视力，注意用眼卫生，家长对幼儿的毛巾和玩具要经常清洗消毒，教育幼儿不要用脏手揉眼睛，发现眼病及时治疗。幼儿不要长时间的看电视或电脑，一般不超过30分钟，防止对视力的伤害。

（二）牙齿发育的促进

幼儿自己不能很好的刷牙，因此应由家长帮幼儿完成有效的牙齿清洁工作。应选择软毛、圆头的小牙刷，牙刷变形应及时更换。可以用清水代替牙膏进行刷牙，如果选择牙膏，可以让幼儿挑选自己喜欢的味道。龋齿是18个月到3岁的小儿常见的一种牙齿疾病。预防龋齿的办法包括不养成含奶嘴入睡的习惯、避免睡前饮用瓶装的果汁、睡觉时不喂带甜味的水而只喂白开水。适当补充含氟物质对预防龋齿也很重要，但是补充过多又会导致氟化物聚积。较方便的方法是饮用含适量氟的水。

（三）睡眠习惯以及行为的培养

小儿第二年的睡眠约为每日12小时，比婴儿期略少。幼儿的主要睡眠问题为不愿上床睡觉，家长应建立入睡前的规矩，并将这一规矩常规化，例如睡前讲故事。家长应强调：讲完这个故事就要睡觉，并连续执行这一规矩。帮助小儿在睡眠时间到了之前将活动节奏减缓，避免进行任何吸引小儿注意力的事情，也可以让小儿喜欢的玩具比如毛绒动物陪伴小儿睡觉。

（四）营养的需求

幼儿的膳食必须要能供给足够的热量和各种营养素，幼儿正处在断乳之后，如果营养不充足，容易发生体重增长缓慢，甚至出现营养不良。但在2岁半之前，乳牙尚未出齐，咀嚼和胃肠消化能力弱，因此食物应软、烂、细。同时在幼儿期，他们变得挑食、并有较强的口味偏好，因此这一阶段还应注意养成良好的进食习惯。

幼儿的膳食一天安排4次比较好，全天热量在4餐中合理分配有利于幼儿的生长发育。一般一日热量的分配大致为：早餐占25%，午餐35%，第三餐占10%，晚餐占30%。各种营养素之间的比例为：蛋白质供给热量占总热量的12%~15%，脂肪占20%~30%，碳水化合物占50%~60%。

幼儿的模仿能力强，这一习惯在饮食中也有体现。如家中有人拒绝吃某种食物，他们会模仿。如果食物外观不漂亮，他们也会拒绝。因此，准备食物时应考虑食物的外观、进食的方式是否能引起幼儿的兴趣。餐具要符合幼儿的特点，满足他们的成就感。进餐过程应该愉快，否则以后享受进食的愉悦感会消失。提供的食物最好比他们需要的要少，这样可以让他们吃完再要。

（五）如厕习惯的培养

幼儿期的重要任务之一就是大小便的训练。小儿18~24个月便已具备控制肛门直肠括约肌的能力，但大小便的控制还受心理因素的影响。幼儿控制大小便的生理心理准备应在18~24个月完成，这是小儿基本掌握了大部分的大动作技能，能运用语言或动作与父母沟通，尚未出现执拗或抗拒的行为倾向。

训练大小便首先应选择合适的坐便器，确保小儿坐在上面后可以自如站起来，这样小儿感到安全。幼儿大一些后可选用能放在成人坐便器上的小儿便圈，为过渡到成人坐便器做准备。练习排便时间不宜过长，每次以5~10分钟为宜，父母必须陪伴在身边，便后进行清洁并让小儿养成习惯。应随时表扬小儿的合作和成功排便行为，以形成正向强化。训练排便时小儿的穿着应易脱卸，避免在小儿尿裤子时斥责甚至打骂小儿。

（六）安全与意外

幼儿好奇心强，活泼好动，但动作的平衡性发育不够完善，又缺少生活经验，容易发生跌伤、割伤、烧烫伤、中毒、溺水等意外伤害。因此，要积极采取措施，预防儿童意外事故的发生。注意宣传提高家长日常生活的安全常识，特别是预防方法的指导。

小儿应穿合适的衣服鞋子，保证其活动的自如。幼儿在固定的地方玩耍，不能单独行动。家具应固定、坚实，有锐角的地方可以用布套起。地板应防滑，浴室地板有防滑垫。当接近水源时应密切注视小儿，不要让小儿单独留在浴室中。药品应锁起或放在高处，有毒的物质应放在高处或上锁。电源插座应用塑料套保护，将火柴和打火机放在孩子接触不到的地方。热水瓶、剪刀、刀具放在小儿接触不到的地方，窗户要有插销和栏杆。婴幼儿应坐汽车的后座，并应有特制的婴儿或幼儿汽车座椅，不要将小儿放在汽车前座。教育小儿不能随地捡东西放在口中，更不能捡野果吃，以预防食物中毒。当孩子走或跑时，不能吃棒棒糖等带柄的食物。

（七）性教育

儿童性心理发展有两个重要阶段，一是3岁前幼儿阶段，二是11～12岁后进入青春期的少年阶段，正确的性教育和行为指导有助于处理一生的性问题和促进健康人格的发展。通常，儿童对性以及性器官的关注常常是在观察和积累生活经验的基础上自然产生，儿童对此关注的年龄因人而异，通常见于3岁左右。幼儿期的性教育，更多注意的是教育家长，和家长一起帮助幼儿建立正确性别意识的问题。如男孩要穿适合男孩的衣服，入厕应去男性洗手间，以及不能因为男孩外貌生得秀气或因父母的喜好而将男孩打扮作女孩来抚养等。

第二节　幼儿与家庭的发展和适应

幼儿期是儿童成长的重要阶段，随着小儿神经系统和脑的发育，小儿已经能直立行走，直立行走使幼儿动作更具有灵活性，过去可望而不可及的物品，这时可轻而易举的得到。幼儿正是在触摸、敲打、推拉、甚至撕咬的动作中，感知着鲜活的世界。幼儿期的孩子已经能简单地使用语言，并不断尝试着问问题和回答问题。幼儿在与人的沟通交往中，感受着生活，探索着未知。幼儿期的成长和进步，并非是孩子的独立行为，它与孩子成长的家庭环境密切相关，伴随着孩子的成长，不断调整家庭生活内容和方式，适应孩子与家庭的整体发展，是幼儿期家庭的重要责任。

一、形成良好的家庭气氛和关系

养育1～3岁处在幼儿期的小孩是一件不容易但充满乐趣的事。因为1～3岁的孩子会对爸爸妈妈的爱给予反应，当父母下班时，他（她）会用蹒跚的步幅拿拖鞋摆在父母面前让他们换上；当父母劳累时，他（她）会用小拳头敲打，为父母解除疲劳；1～3岁的孩子也常常让父母感到疲惫，他（她）会将刚刚换上的衣服弄湿、弄脏；他（她）也常常会在家人正准备进餐时，打破了碗碟等等。处在家庭生活的这一发展阶段，父母各自所扮演的角色在家庭中的作用及如何处理家庭问题，形成一个什么样的家庭气氛至关重要。

（一）创造亲子关系

父亲母亲在养育幼儿中占有决定性的地位，这是任何人也难以取代的，这源于父母亲与孩子间的血缘关系而产生的一种本能的爱，这种爱像雨露甘泉在孩子的成长中不间断地提供给养。但是，人类的这种本能因现代社会生活及其方式的改变，受到了极大的冲击。父母常因为工作忙，抱怨带孩子的艰辛，并将这种心理压力变为一种对孩子的不满释放出来，不时地管教孩子，指责孩子，使孩子在一种不安的气氛中长大。

一般来说，1岁以后孩子会对父母的喋喋不休做出反应，由于父母不高兴，也使他不高兴时，他会打破茶杯和碗碟，或是坐在地上大哭；有时，他会在超级市场看到他喜欢的玩具抱着不走；1~3岁的孩子，好像在用他的行为试探着父母，我做了这些“坏事”，你是否会发怒，会不会打我。其实，这一阶段的孩子正在试探自己和母亲的关系是不是“好关系”。而这时父母对孩子的行为做出了什么样的反应，也决定了父母与孩子之间的关系将如何建立。

实际生活中，有一些父母会按照孩子的行为步骤一步一陷地去处理问题，其结果是父母与小儿相互对抗的关系就在日常生活琐事中形成了。父母常常在养育孩子中显得焦灼、无奈、不知所措，孩子也会在压抑中出现一些异常行为，如：不明原因的发怒、苦恼、摔打东西等，父母就会越来越烦躁。有时父母会“绝望”地认为，孩子变“坏”了，不听话已达到了不可救药的地步，为了修正父母认为孩子的一些“异常行为”，大大伤害了孩子的心。随着孩子一天天长大，孩子们也会逐渐表现出反抗态度，长此以往便会形成不良的家庭气氛，并直接影响父母与孩子之间应有的亲情关系。

父母与孩子之间建立一种美好的亲子关系，是幼儿成长的精神营养，这种亲子关系往往是通过日常生活点点滴滴的积累而确立起来的，根据幼儿期孩子生理和心理发展特点，可以尝试以下方式建立亲子关系：

1. 对幼儿的生理和情感需要做出正确反应　幼儿期孩子的生长发育过程，基本上还处于养育过程，孩子的生活需要父母提供精心的照顾，因为1~3岁大孩子还不能主动而准确地表达饥饿和寒冷等主观感觉，有时对某些基本的生理需要不能满足时，他们也只能凭借与其年龄相关的一些行为表达出来，如：1岁半左右的小孩在饥饿状态下，可以表现为哭闹，或者啃咬一些平时不喜欢吃的食物等；又如：当一个幼儿不小心尿湿了裤子，他们不可能主动表达要换衣服的愿望，反而他可以表现为坐立不安，或不停地用手去抓挠衣服污染的地方。以上情况表明，对待幼儿期孩子的需要，是要借助于父母对孩子的行为乃至表情的仔细的观察而获得，而对这种需要立即做出恰当的反应才是最科学而明智的选择，因为幼儿在基本的生理需要、清洁需要都得到满足时，才会产生愉快的心情。同时，父母也是在照顾孩子的日常生活中，才了解了自己的孩子，懂得了自己的孩子，积累了育儿的经验，并不断由体验产生了自信，加强了父子、母子之间的情感交流和沟通。

任何一个幼儿都会有自己特有的表达自己情绪和情感的方式，他们会对为他们提供最多生活照顾的人如母亲、祖母甚至保姆产生强烈的依赖感。他们也会凭借自己的直觉找到一个他认为最喜欢的人，这个人也许是母亲，也许是父亲，或其他与其关系密切的人。孩子会把最灿烂的微笑送给他们最喜欢的人，孩子也会在最伤心的时候需要得到他们的帮助。作为孩子的父母，应该努力地尽职尽责地担负起照顾孩子的责任，成为孩子最喜欢和最信任的人。幼儿期的孩子像成人一样，有喜、怒、哀、乐情感的变化，他们也常常对爸爸妈妈或照顾他的人发脾气，表示不满，也会因为没有得到一块糖或一个玩具而伤心。

游戏是孩子学习的源泉，通过嬉笑玩乐，孩子学会了如何生存，如何交往，如何面对困难和挫折。游戏是丰富孩子生命的宝库。在孩子们的游戏中，他们慢慢了解了世界物质的存在；什么东西是硬的；什么东西是软的；什么东西是香的；什么东西是臭的。孩子在积木塔的城堡里，创造着美丽的童话。

2. 通过游戏产生父母与孩子的共鸣　游戏，是幼儿最喜欢做的事情，通过游戏可以产生快乐、创造喜悦。特别是由父母一同参与的游戏，是父母和孩子共同经历着快乐体验，父亲与孩子一起扔球，带着孩子放风筝，母亲与孩子一起练习折纸，捉迷藏等等，都是极受孩子们欢迎的活动。父母与孩子密切接触，才能真正了解自己孩子一天天成长的变化，了解他们内心的渴望和需求，父母与孩子的亲情正是在这种自由轻松的环境中不断升华，在孩子幼小的心灵里会不断地重复“爸爸妈妈最爱我，我最幸福”。

一家人参与的游戏应成为幼儿家庭中必不可少的生活内容，通过游戏不仅可以使孩子与父母在情感上产生共鸣，而且在游戏中促进了孩子认知和运动能力的发展。作为孩子的父母千万不要忽略了游戏的作用，在现代快节奏的社会生活中，留出一定的闲暇时间给孩子，养成全家人一起休闲的习惯，共享游戏的快乐，对促进孩子的生长发展是事半功倍的事。

二、参与社会活动

幼儿期的孩子很喜欢与同龄的小孩一起玩耍，作为父母应积极鼓励孩子参与集体活动。不论是邻里之间孩子们的一起跑闹、嬉戏，还是一起玩泥巴，对小孩来说都是重要的生活内容，假如我们仔细观察，你就不难发现孩子与孩子之间有种难以言喻的亲近感，他们喜欢用最简洁的方式打招呼和相互结识，他们常常喜欢用只有他们之间才能理解的稚语和肢体语言来进行沟通，他们也常常在哭闹和推拉中解决相互的矛盾，在这种特定的场合中孩子不知不觉中便学会了与他人的交往与合作，体会了与他人交往而带来的快乐。为了帮助孩子建立正常的社会化行为和结交更多的朋友，家长可以陪孩子多去公园，因为公园是孩子最容易集中的场所，孩子们在公园里可以一起荡秋千、骑马、玩蹦蹦床和海洋球。父母还可以通过举行家庭与家庭之间的聚会，在轻松快乐的气氛中，使不同家庭的孩子相互结识，成为好朋友。

生活中，家长应成为孩子参与社会活动的桥梁和纽带，有时父母可以主动参与孩子们的活动，特别是对于羞怯、木讷的孩子，父母身教重于言传的友善行为，父母善于交友的举动，更会起到榜样的作用，为原本不善于表达，不喜欢结交新朋友的小儿提供一个安全结交朋友的机会。他（她）会在父母的鼓励的目光中突破自己为自己设置的防线，战胜羞怯，超越自我，去勇敢地认识新的伙伴。父母在生活中也要忌讳把自己设定在一个高高在上的位置，学着和孩子交朋友，用爱心、同情心，经常使用关注的目光，关心的态度对待孩子。使孩子从幼儿期起，便能感受到友谊带给生活的快乐，这样，孩子也会努力地把这种快乐传播给他人。

三、促进健康独立性的发展

幼儿期的孩子开始尝试着自己有多大能力可以支配自己，如：该起床了，爸爸妈妈叫他起床，可是孩子却躺在床上不起来，做一些他喜欢做的事情，如玩他喜欢的玩具，或看他喜欢看的小人书；这使父母会感到很恼火，认为一向听话的孩子怎么变得如此不懂事。其实，孩子的这些行为并不是不听爸爸妈妈话的表现，也并非存心为难爸爸妈妈，他只是要试验自己有多大能力支配自己的行为而已。

幼儿期的孩子，在他的潜意识里形成了"自己是谁"，"自己是一个什么样的人"的概念，这一时期的小孩会在意大人怎样评价他，大人对他们的行为的反应对他们自信心的培养和自我概念的形成会产生莫大的影响，父母应该积极鼓励孩子的一些独立行为，如自己吃饭，自己穿衣，自己扣扣子，系鞋带，并选择适当的时机有意识地让孩子决定玩什么玩具，吃哪种水果。当父母的意愿与孩子的行为相背时，特别是幼儿的行为带有一定危险性的时候，父母可尝试着通过转移孩子的注意力来改变孩子的行为和动机，避免强制性的约束。

对孩子的独立性发展应注意以下几个问题：

(一) 父母应有培养孩子独立性的意识

孩子对独立的渴望在幼儿早期就初见端倪。幼儿刚学会蹒跚迈步，他们就不知疲惫地将他们所触及的物品如大人的鞋子、书籍、锅盖、还有他们的玩具搬来搬去，这时的幼儿对什么都感兴趣，对什么事情都想尝试。孩子的这些行为，在日常生活中会为父母的日常生活增加许多麻烦，有时候父母甚至觉得孩子怎么这样不听话，其实，处在这一时期的孩子正是独立性形成的开始。作为父母不仅要了解孩子的这一正常发育过程，而且要有意识地创造形成孩子独立性的家庭环境，如让孩子自己做自己的事情，自己吃饭，自己独立行走等，尽管这一时期的孩子做事还极不成熟，但家长不应该以为孩子行为的不成熟而剥夺孩子自己做事的权利。由于独立性受到个人能力的影响，而且个人能力是随着生长发育过程不断完善而成熟的，尽管有时孩子做事做得不好，大人也不用急于重做，否则会挫伤孩子的自尊心，爸爸妈妈应该采取帮助的态度，鼓励孩子不断尝试，不怕困难。父母有意识地培养孩子的独立性是孩子形成独立处理和解决问题的源泉。

(二) 切忌溺爱，留给孩子成长的空间

在孩子成长过程中不溺爱，允许孩子尝试不曾经历过的事情，甚至不怕孩子犯"错误"，留出孩子成长的空间，是促进孩子独立性发展的重要因素。

在我国城市人口中，80%的家庭均为独生子女，这种独生子女的唯一性，使许多父母对孩子不免产生了过多的溺爱。所谓溺爱，就是父母将自身的情感强行施予孩子，而不考虑孩子的感觉和孩子的存在。在溺爱的养育中，父母往往将孩子视为"掌上明珠"，宠为"宝贝"，从父母个人的感觉出发，去包办孩子的一切可及的自理能力和成长力量。如：当蹒跚学步的小儿在行走时轻轻摔倒后，父母往往表现为夸张般渲染孩子摔倒后的疼痛，常常大声说，"唉呀，宝贝，快让妈妈看看，摔疼没有?"假如妈妈或爸爸没有这样过分的受惊受挫表现，孩子可能并没有感觉什么。也许正是父母的这种"疼爱孩子"、"重视孩子"的表现，使孩子怯于再自行行走，变得胆小、怯懦。或表现在以后的日子里一旦摔倒，即使不疼，他（她）也有可能并不急于站起来，而是趴在地上，回望着爸爸或妈妈，等待他们来扶他。也有的父母对孩子的养育，已达到了极不理智的程度，有时孩子的不正当理由或者过分的要求，父母也意识不到这种行为太过分，经不住孩子的死缠和硬泡，就迁就了孩子的不合理要求。如：在商店里，一个两岁半的孩子看到琳琅满目的商品极其兴奋，执意要买棒棒糖，另外，由于他平素吃太多的糖，应注意保护牙齿，所以父母拒绝了孩子要买棒棒糖的要求。但是孩子并不服从爸爸妈妈的劝告，坚持要买，最后索性躺在地上不起来。此时，父母往往心疼孩子或碍于面子，只好向孩子妥协。这样处理问题的后果，就会逐渐形成一种家庭教育的定式，一旦孩子的愿望与爸爸或妈妈的想法不能达成共识时，不管孩子有无道理，只要孩子一哭一闹，爸爸或妈妈只好妥协，这种丧失原则的溺爱，使孩子在成长中会添加一些违背社会行为规则的一些小毛病，而这些看似不大的问题，在孩子不断扩大的生活范围中，会逐渐显露其弊端。在溺爱环境中长大的孩子，对持有不同意见的人多缺少包容心，做事往往以自我为中心，我行我素，以致导致儿童后期的社会适应不良。

3 岁前是孩子性格形成的关键时期，父母要善于对孩子进行引导和指导，让孩子做自己力所能及的事情，不溺爱和娇惯孩子，但也不要打击孩子的积极性，当孩子成功地做好一件事情后，父母要给予及时的鼓励，使孩子形成积极做事、乐观向上的人生态度。

四、幼儿的家庭护理及指导

由于我国的独生子女政策，大多数城市父母只有一个孩子，缺乏育儿经验，有时难免在养育孩子的过程中犯这样那样的错误。其实，在育儿过程中，犯错误不要紧，只要父母在早期意识到自己育儿的失败，而且能够矫正过来，对孩子的成长就不会造成影响。有时父母吸取了失败的教训，可能对孩子成长更有利。

由于 1 ~3 岁幼儿爱动爱提问题，他可能把母亲辛辛苦苦摆放好的物件弄得一塌糊涂，而做母亲的难免会对孩子喋喋不休，唠叨不停，小孩子被骂过之后，就会丧失干劲，母子之间的关系也无法加深，等孩子过了 3 岁之后，即使母亲要求孩子帮助，孩子也不会积极地参与。有的孩子成年后的心理问题就可能是在这一时期形成的，因此，父母要学会褒奖和赞美，得到大人的赏识和赞美后，小孩就会提起干劲，孩子的性格也会朝着活泼、充满朝气的方向发展。在家庭育儿中，父母要注意以下两个问题。

（一）避免母亲单独一个人抚养小儿

在现代生活中，有的母亲为了养育孩子而辞去工作，一个人在家中孤孤单单地教养孩子，而且和邻居之间的交往不频繁，这样的孩子终日只和母亲一个人在一起，母亲因为忙于家事而没有时间和他说话。母亲认为老实的小孩才是最好的小孩，小孩要尽量少烦母亲才好。其实，小婴儿好不容易才来到这个世界上，却无法朝气蓬勃地生活，如果这种情形从孩子出生一直持续到孩子一岁之后，就会种下“慢慢吞吞”、“无气力”、“反复无常、过敏体质”及“语言发育迟缓”等等的种子。如果幼儿出现上述情况，做父母的要注意去调整教养孩子的方式了。

辞职的母亲可以重新找回工作，找一个有育儿经验的妇女作为保姆，和母亲共同养育孩子。当母亲找回工作时，可能也找回自信和对孩子的关爱，因为一个人独自抚养婴儿，有时难免产生疲乏和厌倦。但有了保姆之后，家务活有人做了，母亲下班后就可以亲切地和幼儿玩耍和游戏，教孩子呀呀学语了。其次，母亲也可以考虑和附近的邻居共同育儿，比如当小孩哭泣的时候，可以考虑将小孩抱到邻居奶奶家，一定会有奶奶帮你抱抱小孩、哄哄小孩，而且还可以学到育儿的秘诀。和邻居维持好关系，也需要对邻居的小孩给予关心，比如，当看见邻居小孩流鼻涕时，可以自然伸出手说：“来，阿姨帮你擦鼻涕”。借此，母亲能变得更成熟、更聪明，和邻居的关系也会更融洽。最后，可以经常带孩子到亲戚家走动，对于核心家庭（只有爸爸妈妈和孩子的家庭），可以邀请孩子的爷爷奶奶或者姥姥姥爷同住一段时间，当家中人口多起来时，家庭的气氛就会变得活跃。这样一来，和孩子说话，逗孩子玩的人就越来越多，经过这样丰富的刺激，孩子的交感神经就会紧张，脑子也变得灵活起来，当然不会再慢慢吞吞，没有气力了，也很少有过敏体质。但是如果孩子的不良表现很严重，父母经过努力而没有改善，就要去求助儿科医生或儿童心理学家了。

（二）父母共同抚育幼儿

抚养小孩是父母共同的义务，有的父亲认为养育孩子是母亲的事，对家庭和孩子漠不关心；有的父亲专注于工作，工作之余就喝酒或打麻将，他们只对工作热心，对于孩子和家庭没有投入那么大的热情；还有的因为夫妻关系不良，母亲经常在孩子面前数落父亲，比如，父亲回家较晚，母亲就嚷，“每天都下班这么晚，一点也没有对这个家尽到责任。”“有你这样做爸爸的吗?”等等，相互伤害的话，接着可能父母在孩子面前打架，所有这些都有可能影响孩子人格的正常形成和生理心理的正常发展。

其实，对于不关心孩子的父亲，母亲完全可以换一个角度去理解。母亲可以告诉孩子：“爸爸平时工作忙，没有时间和你玩，周末爸爸一定会好好陪你去公园玩耍的。”这样可以安排一个周末，一家三口组织一个小出游，在公园可以让孩子和小伙伴、父母尽情地玩耍。如果夫妻要吵架，也要尽量回避孩子。在孩子面前，即使母亲对父亲不满，也不要表现出来。如果爸爸对孩子不够关心，母亲可以通过一些办法尝试去改善，比如让爸爸给孩子喂饭，给孩子洗澡。如果爸爸在外面打麻将很晚才回家，做母亲的虽然满怀怒气，也不要在孩子面前表现出来，应该说，“工作这么晚才回来啊!”而不是“你又去打牌了，不要这个家了。”这种可能会对孩子产生不良影响的话，如果做母亲的这样说了，孩子就会明白，爸爸不带他出去玩是因为在外面辛苦工作。在一个健康的家庭环境中成长的幼儿，使其对家庭生活有正确的理解，不至于在其成年后对家庭产生恐惧心理，他会认为家就是关爱和理解，是家人相互之间帮助和爱的场所。

第六章　学龄前期

第一节　学龄前期儿童的生长发育

一、学龄前儿童身体发育

（一）身体外形的改变

学龄前期儿童体格发育速度比婴幼儿期要慢，但体格生长仍稳步增长。此期最明显的改变是身高和外形的变化。学龄前期儿童身体不同部位生长速度不同，头部增长速度最慢，其次是躯干，而四肢的生长速度最快。新生儿头长占身长的1/4，6岁时头长仅占身长的1/6，接近成人。小儿身体比例的变化影响其运动技能。因为头变轻了，可以更好地掌握身体的平衡，同时四肢的增长，活动范围也在增加。很多学龄前期儿童腹部相对于其他部位凸出，小肚子鼓鼓的，这是因为在孩子相对短的躯干内包含着与成人大小相近的内脏器官，所以显得腹部较凸出。

在身体比例改变的过程中，儿童渐渐从腹部凸出、圆脸、不成比例的短下肢和大头，变成像小大人的样子，变得苗条、高和稳重的样子，凸出的腹部变平、肩膀变宽、腿增长。

（二）体重与身高

学龄前期儿童体重每年增长2kg左右，身高每年增长5～7cm，男女差异不大（表6－1）。很多家长常常发现，原来较胖的孩子4岁以后会变得越来越瘦，但吃、喝、玩、睡等都很好。不少家长带着孩子到医院检查变瘦的原因，可是经医生的全面检查，各方面发育都很正常，并未发现什么问题。这主要是由于4～6岁年龄段小儿身高增长速度相对比体重增长的速度要快。另外，随着年龄的增长，孩子的活动量大了，体力消耗增加了；智力的迅速发育，对周围事物的反应复杂化，这些都必然会增加能量的消耗，包括皮下脂肪的消耗，这也是由胖变瘦的原因。

表 6－1 九市城、郊区学龄前期儿童体重、身高测量平均值（1995 年）

月龄（岁）	城区				郊区			
	体重（kg）		身高（cm）		体重（kg）		身高（cm）	
	男	女	男	女	男	女	男	女
3.0～	14.42	14.01	96.8	95.9	13.85	13.39	94.3	93.5
3.5～	15.37	14.94	100.2	99.2	14.67	14.18	97.6	96.6
4.0～	16.23	15.81	103.7	102.8	15.51	14.94	101.0	99.9
4.5～	17.24	16.80	107.1	106.2	16.29	15.84	104.2	103.2
5.0～	18.34	17.84	110.5	109.8	17.17	16.70	107.5	106.5
5.5～	19.38	18.80	113.7	112.9	17.99	17.53	110.4	109.5
6.0～7.0	20.97	20.36	117.9	117.1	19.33	18.74	114.3	113.5

（三）大脑

学龄前期儿童最重要的生理发育是中枢神经系统的成熟，脑部发展相对于身体其他器官更完善。3 岁时儿童脑重量达成人脑重量的 75%，6 岁时儿童脑重量已达成人的 90%。3 岁时脊髓神经发育完成，神经系统的发展为儿童进行各种活动做好了准备，如 4 岁时联结小脑与大脑皮质间的纤维髓鞘化，足以让手和手指可随意的移动来画画和绘出简单的图形。

脑部的成熟对于一个人具备接受正规教育的能力十分重要，除非一个人能集中注意力，否则安静地坐着并注视老师是一项困难的事情。脑部成熟度增加，加上有机会与外部世界有更多的接触，大大激发了儿童的认知能力。脑功能不断趋向成熟，但神经系统的兴奋与抑制往往不平衡，单纯的或过多过久的活动容易引起疲劳。由于学龄前期儿童兴奋过程强于抑制过程，所以往往表现得易激动、好活动、自控能力较差。

（四）消化系统

4～6 岁儿童的胃容量不到成人的一半，学龄前期儿童体格生长速度比婴幼儿期慢，此期儿童食欲也略有下降。学龄前期儿童味蕾比成人发达，分布在颊部、喉部及舌面上，这使得他（她）们对味觉更加敏感。这一时期儿童消化能力还比较弱，食物过量、受冷受热、患病或情绪不安定，都易影响消化系统的正常功能。

（五）眼、耳

小儿视网膜直到 6 岁才发育成熟，眼球大小直到 12 岁才达到成人的水平。婴幼儿期儿童的视力为远视，这是由于眼球的直径短，物体的影像落于视网膜后所致。学龄前期儿童随着眼球直径的增大，物体的影像可以直接落在视网膜上，不需晶状体的调节作用，多数儿童 6 岁时能达到成人的标准视力（1.5/1.5）。随着视力及眼肌控制能力的增强，儿童在 6～7 岁时视觉发育成熟，能分辨颜色的差异、区别大小和形状。

学龄前期儿童比学龄期和青春期孩子耳部更易感染。咽鼓管连接着喉和中耳，学龄前期小儿咽鼓管较宽而短，处于水平位置，这样使得喉部感染很容易传到耳部，引起耳部感染。

二、运动功能的发育

小儿运动功能的发育是小儿生长发展过程中重要的组成部分，不仅影响着儿童体格发展水平，而且也影响其心理社会的发展。父母的期望值和态度影响着小儿运动功能的发育。父母持正确积极的态度，可增强孩子的自信心。如果父母过于保护，就会影响孩子，使他（她）害怕做一些运动。当孩子面对他（她）难以达到的或做的不成功的运动时，他（她）们会很沮丧，自信心降低，会阻碍他（她）们去尝试新的事情、探索新的环境。应多鼓励儿童，让他（她）们有充足的时间和空间进行锻炼，促进其运动功能的发育。

学龄前期儿童粗动作的发展比婴幼儿更加完善，动作更加协调。主要是由于学龄前儿童身高的增长和体内脂肪消耗增加，包括凸出的腹部也逐渐变小，使得他（她）们身体重心降低，身体的平衡能力增强，动作才会变得更协调。粗动作包括走、跑、跳、投等动作，学龄前期是粗动作发展的关键时期，如果这一时期未得到充分的发展，就会影响学龄期粗动作的发展。

儿童粗动作的发展早于精细动作的发展。随着小儿生长发育，不需要特殊的训练，会逐渐具备一些基本的运动技能，如跑、跳等。但一些复杂的运动，如投球等，则需要训练和更多的鼓励。学龄前期儿童的精细动作更强调协调性而力量不足，这一时期的孩子可以自己洗手、系鞋带、扣扣子、用勺吃饭、写字、画画等。

3 岁的儿童会骑三轮脚踏车，可以不需扶手上下楼梯、单手投球、模仿画圆形以及模仿用三块积木搭桥。4 岁时儿童会用单脚向前跳、向后倒退走、能超过头接球、在协助下洗澡、模仿画正方形等。5 岁的儿童会跳绳、交换脚跳跃、可以写自己的名字、自己穿衣、系鞋带、模仿画三角形、自己洗澡等。6 岁的儿童跳跃、奔跑能力都发展得很好，甚至可以走平衡木和溜冰。

学龄前期儿童动作发展见表 6 - 2。

表 6 - 2　学龄前期儿童动作发展

年龄	粗动作	精细动作
3 ~ 4 岁	能走直线，脚跟接脚尖走路	模仿画圆
	能单脚平衡站立几秒钟	垂直搭 9 块积木
	能从不高处跳下	会扣扣子
	能单手投球，身体保持平衡	会穿鞋
	能连续上下楼梯	会刷牙
	会自己洗澡，但需帮助	尝试写字

续 表

年龄	粗动作	精细动作
	能跑，但转弯或停止控制不好	
4~5岁	能单脚跳2次或多次	模仿画“十”或“□”
	跑步平稳，能突然转弯或停止	可写出自己的名字
	单手超过头顶投球，身体保持平衡	粗略画人或家
		用积木搭建阶梯或门
		能独立穿脱衣服
5~6岁	能单脚平衡站立10秒钟	模仿画“◇”或“△”
	能接住反弹的球	会系鞋带
	能跳绳、跳远	画出身体3~6个部分
		会画动物

三、认知的发展

当幼儿有了独立的能力，3~6岁的学龄前儿童，便开始探索更新更大的世界。此期的儿童需学习获取更多周围环境的知识，作为将来学习经验的基础。此时儿童参与各式的活动和游戏，逐渐使语言的运用能力增加，与他人的沟通进步，并对生命事件充满了为什么和是什么的疑惑，充满了精力去创造新的技巧，进而发现自己的能力。

（一）前运算阶段（2~7岁）

这一时期是儿童表象和形象思维阶段。在前一阶段基础上，各种感觉运动图式开始内化（internalize）而为表象或形象图式，特别是由于语言的出现和发展，促使小儿日益频繁地用表象符号来代替外界事物，重视外部活动，这就是表象性思维。小儿凭借这种表象思维，就可以进行各种象征性活动或游戏（如过家家游戏等），延缓性模仿（模仿自己想起来的过去的事情）以及绘画活动等。由于表象和语言的出现，以及行走能力的发展，大大扩展了儿童空间和时间的范围，他可以理解童话故事中关于过去的事情（“从前有个老公公……”）和远方的事情（“在很远很远的地方……”）。但是，此时儿童还没有概念的守恒性（conservation）或可逆性（reversibility）。尽管儿童早就有了事物不变性的表象，但这些表象是以自我为中心的（egocentric），即还不能协调自己和别人的观点，不理解自己行动会对别人产生影响，不能从事物的变化中掌握概念的较永恒的性质（如只能辨别自己的左右，而不能正确辨别对面人的左右）。因此，此时只有一些日常“概念”及名称“概念”等，而无真正的逻辑概念，因而还不能进行逻辑运筹（推演）。只有到了这个阶段的后期，最初的运筹图式才开始出现。有人把2~3岁称为概念前期。4~7岁能盘算和解答一些问题时称直觉思维期，多表现为知其然而不知其所以然。正是由于以上特点，在目前所倡导的早期教育中，对学龄前的儿童可采取形成守恒作业的办法，如通过观察、测量、计算、故事等活动培养小儿的重量、容量、速度、时间、数量等初步科学概念。

（二）分类

将事物分类是组织人们经验的方式之一，分类的能力与概念的形成有关。皮亚杰以分组结构中的各类别是否具有相互排斥性，分为同一类的项目是否具有共同的属性，来判别儿童的分类能力。在他的实验中，把一堆东西给儿童自行分类，儿童的表现大约可分为三阶段：第一阶段（2～5 岁），儿童会将黄色积木分排一列，或将积木组成东西，如将半圆形排在正方形中间成为一座桥。如果是实物模型，可能会依其相关性放一起，如娃娃跟摇篮放一起、马与轮子放一起。这样所形成的群聚间没有相互性，且群聚内也不具有共同属性。第二阶段（5～7 岁）儿童能依相似性分类，最后能逐级分类，如先依颜色分，再依形状分次级类别。第三阶段（7 岁以后），不但能逐级分类，还能了解各级集合间的关系。

因儿童的注意力短且易分心，做事或游戏时，只会专心集中在某一事或某一点上，这种特征又称集中思考。当他在分类事物时，只会以物品的一种特性来分类，且因儿童自我中心的缘故，无法了解一个物品可以同时有许多特征和相关性。比如当儿童在分别一些不同质料、形状、颜色的积木时，一次只能以一种特性来分类，而不能同时以颜色和形状或其他相关性的特征分类。

（三）体积

学龄前期为直觉思考阶段，儿童认为物体表面看起来不一样的东西，它们就是不一样。此期的儿童不能正确认识体积。如他们不能了解水倒在不同高位的杯子中，体积仍然不变这个原理。4～5 岁的孩子，形状知觉发展得极快，不仅能区分简单的三角形、圆形、正方形，而且还能正确地辨认许多变形的几何图形。这种特有的敏锐性以及清晰地区分和记忆图形特征的能力，实际上是孩子在整个感觉发展过程中的形状知觉的敏感期，也就是学习书面语言——文字的适宜年龄。这个时期的孩子在感知各种物体形状时，往往是“整体化”地去感知事物的。

（四）数学

儿童早在 3、4 岁时，就可以朗朗上口地背诵数字，但却不知道其真正意义，常将数目、大小形状和排列搞混乱；5 岁的儿童即使能数到 100，当细分或总计数目时，答案往往都会更动变换。约在 7 岁的儿童，只要数目不会有实际的加减，不论它如何改变位子，都还保持原状。皮亚杰在实验中设计，将两排同等数目的糖果并列，让儿童辨识数目的多寡，测试其是否了解数目守恒的观念；4～5 岁的儿童，是以排列的长度或密度来决定数目是否相等；5～6 岁的儿童，可以一个个地数出正确数目，若两排中有一排被展开或靠拢，等数会被再否定；6～7 岁时不管如何变化，儿童对长的、短的、甚至重叠的排列，都能说出正确的数目。平均在 5～6 岁的儿童，开始做试探的尝试，开始具备一些对反复刺激的反应能力，在 7 岁时才有整体的概念。

（五）重量

儿童由经验中发现不同的东西有不同的重量，然后以东西的大小来评定重量的大小，因此常有错误，如幼童常以为相同大小的棉花与球等重，慢慢地由经验中才了解东西的质料不同，重量也有差异，以此测定东西的重量。在皮亚杰的实验中，发现儿童要到 8～9 岁时，对重量守恒才有概念，而容量守恒要到 11 岁才能获得。

皮亚杰的研究用在儿童成长的过程，支持了每一成熟阶段年龄互相连接的这一观点。由上述所列举的实验中，得知4岁的儿童不会有数字概念，或其他基本逻辑的概念，大约在6岁时，才会对一些简单的情况进行探索，直到7、8岁才会对简单的数理、空间或逻辑的关系有真实的了解。皮亚杰认为所列举的年龄范围，只是一个阶段连接一个阶段的参考结构，重要的是继续的次序，而非任何一个实际年龄。这些心智的成长会受天生的资质能力和后天的环境所影响。因此，当我们了解儿童心智成长阶段的次序后，必须为儿童提供适当的环境，协助他的学习。

（六）时间

学龄前儿童慢慢地对时间、空间的概念发展成熟。4岁的儿童以一天的常规来区分时间，如知“早上”是妈妈买菜的时候，或“下午”是午睡起来以后；还以事件发生的先后来区分时间的概念。5岁的儿童能知道今天是星期几，开始对月份、季节有所概念，或许可被教导认知时钟、时间的观念，而实际的经验有助于对时间观念的认识。

（七）语言的发育

孩子4岁后，语言能力大大提高，同思维有关的语言开始加入到原来以会话与表达为中心的语言生活之中，他们的语言开始有了大人腔，开始学着使用书面语。如，学龄前期的儿童会追根究底地问问题，能持续不断地说话，且所说的句子更复杂。

约2岁半以后，儿童学会的词汇日见增多，造句也越来越长。儿童句型文法的学习具有特色，一般由单字句开始，即起初以一个单字描述事件或表达自己的思考；其次为电报句，即将2、3个单字组合在一起，结构不完整，如同电报文件般的简略，只出现重要的字。完整句随年龄增长而增加，3岁的话语已成完整句，句法发展的过程是由简单句到复杂句，最后是复合句的形成，刚开始出现最多的是并列复句，结构随年龄增长而复杂，到因果句。句子的结构由松散、简单、不完整到严谨、复杂、完整。

在语言的发展过程中，句子的理解先于句子的产生。在儿童还不能将单字组成双词句时，就能依成人的要求做相应的动作，如，对“亲亲娃娃”，“摸摸鼻子”等指令都能正确执行。2、3岁的儿童喜欢和成人交谈，喜欢听成人所讲的简短故事和儿歌；4、5岁儿童的语言就如成人一样，语汇大大增加，帮助儿童表达更多的思考和需求，但对一些结构复杂的句子，如被动语态和双重否定句，则还不能有很好的理解力。儿童到6岁才能较好地理解被动语态，双重否定句的理解则要到7岁。

在语言发展中也可以看到性别的差异，研究显示女孩的语言发展比男孩好，直到青少年时期，一般女孩的语文比男孩好。语言的发展亦受家庭及社会经济背景的影响。贫穷的儿童词汇较少，这与其所受的语言环境刺激少有关。

四、社会心理发展

艾瑞克森认为学龄前期主要的社会发展问题是主动－内疚。

（一）培养自尊

学龄前期小儿生活基本能自理，主动性增强，但主动行为失败时易出现失望和内疚。家长要注意培养孩子的自尊，首先要善于引导孩子，充分发挥他们自身的能动性，给他们以尊重。因为孩子也是有意识活动的自觉能动的人，随着年龄的增长，其自我意识在不断发展，他们渴望得到成人的尊重。所以，家长在教育孩子的过程中要遵循心理相容的原则，让孩子从被动地接受教育、吸取知识变为主动地追求知识，使家长设置的目标变成孩子自身的追求。这样，家长设置的目标与孩子自身的要求之间就不会有什么大的冲突，这对于培养孩子健全的人格，对于发挥孩子的积极性与创造性都极为有利。在日常生活中家长不应过多地限制孩子的活动，而应给孩子一定的自主权，家长要充分考虑孩子的自身条件与兴趣，不能将自己的兴趣强加给孩子，更不能让孩子去完成、实现自己破灭了的梦想；当孩子的愿望与父母的想法发生矛盾时，父母要善于引导、说服孩子，而不能强迫孩子伤害孩子的自尊。其次，家长要理解孩子，鼓励孩子，增强孩子的自信心。孩子需要尊重，更需要鼓励。父母对孩子的点滴进步给予及时而恰如其分的赞扬，对于孩子将是莫大的安慰，这种鼓励与赞扬将帮助孩子增强自信心，激发孩子自觉学习、奋发向上的决心。同时，父母要以平等、亲切的态度，多与孩子交谈，理解孩子的内心世界，用亲情、关怀和爱心感化孩子，使他们逐渐理解父母的殷切希望和苦心。那时，孩子便会将父母的要求当作自身的追求而为之不懈努力。

（二）性别的认同

一个人知道自己是男或女，称为性同一性或性别认同。儿童自身具有一种准备好的状态，可以在其社会和文化背景中，自主地组织关于受赞许的性别行为信息，从而实现其性别认同，获得其性别角色。儿童在3~4岁开始明白自己是男性或是女性。大多数4岁的儿童知道性别的终身不可改变的性质。此时，男女两性儿童行为的性别差异已很明显。从日常喜爱的玩具种类和游戏活动的方式即可初见端倪。男孩喜欢舞枪弄棒、打游击、翻跟头、爬树掏鸟等偏向粗野的活动；而女孩却乐于抱布娃娃、踢毽、跳橡皮筋等相对温文尔雅的活动。

学龄前期处于性心理发展的第三个阶段：性蕾期（生殖器期）。性蕾期（生殖器期）：随着身体的发育，大约3岁以后，孩子会发现身体感觉最好受之处是生殖器官。幼儿期是人的一生中第二个激烈变化的时期，是幼儿好奇心旺盛期，是孩子试图独立的阶段，然而也是几乎总要受到父母压抑，禁止或惩罚的阶段，当孩子玩弄自己的耳朵、脚趾时，妈妈会笑着告诉爸爸说："你看他那小傻样!"但当孩子抚摸自己的性器官时，很多家长会板起面孔训斥说："不准这样!"父母这种大惊小怪，截然相反的态度，会引起孩子更大的兴趣。可能使孩子从小养成对性器官的罪恶感。然而，大部分家长并没有意识到这一点，家长把自己童年时代所受的这种教育又原封原包地传授给下一代，事实上，孩子这时比任何时候都需要我们的引导。家长要容忍和尊重孩子的性好奇心，不必羞于谈性器官的名称和解释有关性的问题，要像讲其他器官一样以平和的态度告诉他身体各部位的名称，使他懂得这都是自己身体必不可少的有用部位。当孩子抚摸性器官时告诉他，手上有细菌，应像不吮手指，不揉眼睛那样不去抚摸它。再用讲故事、和他做游戏等方法转移孩子的注意力和兴趣，孩子对性器官的抚摸是会逐渐减少的。

当然，在性教育中，没有必要把性知识全倒出来，不可以超越他们的发育阶段而告诉他们太多的东西。

（三）道德的发展

道德认知是对客观存在的道德关系及如何处理这种关系的原则和规范的认知。道德认知的发展既包括道德思维能力或形式结构的发展，如道德判断与道德推理，同时也包括道德观念或态度的形成与发展，如道德印象的形成、道德概念和道德观的形成、道德信念的产生等。毫无疑问，道德认知本身不是道德品质的全部，但是，就道德品质的发展和培育而言，它却构成了道德行为的必要前提，对道德行为起着重要的引导和调节作用，是个体社会性发展的重要内容。

皮亚杰认为儿童的道德判断，就像认知发展一样由简到繁。儿童发现做事和游戏一样，都有一定的规则。皮亚杰观察到4~7岁的儿童会将规则看成神圣不可改变的，大家必须服从遵守，此期儿童基本上是自我中心，当规则严重损害自己的利益时，他会改变规则达到目的。随着儿童与社会接触渐渐增多，他会发现社会行为的惯例是规则，会渐渐学习别人的看法，尝试了解他人的感觉和思考。在皮亚杰的实验中，他发现7岁以前的幼童是以结果来判断事件的对与错的，而不能分辨犯错的动机是有意或无意，并以结果损坏的程度来判定犯错的严重度。儿童随年龄的增长，逐渐能够清楚地了解别人的看法和意图。7岁以上的学龄儿童能根据事件的意图态度来判定对或错，而不再以结果的严重程度来定。渐渐地儿童由绝对的是非道德观，进展到社交协约的观念。

根据柯尔伯格的观点，学龄前儿童大部分属于道德成规前期的第二期以利益取向为主。此期的儿童知道被处罚的行为是错误的行为，进而会寻求对自己有利的结果；知道获得奖励的行为是正确的行为，其基本动机仍然是以自我为中心，为了对自己有利而去做别人期望他做的事。此期还有另一个特性是利益互换，为彼此的需要而讨价还价，“如果你给我那个，我就给你这个。”“不替我做，我以后就不替你做。”儿童与别人的友好分享，其动机是想从别人那里得到自己想要的东西。

(四) 超我的形成

3~6岁的儿童正处于性蕾期，对自己的性器官感觉强烈，经由认同父母，学习成为一个合适的性别角色，不仅学到父母的行为，同时也包括态度、观念和标准，经认同的过程儿童发展超我，内化父母的标准，作为自己行为的准则，若行为违背道德规范，则会受到良心的惩罚；若符合则会得到良知自我的赞赏。

(五) 游戏

游戏对儿童的社会化扮演着重要的角色。儿童在游戏活动中，第一次接触同伴，经历与他人相处、分配、轮流、合作学习有关的文化。大部分儿童在入学前，已变得很合作，有同情心。

1. 游戏依儿童年龄的增加而不同，皮亚杰认为游戏是随儿童认知智力的发展而变化，大致分为3期：

(1) 第一期是练习性游戏：日后仍会有部分保留着，如，无意间发现摇动玩具会发出好听的音响，则会重复摇动制造声响引起欢乐，这种游戏动作可使婴儿由练习中发现控制动作而感到愉悦。

(2) 第二期是象征性游戏：从18个月到6岁期间，儿童的想象创造力特别丰富，出现象征性和假象创新的游戏，如，会将洋娃娃想成生活中的人物，加上玩具车、娃娃屋等，假设情况，把生活的景象表现在游戏中。

（3）第三期是有规则的游戏：学龄前的儿童开始对订有规则的游戏特别感兴趣，尤其是5、6岁起很喜欢与小朋友玩简单规则的游戏，如猫捉老鼠、老鹰抓小鸡、警察抓小偷等。

2. 以社交眼光来看儿童游戏方式的进展，皮亚杰观察了托儿所2～5岁的儿童，依游戏中社交程度分为6种不同的玩法：

（1）悠闲的游戏：儿童不从事任何游戏，漫无目标地活动，到处游走闲逛。

（2）单独的游戏：儿童自己一个人玩，全神贯注在自己的活动中，幼小的儿童花较多时间在这种游戏中。

（3）旁观者的游戏：儿童只观看别人玩，可能会问一些问题、意见或对话，但并未真正地参与游戏。

（4）平行的游戏：儿童会在一起玩玩具，但无互动关系，可能会互相模仿，但各玩各的，如2、3岁儿童游戏的特征即是平行游戏。

（5）联合的游戏：儿童会有共同的活动，会互相借用和分配玩具，影响别人的行为，但无组织和共同的目标。通常在儿童3岁时出现联合的游戏，并随年龄的增长而增加。

（6）合作的游戏：是团体性的游戏，儿童会互派角色，分工合作，有共同的目标，有组织的游戏，4、5岁的儿童参与这种游戏，儿童年龄越大，联合和合作的游戏就越多。

学龄前儿童参与合作性游戏，与其他孩童交换意见，创造他们想象的世界，会修正外界的环境以配合其内在的世界，此时的游戏具有高度的模仿力。儿童经常寻求新经验，以练习和尝试错误的方法发展新技巧，喜欢社交性的活动，学习有关的文化，因此游戏内容越来越复杂，会模拟社会上出现的角色，又称为社会戏剧游戏，如，通过扮演电视或电影中喜爱的角色，可缓解他们的情感冲突，帮助儿童语言的发展，认识社会文化的环境。此期的儿童认知发展正处于过渡时期，问题的思考和解决，空间、数字逻辑意义的认识，都可在游戏中获得促进。

（六）情感

随着与他人接触的场合与机会增加，儿童对自我和他人的了解就会更深一层。学习如何与他人接触，了解他人对自己的期望或自己期望他人的反应，一方面儿童能自省，一方面期望了解别人，这种自我反省和了解他人的能力，是情感发展最主要的基石。

儿童不管是走出家门，认识左邻右舍，还是到幼儿园认识更多的人，他们都要开始学习适应新的照顾者，能与父母分开较长的时间，而不再出现高度的分离焦虑。即使儿童经历新的场所，家仍然是提供稳定安全的地方，因为家可提供儿童表达紧张、害怕和生气情绪的机会。

1. 害怕　害怕是指在事实上或想象中对危险或疼痛的预期所激起的反应，在生命中对某些特定的事物会害怕，是正常发展的一部分。儿童的害怕会随年龄层不同而改变，研究指出许多幼小的儿童对动物、黑暗、坠落、巨响、高处等会产生害怕。学龄前儿童的想象力和幻觉丰富，伴随着害怕的事物也多，4、5岁的儿童害怕身体受伤害，或害怕死亡，或因为看到电视或故事书中有关对儿童的伤害，如，妖魔鬼怪或坏人等，就会引起他的害怕。通常父母认为儿童的害怕是不合理的，所以可能责骂儿童，或对其所害怕的反应显得不耐烦。研究指出如果父母提供机会，让儿童说出他们的害怕，学习适应的反应，让他们知道父母会随时给予支持和保护，则可帮助儿童度过害怕的时期。儿童随着年龄的增长，经验认知的增加，渐渐会处理害怕的事物。

2. 嫉妒　当发现所爱的人其热忱与关心转移到他人时，儿童会产生嫉妒，尤其是对新的弟弟妹妹有嫉妒心，他们害怕失去父母的爱，对家中享有特权的小孩，或因健康的需要受到特别照顾的孩童，都会被认为是夺取其爱的人，甚至也会嫉妒父母彼此亲热的态度。儿童嫉妒时，有时会有退化行为，如，尿床、顽皮、假装生病等，企图引起父母的注意力；或表现出不喜欢抢夺其爱的人，也会向喜爱弟弟妹妹的人抗议或发泄怒气。

3. 攻击行为　心理学家对攻击的定义是任何的敌意行为而导致他人害怕，或引起强制暴力接触的行为。又分为语言和身体的攻击行为，大部分儿童的攻击行为出现在争夺玩具、游戏区上。许多研究发现在所有年龄的男孩攻击行为比女孩多。依形式分，男孩出现身体的攻击行为较多，女孩出现语言的攻击行为较多。儿童在观察模仿的社会角色中，女性和男性的攻击行为就有所不同，攻击行为在发展的阶段中，在学龄前儿童时期即渐渐减少。儿童的身体攻击行为随着年龄增长而减少，与父母的行为也有关。父母对幼儿的攻击行为，通常以责骂、体罚方法为多，事实上这对儿童来说是一种模式的行为，比如母亲对控制儿童行为的形态，随着儿童年龄的增加，由身体的处罚渐渐改为口头的责骂，这个转变就可能影响儿童的攻击行为改变。

五、促进和保持健康

（一）视力和听力发育的促进

3 岁以后，小儿喜欢拿笔画画，看书，家长也要有意识地通过选择的图书来培养小儿的语言、想象等各方面的能力，小儿眼睛的负担日益加重。教育儿童养成良好的用眼习惯。培养儿童良好的读书姿势，眼睛与书本之间保持距离 30 ~ 35cm，书与桌面成 30 ~ 40 度的角度，室内光线充足。不在震荡、晃动过程中阅读，每次连续看书或看电视的时间不能超过半小时。对 4 岁以上的儿童每年至少进行一次眼的全面健康检查，包括远视力、近视力以及双眼单视功能。发现双眼视力差≥2 行或者单眼或双眼视力低于正常以及斜视或注视姿势异常时，要及时进一步检查和治疗。

儿童的正常听力为 0 ~ 20dB。听力在 21 ~ 35 dB 为轻度听力障碍，36 ~ 55 dB 为中度听力障碍，56 ~ 70 dB 为重度听力障碍，71 ~ 90dB 为严重听力障碍，91 dB 以上为极重度听力障碍。儿童应定期检查听力，发现异常尽早配戴助听器，充分发展残余听力，早期进行语言训练，确保儿童语言功能不丧失。

（二）牙齿健康的促进

培养小儿早晚刷牙、饭后漱口的好习惯。睡前不吃零食，不要含着糖果入睡，以免形成龋齿。家长可用讲故事的方法让小儿了解龋齿的危害，通过讲述动物患龋齿后的痛苦让小儿自愿自觉地保持口腔卫生。此外，应每年作口腔健康检查 1 ~ 2 次，以便及早发现龋齿，及时治疗。

（三）睡眠习惯的培养

3 ~ 7 岁的儿童心理发展上进入了第一反抗期，是小儿独立性开始显现的信号。他们以反抗的形式表达自己的独立性，对任何要求喜欢说“不”。在睡眠习惯的养成上，也要注意小儿的这个特点，减少小儿说“不”的机会。避免问小儿“你现在睡觉吗?”有的孩子即使很困倦，也会习惯性拒绝。家长应该告诉孩子什么时候要去睡觉，然后严格执行。

儿童的想象能力在学龄前期有了进一步的发展，但不能正确区分想象和现实。因此，学龄前期的儿童会出现各类害怕情况，害怕的对象有的是现实的，有的是想象中的，包括害怕黑暗。表现在睡眠问题上是拒绝一个人睡，拒绝睡觉时关灯。家长可以给孩子的卧室开灯，让孩子清楚房间中并没有令他害怕的动物，让孩子容易入睡。

（四）营养的需要

随着年龄的增长，学龄前期儿童的消化功能已渐成熟，饮食已经基本与家庭其他成员的饮食相接近了。在这段时期，特别注意的是要增加能量的供给。

做好进餐前的准备，比如在餐前 20 分钟左右让小儿结束游戏，准备进餐。以免小儿进餐时不能专心。小儿每次进餐的时间相对较短，因此提倡“少食多餐”。两餐之间适当添加零食，零食要适当补充碳水化合物、蛋白质和维生素，以满足小儿各方面的需求。

（五）大小便控制

只有少数孩子在 2 周岁时能大小便自理，大多数孩子要到第 3 年至第 4 年。大约一半的孩子在 2 岁后能够慢慢地完全控制住自己的大便，大约 90% 以上的孩子在第 5 年初的时候能够大小便自理，但这时仍有约 10% 的孩子有时会把大便解在裤子中。

大部分孩子只有在白天能够控制住自己的大小便，才能在夜间控制住自己的小便，50% 的孩子要在第 4 年才能不尿床，10% 以上 3～6 岁的孩子在夜间有时会尿床，男孩多于女孩。

作为父母要注意的是：如果孩子已经适应并故意在裤中大小便，父母将会花费更多的时间和精力。所以，父母应及时对孩子想要自己排大小便的行为做出反应，协助其自理，并应用自己的示范和实际行动来帮助支持孩子，以加强孩子的独立意识。

（六）玩要和安全

游戏在此期小儿的发育中扮演了非常重要的角色。小儿通过各种游戏发展自己的思维，锻炼记忆力，促进观察力，培养性格，因此家长和幼儿园老师要有计划的组织小儿进行游戏。此期小儿的游戏有很多种：比如过家家等角色扮演游戏，小儿可通过模仿成人的活动体验各种人际关系，丰富其想象力；而活动性游戏有利于小儿的生长发育，培养其勇敢、机智的性格。合作性游戏有利于培养小儿的合作意识以及建立小儿遵守规则的习惯。健康有趣的游戏是促进儿童身心发展的最好生活方式。

学龄前期的儿童由于活动能力的提高、活动范围扩大，但又不能有效识别环境中的危险因素，又缺少生活实践经验，易发生意外事故。常见的意外事故包括交通意外、电击、溺水、烫伤、跌伤等。结合实际生活对小儿加强安全教育是预防小儿意外的关键，同时要求家长和有关人员应重视小儿的安全问题。

教育小儿遵守交通规则：过马路时走人行横道，红灯停、绿灯行，过马路要先左右看，不要横穿马路，要走过街天桥或地下通道。孩子骑童车时，家长应在旁监护。教育小儿触电危险，家中电源插座应用塑料保护套保护，将电线隐藏。小儿应在家长陪伴下进行水上项目的娱乐，去有围栏的游泳池游泳。将家中开水瓶放在小儿拿不到的地方，煤气使用完毕后应关闭总阀门，将火柴和打火机放在小儿接触不到的地方。

教会小儿记住自己的姓名、住址、电话号码、父母的姓名，如果需要寻求帮助时找合适的人，比如警察、保安等，将小儿的身份标签缝在小儿的衣服里面。教会小儿不要吃陌生人的东西、不要跟陌生人走，当周围的人让他有任何不适时，及时告诉父母。

（七）性教育

3～4岁时儿童开始对妊娠、生育、乳房等有兴趣，知道两性的区别，并有以下一些性活动，如触摸性器官、讲脏话、性关心与性疑问等。研究认为，幼儿园的性健康教育课程虽然仅起着启蒙教育的作用，但应该是孩子接受性知识教育的正规起点。幼儿园性健康教育的学习内容主要以介绍家庭知识，初步进行性别和性别角色教育。老师可利用游戏等形式，启发和引导儿童学习关于家庭的知识，初步了解家庭成员的性别、性别角色以及相互间关系；利用具体生动的事例讲解“我是怎么来的”；初步观察动物和植物的繁殖。

（八）看电视应注意的问题

由于电视机节目的丰富以及小儿理解能力的提高，看电视成了此期小儿喜欢的活动之一。家长应监督小儿对节目的选择，并限制小儿看电视的时间。家长可以和孩子一起看并和孩子讨论节目中的内容，不仅可以使幼儿学到知识，更增加了家长和孩子之间的感情。

（九）幼儿园中应注意的问题

幼儿园不仅是小儿丰富自己知识的场所，也是小儿人际交往的重要场所。当前我国绝大多数小儿都为独生子女，缺乏同龄玩伴，这些孩子进入幼儿园对其成长非常有益。小儿的社会性成熟是此阶段的重要目标，而他们的社会化发展需要同伴和其他成人的参与。

进入幼儿园之前应做好准备，家长可事先带小儿去参观幼儿园，介绍幼儿园的老师、游戏、玩具、娱乐设施，使小儿憧憬幼儿园的生活。在幼儿园里，要培养良好的生活习惯和卫生习惯，懂得遵守纪律，按规定的时间用餐、午休、玩耍、学习等。幼儿教师应正确处理孩子的错误，对孩子的过错讲道理，不打骂孩子，也不要讽刺、指责孩子，以免损伤孩子的自尊心。幼儿园与家庭共同担负起教养孩子的重任，双方应利用多种渠道积极沟通，采取一致的方法和态度，否则会造成孩子心理上和行为上的矛盾。

（十）预防和控制感染

由于学龄前儿童的免疫功能发育不完善以及卫生习惯尚未建立，此期儿童易患病毒性传染病以及寄生虫病，比如手足口综合征、乙型肝炎（乙肝）、流行性乙型脑炎（乙脑）、病毒性腹泻、蛔虫病、蛲虫病等。为预防这些疾病的发生，应按规定接种以及补种疫苗；其次，保证小儿摄取均衡的营养，提高小儿的身体素质。此外，教育小儿养成良好的卫生习惯，饭前便后洗手，减少疾病的发生。

急性传染病在托幼机构中易流行，有些疾病会对儿童的健康以及发育遗留不良影响，甚至留下终生残疾。因此托幼机构应加强传染病的预防与管理，及时了解疫情，消除或切断流行过程中的传染源、传染途径，及时保护易感儿童。幼儿园的工作人员应掌握小儿传染病的早期症状以及发展情况、流行季节，以尽早发现疫情，及时将患儿进行隔离治疗，减少合并症的发生。及时向防疫部门报告疫情，并配合防疫部门对幼儿园进行消毒，杀灭存在于外环境中的病原体。对密切接触者采取预防措施，进行隔离观察，必要时进行被动免疫。

第二节　学龄前期儿童与家庭的发展和适应

一、提供学龄前儿童适当的成长空间和用具

3～6岁的孩子称为学龄前儿童，此期的孩子已经开始通过对周围事物直接感受和知觉来思考，该期是人一生发展的奠基时期，是身体各方面智能迅速发展的时期，也是品德和性格开始形成的重要时期。这一时期家庭环境对学龄前儿童发展影响重大，因为家庭对孩子的影响是潜移默化的，什么样的家庭环境成就什么样的人生。如果父母每天在麻将桌旁，孩子不会养成看书学习的习惯；如果父母每天争吵打骂，孩子也不会去关心体贴他人；父母的一言一行都在影响孩子的性格和未来的人生，所以为孩子创造一个良好的家庭环境和氛围就显得更为重要。

（一）人文环境

营造和谐的家庭氛围，父母家人之间的相互尊重和关爱是孩子最好的楷模。因为4岁左右的孩子就可从不同的表情中分析出人的喜怒哀乐等基本感情，并可以对他人的感情进行推测，能对他人的行为进行观察和推测分析，并尝试着模仿，所以家人的一言一行、一举一动都会对孩子产生某种难以改变的影响。相互关爱的父母其孩子长大后也会成为一个体贴的配偶，孝顺的父母会有一个孝顺的儿子，喜欢读书上进的父母会有一个爱读书的孩子，即所谓的言传身教。某些男人的暴力倾向可能就是孩提时代父亲殴打母亲的恶果，而有的女人出口骂人可能是年幼时母亲总是骂父亲的影响。让孩子生活在和谐宁静的环境中，对其今后形成良好的人际关系及积极向上的人格都至关重要。

（二）物理环境

家庭的住房、各种设备、经济收入和开支、营养供应、家庭环境的布置等都会直接影响孩子的生长发育和健康。通常来讲，孩子需要较大的活动和探索空间，因此要给孩子创设朴素整洁的家庭环境。给孩子保留一定的物理空间。不管家里的居住条件多差，家长都要努力为幼儿创设一个整洁、朴素、美观、宁静的家庭环境。比如室内家具不宜过多，且要安置得体。衣服和各种杂物要放到固定和隐蔽的地方，不能随手放置；墙上可挂上两三张淡雅的字画，一方面可增加美感，同时又可以向孩子展示比如春、夏、秋、冬不同的季节特征，从而让孩子从对周围环境的感知中获得对外界事物和现象变化的初步印象，萌发他们更进一步了解的愿望，增强学习的趣味性；窗帘最好用浅颜色的，不要遮暗光线；如果条件允许，在窗台、阳台或院内养几盆花，在鱼缸里养上几条小金鱼，放上一些嫩绿的水草，这会使增加几分生气。当然，最重要的是保持房间的清洁卫生。

如果空间允许，可以在室内给幼儿布置一角，为孩子提供一些智力开发的物品、玩具、书籍等，让孩子动手动脑以提高知识面和活动能力，要给他们准备好一个抽屉，以便从小养成他们用完用具放回原处，摆放整齐的好习惯。

三岁后的孩子应该有自己的单独的空间，比如和父母分床而睡，如条件允许，孩子应有自己单独的房间。孩子的房间应向阳通风良好，窗外的视野如果开阔一点更好，这有利于培养孩子的自理和独立能力，使孩子健康成长。孩子应该有自己单独的洗漱用品，让孩子养成

早晚刷牙，睡前洗脸洗脚或者洗澡的习惯，这会让孩子终生受益。

一般三岁后的孩子就开始上幼儿园，开始读书认字，给孩子买一些书放在他的房间里。在孩子不会阅读之前，父母每天给孩子读点东西，最好在睡觉前读故事，随着孩子年龄的增长，故事的长度可逐渐加长。这是一种非常好的就寝方式，它培养孩子和父母之间的亲密感情，而且还赋予孩子一定的想象力。等孩子自己可以独立阅读后，鼓励孩子自己去阅读一些高质量的漫画书、画报和书籍。重要的是让孩子成为一个酷爱读书的人。鼓励孩子读一些好书和优秀的儿童文学作品，但要做到让孩子读自己喜欢的东西。

（三）玩具

孩子应该有自己的玩具，但不是越昂贵越复杂越好，孩子通常喜欢简单的玩具，而且能玩较长时间。这并不是因为孩子头脑简单，而是因为他们有着丰富的想象力。没有钱的父母会为自己给孩子买不起崭新锃亮的汽车或者孩子游戏房而难过。其实给孩子们拿着纸板做成的大卡通也能玩出很多花样，孩子们可以把它变成一张床、一所房子、一辆卡车、一座堡垒、一座玩具小屋和一间车库。因此，不要把没有给孩子买很好的玩具看得太重。再者，让孩子根据自己的能力选择玩具。孩子对玩具的兴趣是随着年龄的发展阶段而转移的，所以根据孩子的能力和兴趣让他自己选择玩具。

二、加强家庭成员的沟通与交流

3 岁孩子的大脑发育已经相当成熟，尤其是具备了很强的语言表达能力，可以很好地跟外界交流，他们希望能跟父母、祖父母讲话，渴望被重视。在与学龄前儿童相处时以下几点是父母需要注意的。

（一）家庭氛围

和睦民主的家庭氛围有助于孩子心理健康发展，家长在日常生活中应互敬互爱，相互关心体贴，不使用污言秽语，孩子对父母和长辈应使用敬语和尊称，要逐步形成良好的家庭制度和习惯。比如当家庭某一成员讲话时，其他人应细心聆听；家里某人外出，家里至少有一个人知道，并且对外出的家人有个大概的了解，比如去向和回家的时间等；家庭某一成员生病时，其他成员及时发现并给予关心和照顾；对家庭的重大问题，如购买贵重物品、安排节假日活动等，大家一起商量决定；对孩子的各种提问，父母能耐心地、不厌其烦地给予答复；答应替孩子办的事而没有办到，家长应向孩子做解释等等。

（二）与父母及兄弟姐妹间的沟通与交流

孩子在家中讲话时，父母要学会倾听，要有足够的耐心听懂孩子的话，孩子说错话时，不要马上反对，告诉他说错了话，这会打击孩子的积极性，甚至影响孩子语言的发展和今后与外界的交流。即使孩子说错了话，家长也要给予鼓励和积极的反馈，只有在取得进步的基础上才能有效纠正孩子的错误。要让孩子在家中想说、敢说、有机会向父母说话，有利于形成良好的亲子关系和孩子积极开朗的性格。

用餐时诱导孩子说话、讨论，让整个房间充满笑声，在欧美国家，用餐时孩子一声不吭，父母一定会问，“你哪里不舒服了？”饭桌是家庭交流思想的重要场所，孩子不说话，家长会以为他病了。培养出前美国总统约翰逊·肯尼迪的家族，就很成功地做到了这一点。有 9 个孩子的母亲罗斯夫人，利用用餐时间作为知识训练和家庭交流的场所，在饭厅入口处挂上告示牌，贴上当天的新闻剪报，孩子看完剪报后，边用餐边就新闻各自发表意见，话题涉及很多方面，对小弟弟来说很困难，但他向哥哥姐姐学习，逐渐也能明确地发表意见，这种晚餐前的讨论游戏，终于有了成果，培养出肯尼迪总统、罗伯特司法部长。其实正是家庭成员间的这种交流学习，培养了孩子积极向上和善于言辞的性格，从而造就了成功的人生。

（三）与祖父祖母间的交流

现在中国的家庭大都是核心家庭（父母和一个孩子的家庭），在这样的家庭里，很容易使孩子养成以自我为中心的性格。如果孩子的祖父母没有和孩子生活在一起，父母就要经常带孩子去拜访祖父母，或者邀请祖父母来家中聚会，培养孩子对家人的热情。在聚会上家庭成员对各种社会现象，国内外大事等展开讨论，各抒己见，形成友爱、轻松、宽容、民主和活泼的气氛，这种环境对孩子的成长都是极为有利的。

三、分担母亲和父亲的责任

要想引导孩子对自己的行为负责，首先应该让孩子尽家庭义务和帮父母做一些杂活，这有助于孩子理解生活不只是关心自己，还包括关心和照顾别人。这样的工作还可以使孩子懂得，即使自己不愿意，但是自己的任务必须由自己来完成。另外，通过做家务活，孩子可以明白自己是大集体中的重要一员，所以无论孩子多么抱怨和不情愿，他都将在干家务活的过程中培养自己的家庭观念，并学到日后生活所必需的基本经验。学龄前孩子应从以下几点培养其家庭责任感。

（一）学会收拾自己的玩具

孩子还小时，应当让他学会将玩过的玩具收拾起来放好。家长可以把这当作孩子游戏的一部分，很热情地对孩子说："这些短木块应该放在这里，长木块放在那儿，我们把这儿当车库吧，让所有的汽车晚上都进去睡觉。"这样到了4、5岁的时候，孩子已经养成了把东西收拾好，并且喜欢收拾东西的习惯。但是，孩子如果需要父母帮助，父母就应该亲切地和孩子一块干。比如，在孩子收拾玩具时，父母高高兴兴地在一边帮忙，孩子会非常乐意去收拾玩具，而且培养了孩子做事的良好态度。

（二）学会自理

让孩子干力所能及的活，例如自己穿衣、刷牙、洗手帕和袜子等。在孩子刚开始学习穿衣服的时候，父亲或母亲应在一边帮忙，让孩子顺利地穿上衣服，给孩子信心，使他有兴趣不断地尝试自己穿衣服。3岁后的孩子就该学会自己刷牙了，父母给孩子做示范，教会孩子正确的刷牙方法。早晚和孩子一起刷牙，养成良好的卫生习惯。父母要让孩子自己洗手帕和袜子，虽然他们不能把袜子和手帕洗得很干净，哪怕是孩子洗过后妈妈再偷偷重新洗一遍，也要让孩子自己去洗。因为要培养孩子的自理能力和独立性，必须让他学会他应该学会做的事情，以培养孩子今后的社会适应能力。

（三）学会体谅父母

这一点可以让孩子从做简单的家务活开始，比如，父亲下班后很累，想看报纸，可以让孩子把报纸拿给父亲；母亲下班回家，体贴的孩子会把拖鞋拿给母亲，并帮母亲换上；在妈妈打扫卫生的时候，孩子知道帮妈妈的忙，虽然可能他不能把地扫得很干净；孩子知道收拾自己的房间和用具，比如整理自己的书籍，房间内的东西放置有序；其他诸如倒垃圾和摆饭桌之类的杂活。在孩子做完这些活之后，父母要给以及时的鼓励，比如一个深情的拥抱或适当的夸奖。这些小小的鼓励会激励孩子一直做下去，孩子的责任感和家庭观念就是这样一点一滴从小事培养起来的。一个富有责任感和家庭观念的孩子会成为一个受人喜爱的同事、一个优秀的领导、一个合格的丈夫等等。

四、与亲戚的社会关系

让孩子认识家中的亲戚，理解不同的亲戚关系，给孩子讲解父母和这些亲戚的关系，比如伯伯、叔叔、姑妈和阿姨是父母的兄弟姐妹，堂（表）兄弟是父母兄弟姐妹的孩子等。可以用一种形象化的方式让孩子了解几代人之间的关系，画一张树状图，从父母开始，在相应的位置上填写其他家族成员的名字帮助孩子理解各个亲戚和父母的关系。

让孩子熟知家中主要的亲戚，经常带孩子拜访亲戚，与亲戚保持良好的关系和密切的联系。周末带孩子去附近的亲戚家，让孩子与表兄妹或堂兄妹一起玩耍。寒暑假可以让孩子去姑妈或姨妈等亲戚家常住，这样既可以培养孩子在不同社会环境下的适应能力，又可以增进孩子和亲戚间的亲密感情。中华民族是一个非常重视亲情的民族，让孩子从小就感受到大家庭的浓厚亲情是很重要的，因为现在的孩子大多数都是独生子女，他们很难享受众多兄弟姐妹在一起玩耍和分享食物、玩具和衣物的乐趣，这一点就可以通过与堂（表）兄妹的相处来弥补。比如父母给孩子买玩具或衣服时，可以给他的表姐或表弟也买一件，和孩子一块送给他们；有表（堂）兄妹来访时，让孩子主动把食物和玩具拿出来和他们分享；有长辈来访时，孩子知道怎么称呼，知道他们和父母的关系，并且知道有礼貌地招待客人。孩子的社会交往能力可以在与亲戚的交往中慢慢培养出来。

五、加强与外界的沟通和交流

学会交往、学会共同生活是联合国教科文组织提出的对全球孩子培养目标之一，不少大龄孩子甚至成人不能与他人正常交往，其原因就在于他们在生命的早年没有学会基本的社会交往技能。学龄前孩子除了与父母亲戚交往外，还要和其他孩子、幼儿园老师、家长的同事朋友，以及跟和家里毫不相干的陌生人打交道，这其中最重要的是伙伴关系的发展。家长应注意从下面几点加强孩子与外界的沟通交往能力。

（一）切忌把孩子关在家里，两耳不闻窗外事

有这样一个神童的例子就是一个惨痛的教训：中国推行的“神童教育”已经有 20 多年的历史，超常孩子试验小学、特长试验班、大学少年班等等，让人目不暇接。在家长的督促下，有位孩子 2 岁开始识字；3 个月时间就掌握了 1000 多个单词；3 岁半时学会了加减乘除；3 岁半后，又学会了分数的加减乘除；6 岁时孩子就直接上到小学 2 年级。这么聪明的孩子学校当然重视，家长也积极与学校配合，一切给学习让路……然后一路跳级，13 岁就以高分考入重点大学。然而，到如今这种教育观念产生的不良后果已经很明显地呈现在世人面前：这位少年大学生幼年时代就“性格孤僻，也没有见他和谁一块玩过”；“很少出门，闷了就一个人在家里打乒乓球”。社会性发展“荒芜”，大了之后经常做一些荒诞不经的事情，比如突发灵感拨打 119，谎称学校发生火情，招来大队的消防车；不分时间就“砰、砰、砰”敲老师的家门；见到别人在看报纸，径直从人家手里拿过来就自顾自地看了起来

……如此种种缺乏社会性的现象，令人担忧。这个孩子由于缺乏与外界的往来，根本不懂社会规范，没有道德感，所以造成了极低的社会适应能力。此时再做补救工作，已经为时太晚。

（二）提供孩子和各种各样小朋友打交道的机会

同伴的交往使孩子在更大范围内体验一种全新的人际关系，这是他们发展社会能力，提高适应性，形成友爱态度的基础。此外，同伴关系对孩子情感、认知和自我意识的发展也具有独特的影响。如早期同伴关系不良，不仅影响孩子当时的发展，而且影响孩子今后的适应。与同伴交往有利于形成良好的社会适应性，在与父母和亲戚的交往中，孩子多处于被关注的被动地位，因而不需要孩子自己去发起或维持与父母的交往。而与同伴的交往不同，交往双方都处于平等地位，因此需要孩子特别关注对方的反应态度，并提高自己行为的表现性和反应的灵活性，以保持顺利实现双方的信息交流，完成交流活动。在实际交往中，孩子要向对方发出交往行为，如微笑、请求、邀请等，从而尝试练习社会交往技能和策略，并根据对方的反应做出调整。另一方面，孩子要通过观察同伴的社会行为，学习对于自己而言是新的社交手段，从而丰富自己的社交行为。可见，同伴交往比亲子交往对孩子的社交技能要求更高，从而也更能锻炼孩子的社会适应性。

其次，同伴交往有助于孩子形成积极的感情。比如当孩子处于困境、遇到危险、有了难题、受到欺辱时，同伴的帮助常常是其摆脱困境、恢复平静、获得愉悦的有力途径。良好的同伴交往，可以使孩子产生安全感和归属感，从而心情愉快、兴奋和无拘无束的交流，并能更放松、更自主地投入到各种活动中去。

所以，家长要鼓励和支持孩子和同伴接触交往，邀请小朋友到家里做客，引导幼儿彼此之间学会互相交流自己的思想、观点和感情，帮助孩子建立同伴之间相互关爱的气氛。

（三）要发展孩子的多种社会交往能力

要让孩子在游戏活动中，在幼儿园和家庭劳动活动中学会与人相处，学会如何向人发出请求，学会如何应对别人的请求，如何看待自己和别人的成功等。良好的道德修养是全社会的共同规范和要求，人们绝对不会去欣赏一个道德败坏分子，因此要从小培养孩子的道德素质。比如孩子偶尔从同学那里学来一句脏话，万不可鲁莽草率地断定了孩子学会了骂人而责罚孩子，而应该利用这个时机对他进行教育，比如可以告诉孩子有些话听了让人高兴，而有些话听了让人反感，你说的这句话就让人反感。还有些孩子说脏话，只是在试探爸爸妈妈的反应，一旦发现父母的反应不愉快，他们以后就不再说了。家长应有意识地培养孩子正确与人交往的能力，学会礼貌用语，作一个社交场合“明星”。

（四）与幼儿园进行互动

家长可以通过幼儿园的家长会、家长讲座、家园联系手册、家长园地、家访等方法，了解孩子在幼儿园的情况，比如孩子是否能经常得到老师的表扬与肯定，是否经常与小朋友打架，孩子是否经常独来独往，孩子是否能得到小朋友的肯定，孩子是否能毫无困难地与小朋友、老师交流等等，以发现孩子是否存在不良的社交倾向及其他问题，及早采取措施弥补。

同时，家长积极参加幼儿园举行的各项活动，家长们可以组成家庭小组，与其他孩子家长交流育儿心得，探讨育儿方法。幼儿园老师应了解班级的各个家庭情况，可以按照自愿的原则把各个家庭的优势发挥出来。比如有的家长在旅游局工作，可以协助联系旅游景点和路线日程安排，带孩子们参加郊游活动；当医生的家长可以给孩子们讲解卫生保健知识等等，这样的活动既丰富了孩子的生活，又增加了孩子与外界交往的机会。

六、性别角色

学龄前期儿童性别意识的发展主要涉及对自己性别的认同、对别人性别的认识，以及与性别有关的行为的发展上。

（一）形成正确的角色意识

孩子性别角色的获得有两种途径。其一是社会提供的榜样，其二是成人的直接指导。一般来说，孩子在2岁左右就能说出自己是男孩还是女孩，随着年龄的发展他们习得了更多的与性别有关的知识和行为，比如，他们对自己的角色都有一个定位，男孩知道自己是男孩，不能穿裙子，女孩知道自己是女孩，可以玩布娃娃，穿裙子。近期的研究和理论都倾向于认为，孩子是通过广泛观察他们环境中，以及大众传媒中的成人、孩子角色来学习性别角色的。虽然男孩、女孩在各方面能力的发展上存在差异，比方说我们一般认为男孩数学能力强一些、女孩子语言能力强一些，这些差异在一定程度上是存在的。但也存在个体差异，而且在幼儿阶段，孩子的能力发展还是比较均衡的，男女之间基本上不存在差异。因此，家长对不同性别孩子的能力大可不必存在任何事先的偏见，各方面能力都可以顺其兴趣加以引导和发展。

在学龄前期，小儿只需形成正确的性别意识，并对自己的性别达成认同，也就是能明白自己是男孩或女孩，并为自己是男孩或女孩感到自豪和愉快。有研究显示，如果女孩能摆脱传统上的女性角色的束缚，而且保持女性的某些特征诸如适应性、现实性的同时，具备一定的男性特征如独立性等，那么她们就能充分发挥潜能、并取得较高成就；而认为女性成就低的看法则直接制约着女性取得成功的可能性。甚至有心理学家指出，如果孩子的行为总是严格地适应于他们的性别角色，这些孩子往往可以鉴定为只有较低的智力和最小的创造能力。

（二）家长要正确对孩子进行性别教育

对小儿的性别教育是一种生活教育、卫生教育，同时也是人格教育，在幼儿时期家长给孩子提供适当的性别教育对其心理发展具有重要意义。比如做变性手术的人中很多在小儿时期都受过“错位”的性别教育；而日常生活中也确实存在成人对幼儿进行性猥亵的行为，而幼儿错将这种性侵犯当作大人喜欢自己的一种表达方式。家长在对孩子进行性别教育时，不仅要让孩子对自己的性别角色正确认识，还要指引和发展孩子对男孩、女孩两性间的态度。孩子问及两性知识时，家长完全可以大方愉快地教给孩子一些基本常识，消除孩子的神秘好奇感即可。比如，3岁的孩子通常都会问这样的问题：“妈妈，我是怎么来的?”、“为什么他有小鸡鸡而我没有?”这个时候就可以非常自然地回答：“从妈妈肚子里来的啊。”“因为你是女孩呀。”不要给孩子一些误导性的答案，比如说是捡来的、石头缝里蹦出来的，还没有长出，被剪掉了等，这都是非常不妥当的回答，会让孩子从小就形成错误的性知识。又如一个6岁的小女孩，看看花花绿绿的杂志封面问爸爸：“什么是性犯罪?”对于类似的孩子还不必掌握的“古怪问题”，家长可以转移孩子的注意，比方说先让孩子把一个沉重的行李包拿到行李架上，等孩子发现拿不动时乘机向孩子解释：“学知识和拿包包是一样的道理，你年纪小拿不动，也不懂一些太复杂的知识。所以，让爸爸先帮你把这个知识保管起来，等你长大了就能明白其中的道理再回答你，好吗?”很快孩子就会把注意力转移到别的事情上去了。

要让孩子明确，身体是自己的，不能随便让别人触摸。即便是父母，在孩子不愿意父母拥抱的时候也不可勉强，甚至要制造机会让孩子对成人的身体接触行为做出合理的拒绝。有的孩子喜欢模仿搂抱的动作，家长可以这么说：“我知道，你抱她是想和她做朋友，不过好朋友拉拉手一起玩就可以了，抱来抱去容易摔跤，亲来亲去也不卫生、容易生病的，所以还是拉拉手就可以了。”还要让孩子明确，生殖器官是人体的隐私部分，不能随便让人看，更不能随便让别人触摸生殖器官，否则可能会引起病菌感染而生病。这对孩子的生殖健康和心理健康都是非常重要的。

3~4岁的小儿已经开始形成了严格的性别角色，他们知道自己长大后会成为爸爸还是妈妈，到6岁左右，他们开始认识到性别是人固有的，不依赖于衣服、头发等外表特征，甚至开始把性别和某些个性特点联系在一起。性别角色的发展极大地促进了小儿对人类活动中与性别有关的活动的认识，增进了其社会能力，所以家长要帮助孩子形成正确的性别角色定位。

七、理解学龄前孩子所关心的问题

在6岁以前，孩子把所有没有生命或意识的东西都视为有生命、有意识的东西，即认为世界万物都有灵性。比如幼儿会认为太阳是有生命的。而且幼儿还会把周围的物体看作是有感情的，与万物生灵有思想一样，孩子带有强烈的主观意识，把自己的主观想象，附加于客观物体之上。比如，孩子看到小草上有水珠，就说小草伤心地在流泪，看到钟摆在动，会说那个钟在生气地摇头。由于孩子的想象带有很大的主观色彩，这种主观色彩不仅给生灵万物赋予生命和意识，还使孩子将自己的视点移到他人身上，从而使想象与外在现实混同起来。孩子还往往借助视觉，对外在体形进行观察形成自己的想象，如果外形改变了，那么就会认为里面的内容也都改变了。

总之，学龄前儿童的思维特征带有主观知觉色彩和自我中心化。例如，自己看到的东西以为别人也看到了，把同样多的水倒在一个高而瘦的水杯和粗而矮的水杯中，幼儿会认为高瘦水杯里面的水多。

由于孩子的思维特征及其对外界的探索性特别强，所以就表现出强烈的好奇心和求知欲。在行动上，孩子表现出一种破坏行为。比如，新买回来的玩具，在幼儿手中，不一会就变得肢体分离。父母可能认为这是一种破坏行为，但对孩子来说，这正是他们好奇心的驱使，想弄明白“嗒嗒”的声音中是什么在驱使钟表的指针挪动。这时，父母不要一味地责怪孩子，让孩子产生惧怕心理。其实这种行为也是孩子对外界的探究和创造力的一种体现。如果经常受到责骂，孩子的这种探索行为常常在父母的训斥声中消失的无影无踪。但这样并不是说孩子可以任意破坏玩具、物品，父母应对孩子的破坏行为给以引导，比如试着让孩子把他自己弄散的玩具组合起来，这不但培养了孩子动手的能力，同时也是对他们创造能力的培养。

这种探索性表现在语言上，就是孩子的问题特别多，而这些问题都是以孩子感兴趣的东西为媒介。比如大多数孩子都会问，“天为什么会下雨?”、“月亮为什么夜里出来?”……这是思维活跃的表现，家长要耐心地给予解答。

八、扩大孩子的生活天地

（一）开阔孩子视野

在周末，家长可以带孩子去参观博物院、科技馆，去看展览，让孩子了解过去的历史，感受现代科技的神奇，同时也增加了孩子的知识。周末带孩子去公园、动物园游玩，让孩子认识真正的花草和动物，而不仅仅是童话卡通故事书中的画面。

长假时带孩子旅游，长途短途旅行皆可。通过旅游，开阔孩子的视野，让孩子看看外面的世界。回家后可以让孩子叙述途中所见所闻，在游玩的同时培养孩子的表达能力。城市的孩子家长可以带孩子到郊外，分辨各种植物，感受大自然的神秘，听鸟语，闻花香，陶冶孩子的情操。见到农作物，可以给孩子讲农民种粮的辛苦，以及粮食的来之不易，让孩子从小就养成爱惜粮食的习惯。

除了父母陪孩子，孩子还有自己的生活天地。比如，幼儿园放学后，让孩子尽情地和小伙伴玩耍，而不要一味把孩子关在房间里。

（二）培养孩子的读书兴趣

3 岁后的孩子，内心充满了好奇，吸收能力也特别强，家长应给孩子选择各种不同类型、不同主题的书籍；5 岁后孩子兴趣更加广泛，此时为他们选择的读物，无论是图画的内容还是主体都要复杂一些，如笑话、谜语、童话故事等，故事的内容不易太浅，难度上可以稍微超越孩子的理解程度。家长要以身作则培养家庭的阅读氛围，孩子喜欢模仿，如果父母爱读书，家中有各种各样的书，孩子在耳濡目染中便容易对书产生感情。成人念书给孩子听，对孩子来说是件快乐的事。在一念一听的亲子共读中，父母本身对图书产生的共鸣或感动等情绪，会自然地反映在声调中，并对听故事的孩子产生影响。孩子此时所获得的快乐，随着年龄的增长，将扩大对知识的探索。

父母也可以利用生活中的素材进行共读，例如杂志、照片、报纸、广告单等都可以读给孩子听。把生活中的故事说给孩子听，谈论自己或孩子小时候有趣的事，或者一起欣赏讨论杂志上的照片或广告单上的作品，看图编故事。当孩子经历过旅行、看展览、参观动物园等各式各样的活动后，会不知不觉地把自己的经验与书中事物加以联系，产生兴趣。

此外，父母还可以培养孩子的绘画、舞蹈和音乐才能。通过音乐教育，可以改善孩子的意志，陶冶孩子的感情，引导孩子的创造性发展，使孩子能表现真实的自己。通过美术的学习，不仅可以训练孩子的肌肉协调，培养孩子的想象性思考，而且还能培养孩子的美感和对美术的喜爱。舞蹈可以培养孩子的身体协调性、柔韧性。当然所有这些活动都要在孩子自愿的基础上，来培养孩子的艺术能力，如果孩子对某项活动反感，父母不可强迫，可采用逐渐诱导的方法，慢慢培养孩子广泛的兴趣爱好。

第七章　学　龄　期

第一节　学龄儿童的生长发育

一、身体发育

学龄期儿童身体方面的发展是以“缓慢而稳定”的方式进行，体格生长速度相对比婴儿期和学龄前期要慢，体格发育稳步增长。其生长特征是细胞本身的增长、肥大，替代了早期发展时的细胞数目的增生。

学龄期儿童体重的增加主要来自肌肉、骨骼的增长，而不是脂肪。肌肉力量增强，肌肉容积增大。学龄期儿童，女孩在10岁前、男孩在12岁前体重每年增长2kg，身高每年增加5~9cm左右。6岁时小儿躯干的长度、宽度分别是出生时的2倍，肋骨从水平位变为斜位，使胸部变得更加宽阔。上下肢快速增长，使身体变得瘦长。学龄期儿童头部与身体的比例逐渐接近成人，比较明显的变化是颅腔缩小、颜面骨拉长、额窦已发展完全。学龄期儿童男孩的运动水平高于女孩。

（一）体重与身高

6岁时男、女孩在体重、身高上无明显差异，男孩的平均体重、平均身高略高于女孩。但是在学龄期末，由于女孩青春期发育的开始年龄比男孩早两年，所以到11~12岁时，女孩的平均体重和身高超过男孩。至13~14岁后，男孩的平均体重和身高又逐渐超过女孩。

（二）骨骼、肌肉

学龄期仍然会有骨化中心的出现，这是体内矿物质特别是钙、磷在软骨内沉积的过程。学龄期儿童骨骼柔韧性好，通过矿物质沉积，软骨骨化，骨骼变得更加坚硬。由于骨骼的生长速度通常比肌肉、韧带的生长速度快，所以关节脱臼、动作协调性差在学龄期儿童中并不少见。骨骼的生长突增伴随着肌肉疼痛，特别多发生在晚上。许多儿童都会出现这样的生长痛现象，这是由于发育中的肌肉试图赶上骨骼的增长。

在学龄期，男孩体内肌肉所占比例高于女孩，而脂肪所占比例比女孩少，这一不同会一直伴随着儿童今后的生长发育。随着儿童活动量的增加，肌肉生长迅速，肌力增强，更牢固地附着在骨骼上。有些儿童肌肉发育尚未成熟，表现在经常出现一些笨拙、无效的动作，身体协调性差，不稳定，不能坐长时间，否则很快会感到疲劳。学龄期儿童比青春期儿童肌肉更易拉伤、扭伤。

（三）牙齿

自6岁左右开始出第一颗恒牙（即第一磨牙），长在全排乳牙之后，7~12岁恒牙萌出顺序从前至后（尖牙例外），逐个替换同位乳牙（表7-1）。通常女孩的换牙时间比男孩早1~6个月。

表7-1 恒牙出牙时间及顺序

牙齿名称	萌出时间	萌出牙数	牙齿总数
第一磨牙	6~7岁	4	24
中切牙	6~9岁	4	24
侧切牙	6~9岁	4	24
第一双尖牙	9~13岁	4	24
第二双尖牙	9~13岁	4	24
尖牙	9~14岁	4	24
第二磨牙	12~15岁	4	28
第三磨牙	17岁~	4	32

（四）心肺功能

学龄期儿童心脏生长缓慢，但左心室变大。3~7岁心尖搏动位于左第五肋间、锁骨中线处，心脏由横位转为斜位，左心室形成了心尖部。7岁以后心尖位置逐渐移到锁骨中线以内0.5~1cm。9岁时心脏的重量大约为出生时的9倍，此期心脏占身体的比例最小，所以儿童在活动之后容易疲倦，尤其在剧烈运动后会出现面色苍白。学龄期儿童肺脏的重量约是出生时的10倍，肺容积占身体的比例增大，呼吸变深、变慢，从而增加了儿童对大运动的耐受力。

学龄期儿童生命体征（包括体温、脉搏、血压、呼吸等）大致与成人相似。心跳因受迷走神经的支配，速率逐渐变慢，每分钟70~80次。呼吸速率每分钟18~21次。血压随左心室的发育而上升，收缩压为94~112mmHg，舒张压为56~60mmHg。

（五）运动机能

6~7岁小儿的粗动作技巧远远超过精细动作技巧，此时的粗动作指大肌肉运动，包括跳跃、跑步、骑车、跳绳、溜冰、投球、接球等。8~10岁时能表现出具有节律性、姿势优美的动作，另外由于注意力集中的时间较长，能够参与耗时间的体育活动，如篮球、体操、游泳等。10~12岁时动作已接近成人，身体能够依自我意识自由活动。

学龄期小儿精细动作也有了进一步发展。6岁的儿童能够系鞋带、使用锤子、用笔写字或画精细的画。7岁以后写字时字体上下、左右颠倒的现象会大为减少，由于手与眼间的协调性愈来愈好，所以可以使用各种乐器、穿脱衣服、扣扣子，字型也逐渐成形并缩小。10岁以后，在编织、缝纫以及复杂乐器的弹奏方面更能表现出纯熟的技巧（表7-2）。

一般来说，影响儿童运动机能发展的因素除了环境、学习机会以及这些技巧是否在同伴中流行外，性别也是其中的一个因素。通常女孩精细动作的技巧胜过男孩，而男孩比较擅长粗动作。男孩四肢肌肉力量强，女孩身体弹性较好，所以男孩喜欢打棒球、游泳、骑车等；

女孩则在体操、跳绳、舞蹈等方面更擅长。另外，身体活动与身材和身高也有一定关系。身材矮小的儿童比较擅长赛跑，男孩比较会翻筋斗，女孩喜欢做体操。身材高大的儿童多喜欢打篮球、排球等。

表 7-2　6～9 岁儿童动作发展特点

年　龄	动　作
6 岁	平衡感很好
	操作各类用物，技巧熟练
7 岁	好动性减少，注意力较集中
	手的动作技巧增强
	能模仿字体
	身体动作技巧增强
8 岁	身体协调性好，动作敏捷
	书写能力增强
9 岁	双手运用灵活，如使用乐器
	眼－手－脚协调性好，如能踢足球、打网球等

二、认知

6～12 岁的儿童大脑继续发育，脑的各部分增大，尤以额叶为著。脑的重量增加，接近成人水平，约 1400 克。神经的兴奋和抑制功能增强。活动时间增多，睡眠相对减少，平均每天睡 9～10 小时。内抑制过程增强使儿童能进行更精确的分析和综合活动，增强了自我调节和控制自己行为的能力。由形象思维开始向抽象性思维过渡，为孩子进行学习提供了生理条件。学校学习成为这一阶段儿童活动的中心内容。

皮亚杰将此期的认知发展称为"具体运算阶段"或称"具体运筹期"：这一阶段儿童的年龄大致处于 7～12 岁左右，这时儿童逐渐掌握了守恒的概念，可以开始进行一些运用符号的逻辑思考活动，可以形成一系列的行动心理表象。比如 8 岁左右的儿童去过几次小朋友的家，就能够画出具体的路线图来，而 5、6 岁的儿童则无法做到。另外，具体运算阶段的儿童"自我中心"的程度也在下降，他们开始克服"片面性"而注意到事物的各个方面，发展了了解他人观点的能力，因此提高了与他人沟通的能力。

（一）具体运筹期

这一阶段的主要特点是出现了具体运筹（concrete operation）即群集运筹图式，已能用逻辑处理客观事物，其主要特点是：

1. 守恒性　小儿运筹的基本特点是守恒性。所谓守恒，就是内化的、可逆的动作。在学龄前期，儿童的感觉运动图式内化而为表象图式，但这种图式还没有达到守恒。只有儿童的动作既是内化的，又是可逆的，才算达到了守恒。用通俗的话说，就是在头脑中，从一个概念的各种具体变化中抓住实质的或本质的东西，才算是达到了守恒。

守恒是通过两种可逆性实现的，一个是逆反性（inversing），即否定性。例如“+A”是“-A”的逆向或否定；一个是相互性或互反性（reciprocity），例如：A>B，则B>A是它的互反。儿童自身的左右和对面人的左右就是一个互反关系。

2. 群集（groupment）运筹　在具体运筹阶段的儿童，由于出现了守恒和可逆性，因而可以进行群集运筹。群集运筹包括组合性、逆向性或否定性、结合性、同一性、重复性或多余性。

具体运筹阶段的儿童能对这些群集运筹结构进行分析综合，从而能正确地掌握逻辑概念的内涵和外延等。

这阶段之所以叫具体运筹阶段，理由是：

（1）这种运筹思维一般还离不开具体事物的支持，即思维仍以具体现实为依据。如果离开具体事物进行纯粹形式的逻辑推理，小儿会感到困难。

（2）这种运筹还是零散的，还不能组成一个结构的整体，一个完整的系统。如这两种可逆性（逆反性和相互性）是互相孤立的，则不能把他们之间的复杂关系在一个系统内综合起来，而这一点只有在形式运筹阶段才能做到。

（二）学习能力与学习问题

1. 学习能力　学龄期儿童学习能力有了较大的发展，他们各种感觉的感受性不断提高，知觉的分析与综合水平也开始发展。有意注意力迅速发展，并且能自觉集中注意力，注意的稳定性渐渐延长；注意的范围逐渐扩大；注意的转移逐渐灵活协调；逐渐学会较好地分配注意。记忆能力从机械记忆逐渐向理解记忆发展；从无意识记向有意识记发展。他们用各种不同的方式，将已有的经验及新的资料融汇整理后，纳入其知识领域中。

2. 学习问题

（1）特定发展障碍：不包括智能不足，或注意力无法集中的障碍，而是表现在以下几种能力的不足或缺乏：①特定阅读能力的障碍：指的是基本阅读技能及理解能力上的问题。②特定数学能力的障碍：指的是数学计算及推理上的问题。③语言能力的障碍：指的是口语表达及听力能力上的问题。④发音的障碍。⑤协调度的障碍：指的是写字及其他精细动作协调上的障碍。

另外，还有许多学习上有障碍的情形，是无法确切归类于上述项目内的。如阅读及语言上的障碍是因有些儿童的发育不均衡，或是合并有注意力障碍。在学习上有问题的孩童可能有一两项的技能发展较迟缓，但其他知觉、认知或动作发展亦可以是正常的。因此，在特殊教育下，针对他们发展迟缓或功能伤害的项目，加以辅导训练，不仅使某些学习障碍的儿童恢复正常，甚至可使他们在青春期有杰出的表现。

（2）注意力缺乏障碍：可分为两类，一是伴随有过度好动的情形，另一类则没有。前者会有注意力集中时间短暂，常会有许多与情境无关的举动等典型的特征出现，特别在与一群人一起学习或游戏时即可明显地观察到。后者则比较安静，但也无法集中精神，故而学习效果亦差。比较好动的注意力障碍孩童，他们的脾气暴躁、情绪不稳定、易哭或有暴发性及不可预期的行为，这些行为可能是具有破坏性的、烦躁不安、易有挫折感，且具有攻击性。

（3）智能不足：指在18岁以前，在智力上明显地低于同龄人的智力水平，并有适应上及行为方面的问题。智能不足的诊断标准有三：①智商低于70；②适应能力差，无法符合该年龄应有的表现标准；③确定诊断年龄在18岁以前。

（三）语言发展

学龄期儿童语言的发展日见成熟，他们的独白言语迅速发展，书面语言在这一时期进行着大量的正规训练，这些训练不仅使口头语言继续发展，而且促进了他们思维的发展。他们能够运用较深奥的文字及结构复杂的句子，这使他们学习更有效率，更便于与人沟通。

（四）思维的发展

学龄期儿童能以思考来解决问题及推论，能够进行更精确的分析和综合活动，他们的思维形式多与具体的、可观察到的事物密切相连，且由具体形象思维向抽象思维过渡，思维的基本过程日益完善，概念的掌握趋于丰富、精确和系统，判断、推理和理解能力逐步发展，思维的品质如灵活性、批判性和创造性等也有所提高。他们想象力丰富，富于幻想，性格逐渐形成。此期儿童的逻辑思考已具备了三种能力：

1. 可逆性的思考能力　指当孩子观察到一连续的行为后，可倒回去想到行为开始的情形，如将两杯相等的水倒入两个形状不同的容器中，虽然液面高度不同，但他们能理解这两杯水本来就是一样多的。

2. 分类能力　此期的儿童可同时思考到物体的几种特性来分类，甚至能有层次地排列。

3. 序列能力　会将物体由长排到短，或由短排到长。对于顺序的了解将有助于加减乘除运算的学习。

此外，逻辑思考还表现在守恒性：即对于物体的质量、重量、容量、长度及数字或空间等概念保持恒定，不会因其形状等因素的改变而认为增加或减少。

三、社会心理的发育

在艾瑞克森的心理社会发展理论中谈到，每个人生阶段都有其发展任务需要完成。就学龄期儿童而言，主要的社会发展问题是勤奋-自卑。此期儿童发现自己在某些方面有突出成就的潜力，而且这些成就得到社会的许可，因而激发其勤奋；如果不能发现自己勤奋的潜力，则将产生自卑。

（一）性别角色的区分

学龄期处于性心理发展的第四个阶段：潜伏期（性沉寂期）。

潜伏期（性沉寂期）：学龄期的儿童随着他们社交和社会知识的扩展，他们的兴趣向外扩展到对其他奥妙和知识的兴趣上来。这时的孩子通过学习同性双亲的角色行为而正常发展区分出性别角色行为，男孩会模仿父亲或女孩学习母亲的行为，发展出男女有别的行为表现。儿童的兴趣不再限于自己的身体，转而注意自己周围环境中的事物，愉快感来自于对外界环境的体验，喜欢与同性别的伙伴游戏或一起活动。但由于羞怯，往往不会主动提问那些担心被人指责和嘲笑的问题，然而他们的性好奇心是一定要设法满足的，父母的责任是多与孩子进行双向的信息交流和情感交流，适当地引导他们看一些知识性的书，因势利导地告诫孩子哪些行为是正确的，哪些行为是错误的，这是向青春期的过渡和准备。心平气和的态度既可以约束孩子的性实验，也不伤害孩子将来对性的认识与兴趣。

（二）性格的培养

性格是指个体对客观现实的稳定的态度以及与之相适应的习惯的行为方式。性格是人格的核心，体现一个人的本质属性，是人与人相互区别的主要心理特征。学龄期开始正规学习生活，儿童重视自己勤奋学习的成就，如不能发现自己学习潜力将产生自卑。青春期体格生长和性发育开始成熟，社交增多，心理适应能力加强但容易波动，在感情问题、伙伴问题、职业选择、道德评价和人生观等问题上处理不当时，易发生性格变化，故家长、老师和社会的关切爱护和正确引导对青春期少年建立优秀品质十分重要。在小儿性格的发展中，外界环境和父母教育对儿童性格的形成有十分重要的影响：民主的父母可培养出独立性强、大胆机灵、社交能力强的儿童；严厉的父母经常打骂孩子，会使儿童性格冷酷、顽固、缺乏自信；溺爱孩子的父母则使其骄傲、自私、任性，缺乏独立能力和主动性，依赖性强；父母教育方式不一致则使儿童养成两面讨好、投机取巧、会说谎的性格。学龄期是儿童形成性格的重要阶段，因此要注意对儿童性格的培养。此期心理卫生问题逐渐增多，需注意做好以下几点：

1. 培养儿童各种认知能力　应注意培养儿童初步的观察力、写作能力，迅速地默读及有表情地朗读课文的能力，掌握一定的记忆方法，促进形象思维向抽象思维过渡，让他们学会思考，启发他们的思维、想象等。

2. 培养儿童良好的习惯

（1）培养良好的学习习惯，激发他们的学习动机，培养学习兴趣。该期儿童具有强烈的好奇心和求知欲，要激发他们的学习动机和态度，教给他们科学的学习方法，养成自觉学习的良好学习习惯。

（2）培养集体意识，让儿童体会到自己是集体的一员，集体的荣誉就是自己的光荣，要为集体争光。

（3）学会有始有终，在父母与教师的督促下培养有始有终的良好习惯。

（4）学会替他人着想，不打扰别人。

3. 培养适应能力　引导儿童正确认识和处理好与同学、老师、集体的关系，这在独生子女中尤为重要。

4. 正确疏导　防止不良行为的发生，如，逃学、说谎、偷窃等。

5. 培养健全的人格　应注意培养独立适应环境的能力及健全的人格，切忌培养所谓“标准儿童”，即一切听大人的吩咐，一切按大人旨意办事的“特别”听话的儿童。

（三）情绪的发展

情绪反应是被一种强烈刺激所引起的剧烈反应。情绪是一种个人全身的激烈纷扰，它来自于心理，包括行为、意识、经验等。人类的情绪是逐渐发展而成的，并受成熟与学习因素的影响。学龄期儿童情绪表现比较外露、易激动，但已开始学着控制自己的情绪。此期情绪发展特征如下：

1. 在恐惧情绪发展方面　6岁的孩子尤其表现在听觉上的害怕，如门铃、鸟声、虫鸣；对自然力量的恐惧，如雷声；鬼怪方面如怕鬼、巫婆等；怕一个人独处。7岁时，则大多是视觉的恐惧，如怕黑、把人影看成鬼怪、怕不受欢迎、上学迟到等。8、9岁时，恐惧及担忧较少，但在学业上，怕自己能力不够、怕失败。10岁时，恐惧又增加，尤其对蛇、兽的害怕，有的会怕黑、怕高、怕火等等；有的孩子还会自动说不怕哪些东西。

2. 愤怒情绪发展　儿童愤怒情绪的反应方式，由剧烈而缓和，由直接而间接。如7岁时，同伴间会起争执，甚至动手打架；对自己的主张未被采纳时，则会反唇相讥、态度固执。8、9岁时，人身攻击渐渐减少，多表现为用口语互相批评及指责。10～12岁时，会对道德的侵害、社会的罪恶表示愤怒，对不如意的事唠叨不休。

3．在嫉妒方面　学龄期生活范围由家庭扩展到学校，关心的事日增，嫉妒对象由家人移至同学、师生关系上。如6岁时想独占老师；7岁时想独占友人；8岁时，会背地说人坏话；到10岁，嫉妒别人的成绩比自己的好，甚至有计划地妨碍别人的友爱。

（四）家庭的影响

虽然此时期儿童开始进入学校，经历另一种社会化的过程，但家庭并不会因此而降低孩童在社会化发展上的功能，家庭生活对儿童发展其“自我概念”及“自尊心”方面，有着支持及鼓励的重要地位。

家庭成员的发展也会带动整个家庭的成长，亲子互动随之调整，此时期的父母会感到，学龄儿比学龄前的孩子“讲道理”，使用体罚的教导方式开始锐减，而改用纪律的策略，如犯纪律时会被剥夺某些权益，如不能看电视或出去玩等。

此期的家长主要是在适度的距离下，监督及辅导孩子的行为，有效地利用共处的时间，增进儿童自我监督的能力，如解释行为可被接受的标准、避免不适当的冒险，及教导在何种情境应寻求父母的协助。

亲子互动有助于儿童自尊心的养成。自尊的高低与父母在家中所订下的限制有关。自尊心太低的儿童往往来自专制的家庭，父母要求孩子完全顺从规定，却不表达其限定的范围，使孩子无法确定自己的行为是否合适，从而产生无力感。反之，对孩子接受度高的家庭，因孩子能感受到足够的被爱及亲密感，而形成其自尊自重感。理性的父母、清楚的价值观、开放的双向沟通、和谐正常的家庭关系，对儿童自尊的发展有着密切的关联。

父母对子女的教育态度与方式以及父母的性格特征，对儿童性格的形成有一定的影响。如溺爱会养成儿童任性、傲慢、自私的性格特征。相反，过分严厉、训斥、打骂，会使儿童产生孤独、怯懦，甚至冷酷、凶残等性格特征。正确的教育方法应是既民主又严格，使儿童形成诚实、活泼、团结友爱、亲切友善、勇敢坚强、情绪稳定等良好的性格特征。

（五）学校的影响

儿童入学后，开始学习文化技能如读书、写字、思考、问题解决及人际关系。他们社会化的范围由家庭延伸至学校，又因上学后结交的许多同学朋友大多居住在邻近社区内，因此与社区的互动也增加了。此时，学校提供儿童政治观点、道德价值观及技能或成就抱负的发展，以联结家庭与同学团体间的距离。

1．初入学的适应　对于刚踏进校门的一年级新生，学校是一个全新的环境，尤其是未上过幼儿园的孩子对集体生活和师生关系都很陌生，他们易于产生不安心理。通常要经过一、两周的适应过程。在入学之初儿童会遇到许多问题，父母应多加注意。未体验过集体生活的孩子往往比较拘谨、胆怯，即使有疑问也很少主动提问题，而是自己去寻求答案或听之任之。长此以往，对孩子的学习积极性和好奇心是一种抑制。

当儿童第一次上学时，将面临最主要的两个问题是：

（1）学习读与写：在学龄前期，儿童已具备了良好的语言能力，尤其是口语的表达技能，到了学龄期，他们除需了解口语沟通与书面文字关系外，还需学习书面的沟通能力。

（2）社交的调试：首先，学龄儿不能再如以往可在家无所事事，上学后无论喜欢与否，均需按所安排的课表上课、活动及交作业。另外，在学校里，儿童除要适应与数十位同学一起上课且家长不能陪伴外，还要接受陌生成人即老师的教育管束。

2. 教师的影响　教师的态度对孩子适应学校生活很重要。态度过于严肃的老师，见到学生有错，立即责骂或呵斥，对于从未被父母责骂过的孩子，即使不是骂自己也会感到毛骨悚然；而对于那些经常在家挨打挨骂的调皮孩子，责骂并不起作用。因此，不论从心理或教育的角度看，老师或家长都应避免责骂孩子，而应关心和爱护孩子的自尊心和学习的自觉性，循循善诱，晓之以理，动之以情。这样做，哪怕是很顽皮的孩子，也会改变其坏习惯。老师和家长应经常联系，在教育方式和态度上要协调一致，这对孩子尽快适应新环境，安心学校生活起着很重要的作用。

3. 与同学的关系　当学龄儿的发展空间延伸至学校及社区时，其与同龄人互动机会将增加，如在学校班级里、课外活动组织里、住家临近游玩区域里的同学或朋友。同伴团体的组成，除年纪相仿外，其组织结构及意义，随年龄的增长而有所不同。早期学龄儿同伴团体特征是由同性别儿童自由组成，而少有正式的组织规则约束其互动行为，因而流动率高。约10岁时，团体组成多具有意义及目的，并有特定的组织规定，因此，同伴压力变得较明显，甚至有时为强迫性的束缚。

同伴关系发展的结果，儿童学习到分享彼此的想法及感受，在了解不同的看法后，对其重新思考自己的观点，有着正面的影响；而且所伴随的情绪体验也相当重要，因为这种自我评价及成长的感觉，是错综复杂且具有挑战性的。此外，同伴关系可增进沟通、资料处理、判断力及与他人合作的能力。儿童逐渐从与同伴互动中，体会到怎样的表现是被接受或不被接受的，由此在“自我探索”中形成自我概念，同时发展出友谊团体，亦提供了家庭和外界社会环境间的桥梁。

（六）游戏兴趣与学习

学龄期的儿童好动且好玩，又因其动作及认知的发展日见成熟，更助长了他们对各种不同种类、性质游戏的学习。有人认为儿童的游戏，是毫无意义且浪费时间的，但实际上恰好相反，专家学者对儿童游戏的价值和功能有如下肯定：

1. 能量的释放　游戏是儿童发泄多余能量而可能被接受的方式。

2. 情绪的发泄　弗洛伊德深信儿童能在安全的游戏活动中，将深沉的情绪抒发出来。

3. 享乐的效果　不同的游戏活动有其特定的功能，且所有的游戏都有乐趣，能满足个人及娱乐的效果。

4. 为将来的成人生活做准备　因为在儿童的戏剧游戏里，多注重成人角色的扮演，所以格洛斯（Groos）认为在角色扮演的游戏中，儿童发挥想象及模仿的能力，实际上已试着计划及准备个人的未来。

5. 发展智力　皮亚杰认为游戏是一种学习过程，让儿童发展出解决问题的能力，故游戏是童年所有学习的基础。

卡布兰（Kaplan）又另外解释游戏对儿童发展上的四个贡献：激发创造力、协助学习、造就人际关系及人格和自我概念的支持。总之，游戏成为消除紧张、增进体能及成就社交技巧的工具，亦提供了儿童与周围环境互动的自我探索空间。

游戏的发展在学龄前期，大多喜爱神仙故事，多做象征性想象的游戏，而社会性戏剧（扮演成人世界的生活）游戏在4~6岁时达到高峰。进入学龄期后，喜好结构性的游戏，并有规则可循，通常属于竞争性或团体性的活动。这些规则特别强调：谁可以参加、多少人能参加、参加者应遵从的规定（什么行为是被准许的、什么是被禁止或犯规的）。此期的游戏新技能如下：

（1）儿童们能从事并调节合作与竞争之社会互动的本质；

（2）儿童们能计划及执行长期并有目标的活动；

（3）儿童们能自我控制，自愿遵守规则所设的限制。

除了技能的增进，在参与团体游戏活动的同时，将认识更多同学朋友及加强有效的互动能力，这都是学龄期儿童游戏发展的特征，此期儿童游戏的项目有：猜谜、放风筝、下棋、掷包或球、跳皮筋等等。

（七）害怕与应对机制

儿童的害怕情绪表现依年龄的不同而有所不同，害怕产生的原因是儿童在与人或事直接交往时不愉快经历中学习到的恐惧，或受成年人或其他儿童的恐惧的影响而产生的。

1. 主要表现　儿童时期的恐惧有一定的发展顺序，学龄期主要表现为：6~7岁恐惧较多，如对响声、雷电、火、黑暗、迷路、受伤、大动物、幽灵、魔鬼、想象中的人（在窗外或床下）；交友失败、失宠、学习失败、电视中恐怖的内容等。8~9岁恐惧有所减少，可因某些不易理解，又无法证实其不存在的事情，如死亡、疼痛、学习失败等引起。10~12岁的恐惧多由凶猛的野兽、高地、黑暗、孤独、被侵犯所引起。

2. 应对机制　儿童出现害怕情绪是正常现象，对此不要讥笑、斥责，而应对其给予帮助和心理支持，鼓励儿童采用正确的方法，战胜恐惧。对儿童恐惧提供帮助的措施如下：

（1）给儿童提供表达恐惧的机会，指导儿童正常发泄愤怒和悲哀，如游戏和体育；

（2）让儿童真实地认识疼痛、疾病和死亡，鼓励儿童进行开诚布公、诚恳的讨论；

（3）指导儿童学会控制恐惧的方法，如房间开灯，避免黑暗；父母不在家，可到邻居家玩耍等待；根据儿童对疾病、死亡理解的水平做必要的解释，并给予帮助和心理支持；

（4）与家长讨论儿童恐惧的原因及其表现，使家长能认同，不要试图用粗鲁的方法，如惩罚、恫吓、强迫，使儿童克服恐惧，因为这样做的结果只能是适得其反；

（5）给儿童提供机会，观察其他儿童如何应对恐惧。

（八）道德和信念

儿童的伦理道德标准发展形成，不断受到父母、教师、亲人及其他关键人物的榜样作用、认知发展和既定纪律的影响。而道德训练的目的，是使个人的行为能为社会大环境所接纳。

1. 道德　柯尔伯格认为学龄儿童到青春期，大多属于道德循规期，注重与他人维持良好的关系，受他人的肯定，注重遵守社会秩序。因此他强调认知发展程度及社交经验，是将儿童推进此期道德发展的必备条件。道德发展同人类发展一样，亦需循序渐进，无法跳过任何一期直接进入层次更高的发展。但若因认知发展不足及社交经验缺乏，也可造成年纪与道德发展的进度不能配合，出现年龄较大的比较小的发展慢些的情形。因此，父母、教师及其他成人如何协助学龄儿童的道德发展愈发重要。为使儿童发展出成熟的道德观及正向行为，孩童必须：①知道对与错；②控制做错的冲动；③行动前考虑他人的权利及需要。当儿童们有冲突发生时，大人们应让他们参与是与非的决定过程及如何矫正行为，不可强制执行大人们所谓的规定，而不予以解释讨论。要达到高层次的道德发展，必须有足够的机会去学习了解什么是对与错，理由何在，及如何做抉择。

2. 信念　信念是激励人们按照自己的观点、原则去行动的动机表现形式。信念的基础是对自己有关自然和社会的观点有深刻的认识，深信是完全正确的，并形成了自己实践活动的原则。科学真理、道德伦理、宗教信仰等都可成为信念的内容。信念决定着需要的内容和方向，对于人的行为具有巨大的激励和支持作用。信念能使人激发出积极性和坚强的意志，使人在身心遭受难以置信的折磨和痛苦时，产生巨大的勇气和能量而为之奋斗。

学龄期儿童，自我概念尚未发展完全，极易受到成人的影响，且因无法辨别成人的意见是否有偏差，故往往对成人的评价深信不疑。因此，对学生的引导就非常重要，学校、家庭、社会都应肩负起教育儿童的责任，培养他们树立正确的人生信念。

四、促进健康和保持健康

（一）视力、听力的促进

良好的视力功能是阅读、书写以及进行各项活动的前提条件。预防近视眼是儿童少年视力保健的主要内容。教室要采光充足，课桌椅根据学生的身高进行调整，每月轮换学生的位置。注意用眼卫生，用眼时间不宜过长，较长时间近距离用眼时，中间可以远眺以减轻用眼疲劳。阅读、书写姿势正确，眼睛距离书本30～35cm，禁止走路、坐车、卧位看书。坚持每日做眼保健操，做到动作准确。定期检查视力，对已发生的近视要到医院验光，佩戴眼镜，避免屈光度加深，保持和改善视功能。养成良好的卫生习惯，避免脏手揉眼睛，防止各种流行性眼病。一旦感染眼病或角膜病变，及时治疗。

避免长时间使用耳机听声音过强的音乐，以防听力损伤。

（二）牙齿的保护

小儿约6岁左右出恒牙，恒牙的生长是在学龄期，本期少年龋齿的发病率较高，因此应特别注意口腔卫生和定期的牙科检查。龋齿的发生比较缓慢，从早期损害到龋洞，平均需要15个月的时间，如能及时发现提早干预，能取得良好的效果。教育学生认识口腔卫生的重要性，了解龋齿的危害，养成早晚刷牙、饭后漱口的习惯。家长要负起监督检查的责任。选择合适的软毛牙刷，教会小儿正确的刷牙方式，教育小儿避免食用粘性的糖类。牙刷使用后要冲洗干净并放在通风处，至少3个月更换一次牙刷。

定期进行口腔检查，及早发现龋齿、牙齿咬合错位、牙痛、口腔感染等问题，加强口腔疾患的预防与治疗。

合理营养与体育锻炼，适当增加含钙以及多纤维食品，使牙齿正常发育。使用含氟牙膏刷牙，减少牙齿被酸性物质腐蚀。

对已完全萌出的恒牙，如果牙面有深的窝沟，可请牙科医师进行窝沟封闭。

（三）活动与休息

体育锻炼是促进生长发育、增强体质、提高健康水平的重要措施。学龄期的儿童动作的速度和控制能力增加，已经具备了参与成人运动的条件，应鼓励学龄儿童进行较多的体育活动。为小儿提供合适的体育锻炼机会，提供合适的空间以及运动器具。跑步、游泳、跳绳、骑车、轮滑、滑冰、足球都是适合小儿的运动项目，能促进小儿体力和协调力的发展。鼓励小儿从事有组织的课外体育活动，以培养他们对体育活动的爱好，促进体格健康。小儿的力气、控制力尚不及成人，同时又喜欢竞争，因此要了解小儿的体能极限，教会小儿适当的防护技巧和安全防护原则，避免伤害。运动前有必要的准备活动，运动器材功能正常，要有合适的急救人员和设备，有严格的安全条例。体育锻炼不仅促进儿童的身体健康，在运动过程中家长和老师还要适当引导儿童通过体育锻炼建立儿童的自尊意识和团体意识。

学龄儿童的休息与睡眠有很大的个体差异，应根据小儿的年龄、活动量、健康状况制定个体化的睡眠和休息习惯。学龄期儿童每天睡眠约 9.5 小时。入睡障碍问题较学龄前期有较大缓解，主要睡眠问题是梦游和梦呓。梦游常出现在入睡后的前 3 ~ 4 小时，梦游的小儿常突然坐起，下床行走，动作笨拙，然后躺下重新入睡。梦游时小儿会有无目的的活动，和他们对话往往得到含糊的回答。梦呓也大多是无目的性的，所说的话往往无法理解，往往不能听清。小儿往往忘记睡眠时曾经梦游和梦呓。为保证梦游孩子的安全，要保证家中环境的安全性。当孩子梦游时，家长最好不要去干涉，如需唤醒则一定要轻柔的呼唤小儿的名字，避免使孩子受到惊吓。梦游通常无需治疗，避免小儿过于疲乏、解除小儿的压力，可以使梦游情况缓解。

（四）玩耍与安全

学龄期儿童身体控制能力和协调能力增强，知识增加，所以造成意外伤害的几率有所减低。但由于此期儿童活泼好动、好奇心重，面临较宽广的环境，家长的监管力度也有所放松，因此安全问题依旧十分重要。常发生的意外伤害有车祸、溺水，以及玩耍中的意外伤害。由于缺乏行走技巧或不遵守交通规则，学龄儿童易发生车祸，主要原因是横穿马路和骑车。应加强教育儿童遵守交通规则，遵守交通信号灯的指示，横穿马路时一定要走人行横道线，并环顾左右确定安全才能通过。年龄较小的儿童一定要在成人陪同下过马路。骑车一定要走非机动车道，不要骑快车，不能上机动车道。禁止在野外池塘、江河游泳。儿童游泳时应有成人陪同，遵守游泳馆的规定，未考取深水证者不能去深水区。家长应检查儿童的玩具是否有潜在的伤害性，不能玩耍仿真枪具、刀具，不能手持尖锐的物体追逐打闹，当儿童做一些有危险性的体育活动，如滑冰、轮滑时，要佩戴好保护器具。

（五）性教育

学龄期儿童有强烈的性别意识，男孩与男孩交往，女孩与女孩交往，各自追求不同的兴趣爱好，相互之间的沟通受限。该期小儿的性别角色意识从与同伴的关系中获得。小学性教育的内容在学龄前期的教育基础上进一步深化，具体内容如下：

一年级：帮助学生了解自然界性和性别的一般概念；了解男孩和女孩；男性、女性，爸爸、妈妈的性别角色；他们在家庭和社会中的角色地位；并初步具有性美学等观念。

二年级：了解动物、植物和人类的生殖概念。

三年级：了解动物和人类胚胎发育的简单过程。

四年级：了解人类生殖过程和遗传学的一般概念。

五年级：了解男性和女性生殖卫生的一般知识；加强性伦理道德、性体育和性美学修养。

六年级：深入了解男性和女性生理卫生和性心理卫生知识，加强道德修养。

（六）学校生活的适应与调节

入学是儿童有意识的社会生活的开始，儿童需要严格遵守纪律。面对陌生的环境、老师和同学，儿童常会感到紧张，老师和家长要帮助儿童适应这一新环境，教育儿童要尊敬师长、团结同学、关心集体。比如见到老师要主动打招呼，课余和小朋友一起做游戏，要关心班集体，正确处理好和老师、同学、集体的关系。家长还要注意观察儿童平日的表现是否有异常，避免孩子出现焦虑、恐惧、压抑等情绪，使孩子身心健康发展。

学校是孩子学习知识、掌握本领、培养各种能力的主要场所。儿童有强烈的好奇心和求知欲，教育者要注意激发正确的学习动机和态度，培养学习兴趣，寓教于乐，使孩子养成热爱学习以及自觉学习的习惯，在比较轻松的氛围中完成学习任务。

培养孩子优秀的品质。通过与同龄人的交往使孩子的社会生活有了较大发展，他们从与同伴的交往中学会接受和欣赏多种多样的想法和行为，而对同伴的行为模式和来自同伴的压力也会变得敏感。家长要多和孩子沟通，及时了解孩子内心的想法并加以引导，防止孩子因模仿而形成不良的行为品质，培养孩子优秀的品质。

第二节　学龄儿童与家庭的发展和适应

这一时期的儿童进入学校，开始以学习为主导的生活和活动，在学习过程中，儿童必须系统地掌握知识技能，养成适应班集体、少年先锋队集体和全校集体的个性品质。他不仅要学习自己有兴趣的东西，而且要学习他虽不感兴趣但必须要学的东西。他要学会遵守学校的纪律、遵守课堂的秩序，学习如何与老师同学相处。由于有那么多的新规则要学习，突然之间课堂上全是陌生的面孔，孩子可能会难以适应突然的变化，而产生厌学、上课注意力不集中、和同学不能很好的相处的现象。此时需要家长给以孩子帮助和支持，改善孩子和老师同学的关系。

一、同学

同伴和同学对学龄儿童而言是有其特殊意义的，因为它不但帮助儿童在与同学的互动当中得知他人是如何看自己，而且也帮助他们了解自己的聪明才智、能力及在同学中的受欢迎程度。它同时也帮助儿童了解同学对许多日常生活事件的感觉、态度、做法，并进而影响个人的判断和选择。此外，同学关系的好与坏对儿童个人目前和未来的生活具有相当大的影响力。如果在学龄时儿童不能很好地与同学相处，可能造成被排斥或被忽略，并影响到孩子对学习的兴趣或对上学的态度。家长应该及时了解孩子在学校的情况，帮助孩子学会社交技巧，学会与老师同学交往。

同样大的孩子在同样的学校上学，但是有的孩子非常受同学欢迎，但有的孩子却遭同学的排斥或忽略。如果自己的孩子在学校受同学排斥或者不能很好与同学相处，就需要家长观察自己的孩子，是孩子性格太孤僻，还是不懂社交技巧，如不懂得帮助关心他人，不懂得与同学分享，在学校打骂同学等等原因造成孩子不能与同学融洽相处。如果孩子性格太孤僻，家长就要找自身的原因，是不是自己平时和孩子交流少，因为工作忙或是应酬多，回到家里精疲力竭，而很少和孩子说话，结果造成孩子独来独往，到了学校而不能与同学很好地交往。如果是这样，做父母的就要注意自己的教养方式了，每天要增加与孩子在一起的时间，与孩子一起玩耍，与孩子沟通交流，让孩子勇于与父母说话。当孩子叽叽喳喳在父母面前说个不停时，表明他愿意与父母沟通，愿意把自己所碰到的一切告诉父母。久而久之，他们也就愿意与其他人交往，希望能与别人分享自己的一切，尤其是同龄的孩子。如果孩子因为不懂社交技巧而不能与同学融洽相处，父母要教给孩子与他人相处的规则，如关心他人，同学遇到麻烦时，要帮助他们；不能随便打骂同学及他人；要和同学伙伴分享自己的食物等等。

二、老师

6~9 岁的儿童处在成长的关键期，是孩子从幼儿园向学校过渡的阶段，知识的形成和延展将在这一时期发展起来。这时家长要帮助孩子培养学习的兴趣和对老师的尊敬，要做到以下几点：

（一）家长要注意和老师及孩子的沟通

这一时期的孩子有了自己的喜好和是非观念，对于老师，孩子们会以自己的方式去评价，或者尊敬或者不喜欢。比如，孩子会说，“为什么要听老师的话?”“为什么上课不能说话?”这时家长就要认真思考孩子的问题，给予恰当的回答。大多数老师教育的出发点是好的，但由于现代教育还达不到因材施教的程度，因此，老师的教育无法与所有学生的心理相契合，这会造成某些孩子无法与老师做出恰当、及时的沟通，产生反抗情绪。

这时家长不妨让孩子客观地评价一下自己的老师，让孩子指出他认为老师不对的地方，家长听取孩子的意见后，对于不当的说法，可以予以纠正，让孩子学会反思和换位思考，理解和体谅老师的苦心。告诉孩子，老师的管教是为了孩子好，听老师的话，能让你取得进步，引导孩子健康成长，和老师出了摩擦，应以谈心的方式多交流，把矛盾解决掉。家长私下多和老师沟通，交谈孩子的学习情况和其他方面的情况，也帮助老师了解学生，对孩子的教育形成一致共识。

（二）不要责难老师

如果孩子对老师不满，家长不要马上责备孩子，也不应责难老师。家长如果责难老师，就可能阻断师生情感，减弱孩子对老师的信任，助长孩子的错误行为和错误态度。这时可以让孩子举一些具体事例，客观地帮助孩子分析，是老师的做法不当，还是学生自身的错误。告诉孩子教师这个职业是神圣的，是值得人们尊敬的，尊敬师长，友爱同学是中华民族的传统美德。而尊敬老师的一个表现就是要虚心听从老师的教诲，不顶撞老师，老师教你知识，教你怎样做人，是值得尊敬的人，你应该把老师当作父母一样看待，认真完成老师交代的事情。

（三）对于有学习障碍的孩子

有的孩子在学校和同学老师度过一段时间的磨合后，有一些学习障碍，不能很好地适应学校生活的儿童，会流露出厌倦上学的情绪。他们宁愿选择留在家里，而不想与外界接触，有的孩子还表现出很强烈的固执特征，对新事物的兴趣减弱，视野狭窄，不愿和老师同学交往。学习障碍不是智力的问题，他们的学习困难是由于功能发展障碍引起的，这些儿童之所以厌学，大多数是因为不能找到合适的方式去学习，不能融入学校生活，渐渐失去了学习的兴趣。

这时家长应寻求老师的帮助，帮助孩子树立自信心，让老师能对孩子在学习中取得的进步给予表扬。想想孩子平时的爱好，告诉孩子梦想成真是靠学习获得的，如果孩子有了目标，就应当引导他为了梦想而努力。父母要多表扬孩子，给予肯定，及时与老师沟通，了解孩子在学校的情况，找到孩子学习困难的原因，和老师一起激发孩子对学习的兴趣。

总之，在学龄期，家长要多与老师沟通，及时发现孩子在学校学习中存在的问题，让孩子和老师融洽相处，以此培养孩子对学校学习的兴趣，为其今后的学习生活打下基础。

三、沟通

父母如何与孩子沟通是教育孩子的主要形式，如果父母能以真心的赞美鼓励孩子，会激励孩子积极向上的性格，但很多父母习惯于教训、命令、责骂、呵斥的方式与孩子沟通。对于学龄期的孩子，父母尤其要注意与他们的沟通方式。

（一）学会倾听

每个孩子都有自己的心声，只要用心去听，就可以听到，作为父母应该走进孩子的心灵，聆听孩子内心的声音，从而及时发现并解决孩子成长中出现的问题。但在现实生活中，我们经常看到一些孩子兴冲冲地想和父母说一些事情，但父母却总是忙着做其他的事情，叫孩子等会儿再说，或者孩子诉说了一件委屈的事，没想到父母一听就发火，甚至责骂，根本不了解真正的缘由，久而久之，彼此间的沟通就会发生问题了。有这样一个例子，有一群孩子在放学回家的路上，看到路旁桃树上又大又红的桃子，大多数孩子都上树摘桃子吃，只有一个小孩没有去摘桃子。这时，看桃人来了，其他孩子撒腿就跑，只有没有摘桃子的孩子站着不动，他想自己没有摘桃子，干嘛要跑。结果他被送到家，母亲听看桃人一说，劈头就打他。因此，作为父母，在孩子交谈时，要耐心倾听他们所说的每一句话，要知道，孩子希望父母与他们一起分享成长中的感受，根据孩子的基础需要给予满足，引导孩子健康成长。

李铭出生于一个知识分子的家庭，从小爱撒娇，对周围事物特别敏感，自尊心极强。一天放学回家，往沙发上一靠，撅着小嘴，看起了电视。妈妈问："铭铭，为什么不先做作业再看电视呀?"想不到，他却大声喊道："我不想做——简直狗屎一个。"还表现出一幅生气地样子来。妈妈心想，这是什么态度？怎么能对妈妈这样说话？我是关心你呀。妈妈刚想发火，马上又想到应该先听明白孩子为什么这么说，收起了以往的责骂，和蔼地对儿子说："你现在不想做家庭作业，是吗？但我希望你用温和一点的语气和我说话，你用这种挑衅的语言和妈妈说话，妈妈一点都听不下去。"听了妈妈的话，李铭慢慢抬起了头，"数学老师给我60分。"妈妈本想说怎么得了60分，以往不都是90多分的，到底是怎么了？但忍了一下，却说："他真的给你60分?"李铭说："老师说我太马虎，写得太乱了，他看得头痛，但答案都对。"妈妈保持住沉默。李铭自己又接着说："我还是把作业做的整齐一点的好，这样老师就不会说我了。"

由此我们可以看出，多听少说的父母是受孩子欢迎的父母。当孩子有话要对你说时，尽管十分忙碌，也不要说："你看不见我正忙着？等一下再说吧。"可等你有了时间，想倾听孩子说话时，孩子可能已经失去再说的兴趣了。因此，当孩子说话时，你应该立即放下手边的工作，诚恳而温柔地细心倾听孩子的诉说。多听听孩子的心声，了解孩子的感受，不但可以增进亲子沟通，也可以让孩子明白，当遇到任何烦恼时，回到家里都会得到爸爸妈妈的体谅和支持。这会增加孩子的安全感。当然，孩子也愿意在这种安全感中与父母交谈和沟通，把自己的所感所想都倾诉给父母。

（二）灵活运用鼓励的语言，别在孩子面前唠叨

与孩子讲话时，传递信任与期待的眼神。对子女的教育不能依靠说教、唠叨，更不能发脾气，要态度，当发现孩子有缺点和不良习惯，进行批评教育和诱导时，应注意使用多变的语言以及不同的语调和表情，选择适当的时机，有的放矢地进行训导，"动其情，明其理"，批评孩子，但不伤害孩子的自尊。

善于发现孩子的长处，在孩子取得成绩时，及时给予夸奖和鼓励，让孩子产生自豪感和成就感。如小明在学校的体育比赛中，跑步得了第一名，回家后兴冲冲地告诉妈妈，但妈妈没有一点反应，就让小明赶快做作业。妈妈忽视孩子的成绩，从而失去鼓励孩子的最好时机。因此，父母如果发现孩子的优点和取得的成绩，要及时给予肯定和鼓励，强化孩子的好行为，使其形成积极向上的人生态度，并且，在今后的生活和学习中，他们也会懂得真心的赞美他人。

四、健康指导

学龄期小儿体格生长仍稳步增长，除生殖系统外其他器官的发育到本期末已接近成人水平。脑的形态已基本与成人相同，智能发育较前更成熟，控制、理解、分析、综合能力增强，是长知识、接受文化科学教育的重要时期。这个时期孩子发生疾病的频率较前为低，但要注意预防近视眼和龋齿，矫治慢性病灶，端正坐、立、行姿势，安排有规律的生活、学习和锻炼，保证充足的营养和休息，注意情绪和行为变化，避免思想过度紧张。这一时期的孩子，要重点做到以下几点保健工作：

（一）营养和饮食

为满足儿童体格生长、心理和智力发展、紧张学习和体力活动等需求，学龄期膳食要营养充分而均衡。由于此期儿童独立性更强，家长在安排饮食时，可让儿童参与制定菜谱和准备食物等工作，以增加食欲，并促进勤奋品质和责任感的发展。为了保证孩子合理营养量的摄入和良好的饮食习惯，应注意以下几点。

1. 培养良好的饮食卫生习惯　饮食卫生习惯主要有不挑食、偏食，按时吃饭，不暴饮暴食，饭前、吃东西前洗手，不吃不洁食物，吃饭时不看书、不看电视、不说笑，饭后不做剧烈运动等。

2. 膳食要均衡，食物要新鲜、品种多样化　通过均衡的膳食，即粗细、荤蔬搭配，是可以达到儿童的营养需要，而不必买营养品、滋补品之类。

3. 注意摄入蛋白质的质量　儿童在生长发育期需大量的蛋白质，而且蛋白质的质量要优良，即摄入肉、禽、蛋、豆类的蛋白质，但不宜多吃高脂肪食物。

4. 早餐不宜马虎　如果学龄儿童能从早餐中获得足够热能和蛋白质，其体形和机能发育较好，学习效率亦高，因此儿童的早餐不但要吃，而且要吃得好，可选择鸡蛋、牛奶、米饭、面包、小菜、馒头、果酱、芝麻酱等搭配吃。

5. 补足水分　学龄儿童活动量大，新陈代谢旺盛，对水的需要量也大，应注意补足水

分。如学校不能提供安全卫生的饮水，可让学生自带凉开水。值得注意的是，人工配制的各种果味饮料、碳酸型饮料，不宜作为儿童补水之用。

6. 补充矿物质、微量元素　处在生长发育中的儿童对矿物质、微量元素需求量大，他们是易缺乏钙、铁、锌、碘及维生素 A 等营养物质的人群，应注意从食物中摄入补充。家长可增加孩子乳制品、豆制品、海产品及肉类、动物肝脏及新鲜蔬菜的摄入。

7. 适当吃些零食　可在午后三四点钟时吃一些零食，可缓解饥饿，提高学习效率，现提倡吃些硬果类零食，因为它们营养丰富，而且通过咀嚼有利于咀嚼肌发育，有益于视力。但应控制量，而且不在饭前吃。

8. 注意食物的色香味，进食环境整洁优美　良好的进食环境是合理营养的基本条件，儿童进餐的环境应整洁、卫生，父母不要在孩子吃饭时训斥、指责他们，让他们保持轻松愉快的心情专心进食，以利于食物的消化吸收。

（二）日常活动

学龄期儿童基本已能生活自理，但剪指甲、清洁耳朵和整理用物等方面仍需帮助。睡眠需求个体差异较大，6 ~ 7 岁平均每日睡眠时间为 10 ~ 12 小时，7 岁以上为 9 ~ 10 小时。睡前是孩子与家长相互沟通的好时间，家长应利用此机会更多地了解和帮助孩子，增加亲子情感。学龄期儿童每天需要有户外活动、体格锻炼的机会，如做体操、参加团体游戏或比赛等，还可进行空气浴、日光浴、温水浴或游泳等活动。

（三）预防疾病和意外

继续按时进行预防接种和健康检查，预防传染性疾病。为学龄期儿童提供良好的学习环境，包括适当的光线、合适的桌椅等。培养儿童正确的坐、立、行走和读书、写字的姿势，预防脊柱异常弯曲等畸形的发生。开展做眼保健操的活动，预防近视眼。监督儿童正确清洁牙齿，限制吃含糖量高的零食，定期为儿童做口腔检查，预防龋齿。养成良好的卫生习惯，饭前便后洗手，生吃蔬菜瓜果要洗净，预防肠道寄生虫病。学龄期常发生的意外伤害包括车祸、溺水，以及在活动时发生擦伤、割伤、挫伤、扭伤或骨折等。家长应提高警惕，严防孩子发生意外伤害。

（四）常见的心理行为问题

学校恐惧症：学校恐惧症是指学龄儿童恐惧或拒绝上学。儿童在上学时经常表现出焦虑不安，易惊恐，以及恶心、呕吐、腹泻、头痛或腹痛等症状。当儿童被允许留在家中、放学、过周末或放假时，症状就会缓解或消失。学校恐惧症原因较多，例如不愿意与父母分离，上学时产生分离性焦虑；不喜欢学校的环境；害怕某位老师；与同伴关系紧张；或害怕考试等。家长一定要查明原因，采取相应措施。同时，家长需要学校和医护人员的相互配合，帮助孩子适应学校生活。重要的一点是家长不能姑息这样的儿童，让孩子留在家中的时间越久，就越难使其重返学校。

第八章 青 春 期

第一节 青少年的生长发育

青春期是由儿童发育为成人的过渡时期，其年龄范围在10~20岁左右，女孩的起止年龄平均比男孩早1~2岁。青春期分为早、中、晚三期，每期持续时间为2~4年。早期以体格的生长突增为主要表现；中期以性器官与第二性征迅速发育为主要特点，多已出现月经初潮或首次遗精；晚期性腺基本发育成熟，第二性征发育如成人，骨骺趋向完全融合，体格的发育逐渐停止。青春期是生长发育的关键时期，其开始的早晚、生长的速度和幅度对于个人一生的身体和心理发展都有很大影响。

一、身体发育

（一）青春期体格发育

青春期是出生后生长发育的第二个飞跃阶段，体格发育明显加速，伴随着生殖系统的发育和第二性征的出现，男女在身体形态方面的差别也更加显著。通过测量人体身高、体重等指标，可以了解青春期形态发育的特点和规律。

1. 身高

（1）生长突增：生长突增的出现提示了男女儿童进入青春期的开始。男女两性在突增起止的时间、突增的幅度等方面都存在明显的差异。突增开始的年龄，女孩比男孩早2年左右，女孩在9~11岁开始，男孩则是11~13岁。突增的幅度，女孩每年增长5~7cm，最多可达9~10cm，整个青春期增长25cm；男孩每年增长7~9cm，最多可达10~12cm，整个青春期身高平均增加28cm。

因为男孩生长突增开始的年龄晚，相应的骨骼停止生长的时间也晚，再加上突增的幅度又较大，所以到成年时男性的平均身高一般比女性高10cm。另外，由于女孩生长突增开始的年龄比男孩早，女孩在9~10岁左右平均身高超过男孩。当女孩过了生长突增阶段，在12.5~13.5岁男孩的平均身高又超过女孩。

通过对儿童进行身高的追踪观察，可以发现身高的突增高峰（PHV）和出现高峰值的年龄（PHA）。国内有报道显示，男孩的PHV平均为（11.59±2.37）cm/年，女孩平均为（8.28±2.15）cm/年。男孩的PHA为13.55±1.02岁，女孩为11.74±1.24岁。

（2）身体比例的变化　在体格生长过程中，由于四肢和躯干的生长速度不同，使身体各部的比例发生变化。生长突增初期，上下肢增长最快，其中下肢以足长首先加速增长，至14~15岁最早停止生长，其次是小腿的增长，最后是大腿，这样就使坐高/身高的比例逐渐缩小，表现出腿长、臂长、躯干短的体型。生长突增过后，长骨的生长速度减慢，而脊柱的生长相对加快，使坐高/身高的比例又逐渐增大，最后达到正常成人的比例。

2. 体重　是身体各器官、骨骼、肌肉、脂肪等组织及体液的总量，是代表体格生长，尤其是营养状况最易取得的重要指标。其稳定性不如身高，波动幅度较大，突增高峰也不如身高明显。

小儿时期体重增长速度有两个高峰，第一个高峰在生后第一年的上半年，第二个高峰在青春期。进入青春前期，受内分泌的影响，体重猛增，每年可达4～5kg，持续2～3年。因为女孩青春期发育比男孩早2年，所以10～13岁女孩常较男孩重，待男孩进入青春早期（13～15岁）后，体重又超过女孩。

3. 身体成分　青春发育过程中，人体的身体成分也在发生变化。

（1）骨骼：青春期骨骼增长、增粗，各部分生长不平衡。下肢生长先于躯干，手足先于肢体近端，肩和骨盆在坐高增长高峰时已达到最大宽度。头颅增大，后颅窝也增大，颅底增长，蝶鞍后部位降低，额向前突出。

（2）肌肉：肌肉发育速度与身高增长速度基本平行。青春期肌肉发育加速，肌纤维增粗，肌肉活动能力和耐力增强，男孩比女孩更突出。9～10岁以后男孩肌肉约占体重的45.9%，女孩为44.2%，以后几年男孩超过50%，女孩则维持不变或略下降。

（3）脂肪：青春早期男女儿童的脂肪含量都有所增加。由于雌激素有促进脂肪组织沉积的作用，所以女孩的脂肪量在整个青春期都是持续增加的。男孩则不同，进入青春期后，体脂常出现负增长，直到进入青春晚期甚至青年期，才有脂肪的增加。男女脂肪量出现差异的主要原因是女性脂肪细胞内脂肪含量高，其脂肪细胞数量与男性差别不大。

4. 围度和宽度　包括胸围、肩宽、盆宽、上臂围等发育指标。男孩肩宽突增幅度较大，女孩则盆宽突增较明显。胸围的变化与肩宽类似。男女孩体型特征相比，男孩身材高大，肌肉发达，上体宽；女孩身材较矮，体脂丰满，下体宽。

（二）青春期内分泌变化

内分泌系统是通过体液中微量的特殊化学物质——激素，来调节人体生命活动的重要系统。人体内的核酸与蛋白质代谢受多种激素共同调节，所以大部分内分泌腺分泌的激素对生长有直接或间接的作用，尤其是在青春发育期。各种与生长发育有关的激素不仅保证了各器官、组织的生长、发育和成熟，同时也促进生殖器官和生殖细胞的发育和成熟。

1. 下丘脑　是内分泌系统的调节中枢，能分泌多种多肽类释放激素和释放抑制激素，调节垂体激素的分泌。下丘脑调节垂体活动主要是通过分泌促垂体释放或抑制释放的激素来完成，其中与青春期发育有直接关系的是以下7种：①促甲状腺素释放激素（TRH）；②促性腺激素释放激素（GNRH）；③促肾上腺皮质激素释放激素（CRH）；④生长激素释放激素（GRH）；⑤生长抑素（GRIH）；⑥催乳素释放激素（PRF）；⑦催乳素抑素（PIF）。同时垂体至下丘脑也有逆向血流，使垂体对下丘脑起反馈作用。而周围靶腺所分泌的激素也可作用于下丘脑和垂体，从而使下丘脑、垂体、靶腺之间形成了三级轴心体系，其中与青春期发育最为密切的是下丘脑－垂体－性腺轴。

2. 垂体　垂体出生时已发育良好，其功能在 4 岁以前及青春期最为活跃。垂体分泌的激素主要有两大类：①直接作用于体细胞的激素，包括生长激素和催乳素；②作用于其他内分泌腺的促激素，包括促甲状腺激素、促肾上腺皮质激素和促性腺激素等。

（1）生长激素（GH）：是从出生到青春期影响生长最重要的内分泌激素，能促进蛋白质的合成，增强钾、钠、钙等元素的摄取和利用，加速脂肪分解，抑制糖的消耗，升高血糖，从而间接刺激胰岛素的分泌。在生长发育过程中生长激素主要作用是增加细胞的数量和刺激骨骺纵向生长。

（2）催乳素（PRL）：主要生理功能是发动泌乳，同时对乳腺的发育有一定作用。催乳素作用于女性乳房发育的后期，由于雌激素只促使乳头乳晕的增大及部分乳腺的发育，所以乳房的成熟还有赖于催乳素的作用，在青春期催乳素的水平会升高。

（3）促激素：各种促激素的作用主要是调节各靶腺分泌相应的内分泌激素。如卵泡刺激素（FSH）促进女性卵泡成熟和分泌雌激素，对男性则促进精子的形成。黄体生成素（LH）可促进男女性发育，促使女性排卵及生成黄体，分泌雌激素和孕激素，对男性可促进睾酮的合成。

3. 性腺　指女性卵巢和男性睾丸，主要功能是产生卵子或精子，同时分泌性激素。

（1）雌激素：主要由卵巢合成，可促进女性内外生殖器和乳房的发育，促进月经初潮和月经周期的形成。雌激素能促进骨骺的生长，使骨盆变宽大，但同时也促进骨骺端骨化中心的愈合，使骨骼停止生长。另外，雌激素可使脂肪组织沉积，以臀部、股部分布较多，形成女性特有的体型。

（2）雄激素：主要功能是促进男性副性器官及第二性征的发育。睾酮是雄激素中最重要的一种，由睾丸间质细胞合成与分泌。睾酮可促进体内蛋白质的合成及骨骼肌肉的发育，使副性器官及阴毛、腋毛、胡须等第二性征相继出现，产生遗精。

（3）孕酮：主要作用是维持月经周期，促进乳腺发育和成熟，对已受孕女性有维持妊娠、防止子宫收缩的作用。

4. 甲状腺　分泌甲状腺素，对人体的生长、成熟，神经系统功能以及某些物质代谢起着调节和促进作用。甲状腺素对生长作用的可能机制是甲状腺素对细胞代谢有直接作用，可使细胞数量增多、体积增大及形态上的分化。另外，可促进软骨骨化，骨化中心出现。当甲状腺素缺乏时，细胞对生长激素反应降低。

5. 肾上腺　肾上腺皮质分泌三种激素：糖皮质激素、盐皮质激素和性激素，其中性激素包括雄激素和雌激素。肾上腺合成的雄激素以脱氢表雄酮为主，其活性只有睾酮的 1/5，通常对男性性发育影响不大，主要影响女性的第二性征。所以，当女性肾上腺皮质雄激素异常增多时会出现男性化的现象。

（三）青春期功能发育

1. 心肺功能　心脏体积增大，心输出量增加，血压增高，心率和脉搏变得较慢而稳定。肺脏的发育不仅在外观上增大，肺容量也增加，使得呼吸深而慢，呼吸速率为 16～20 次/分。肺活量除了随年龄的增加而增大外，还有明显的性别差异。在整个生长发育期男孩始终超过女孩，且差异逐渐增大，13 岁时女孩的肺活量约为男孩的 92%，18 岁以后女孩肺活量只有男孩的 70% 左右。

2. 造血功能 青春期后男孩血红蛋白和红细胞总数均有增加，而女孩增加不明显。这可能是由于女性月经来潮失血较多，未及时补充铁剂和蛋白质有关。另外，经临床和实验室观察证明，雄激素有明显刺激红细胞增生的作用。男女孩白细胞计数差异不明显。

（四）青春期素质和运动能力的发展

1. 身体素质 是指人们在劳动、生活和体育运动中表现出来的各器官系统的基本活动的能力，根据其不同表现分为力量、速度、耐力、灵敏、柔韧性等。

青春期素质的发育有明显的阶段性。男孩的快速增长发生在7～15岁，15～20岁期间增长趋缓；女孩快速增长期为7～12岁，13～16岁呈停滞状态，16～20岁期间还可出现缓慢增长。男孩的各项素质指标均高于女孩，特别是在13～18岁期间差别迅速扩大。男女在素质发展方面存在一定的差异，男孩在速度、力量、耐力等方面超过女孩，而女孩则以柔韧、协调及平衡性方面见长。

2. 运动能力 是指人体运动中掌握和有效地完成专门动作的能力，反映了人体运动系统在大脑皮质主导下活动的协调性。运动能力一般以肌力，包括握力、背肌力、肌耐力等为代表。青春期男女孩肌力明显增强，男孩明显强于女孩。

（五）青春期性发育 性发育包括性器官、性功能及第二性征的发育，男女性发育各有其特点和规律。

1. 女性

（1）性器官与性功能的发育：女性的性器官主要是卵巢、子宫、阴道和外生殖器。青春期前性器官处于幼稚状态，进入青春期后内、外生殖器在性激素的作用下发生了明显的变化。

1）卵巢：卵巢从8～10岁起发育加速，以后呈直线上升。重量逐渐增加，在6～10岁时仅1.9g，到18～20岁时达8.3g。但即使初潮来临时，卵巢尚未发育成熟，重量仅为成人的30%左右。随着卵巢的逐步发育，功能也日臻完善，开始排卵后，表面由光滑而变得凸凹不平。卵巢的主要功能是排卵和分泌性激素。

2）子宫：子宫的重量和长度在青春期有明显的增加，尤其是宫体长度增加比宫颈更为明显。子宫体与宫颈长度比例在10岁时大致相等，以后宫体长度增大1倍，宫颈相对变小，逐渐接近成人子宫形态。

子宫腔内覆有粘膜，称为子宫内膜。子宫内膜受雌激素的影响，发生周期性的坏死脱落，伴有出血，即月经。首次月经称为初潮。月经初潮是女性青春发育过程中的重要标志，是女性性发育水平的评定指标。初潮年龄范围在11～18岁之间，多数在12～14岁之间来潮。我国20世纪80年代末全国30省市10万余名女孩的大样本调查结果，平均初潮年龄为13.26岁。美国等发达国家女孩平均初潮年龄较早，发展中国家及经济落后地区初潮年龄较迟。可见初潮年龄的早晚与经济水平及营养状况有关，所以女孩月经初潮年龄有逐年提前的趋势。北京地区1962～1985年的23年间，初潮年龄提前了1.54岁，平均每10年提前0.67岁。

3）阴道：阴道变长，阴道粘膜产生大量分泌物，并由碱性变为酸性。

4）外生殖器：阴阜因脂肪堆积而隆起，小阴唇变大，有色素沉着，大阴唇变厚。

（2）第二性征的发育：第二性征是指进入青春期后，男女之间出现的除了生殖器官以外，在性别上的外在差异。乳房发育是女性最早出现的第二性征，通常作为女性进入青春期的指标。乳房发育年龄有较大的个体差异，范围在8~13岁之间，平均为11岁。近年来，由于生长发育的长期变化，乳房发育也有提前趋势。乳房开始发育后6个月到1年出现阴毛，腋毛的出现一般在阴毛出现半年至1年以后。女性性征发育分期见表8-1。

表8-1　女性性征发育

青春发育		乳房		阴毛	
分期	阶段	分期	形态	分期	形态
青春1	未发育	乳房1	幼儿型	阴毛1	无
青春2	开始发育	乳房2	乳房、乳头稍增大，高起，开始发育	阴毛2	稀少，色淡，见于大阴唇内侧
青春3	过渡状态	乳房3	乳房呈连续轮廓，较前增大	阴毛3	卷曲，蔓向阴阜，色略深，多
青春4	过渡状态	乳房4	乳晕突出乳房，形成小阜，乳房、乳头继续增大	阴毛4	粗，卷曲，量多
青春5	完全成熟	乳房5	成人型，小阜消失	阴毛5	成人倒三角形，达大腿内侧

2. 男性

（1）性器官与性功能发育：男性性器官包括睾丸、附睾、阴囊、前列腺及阴茎。

睾丸的增大是男性性发育开始的第一个信号，睾丸开始增大的年龄是9.5~13.5岁，平均11.5岁，比女性乳房发育开始的平均年龄晚6个月~1岁。睾丸的功能是产生精子和性激素。精子离开睾丸后，在附睾内停留21天并获得营养，进一步发育成熟，与精囊液、前列腺产生的前列腺液等混合成精液，会不定期的溢出，出现遗精现象。首次遗精发生在12~18岁间，自20世纪90年代以来国内报道的首次遗精年龄最早14.6岁（汕头市），最晚16.3岁（内蒙），大约比女性月经初潮年龄晚2年左右。遗精是青春发育后男性正常的生理现象。在首次遗精后的初期精液中，可无精子，直到18岁左右，睾丸、附睾进一步发育成熟，精液的成分才与成人接近。

阴茎开始增大的年龄约比睾丸晚半年到一年，出现突增的平均年龄为12.5岁。在青春期前一般不超过5.0cm，至青春期末达到12.4cm。

（2）第二性征发育：男性第二性征发育主要表现在阴毛、腋毛、胡须、发型等毛发方面的改变，其他还有变声、出现喉结等。

阴毛一般在11~12岁左右出现，1~2年后出现腋毛，再隔一年左右胡须开始萌出，额部发际后移，脸型的轮廓也从童年型向成年男性演变。随着体内雄激素水平的增高，喉结增大，声带变厚变长，一般在13岁出现变声现象，至18岁左右喉结和变声几乎全部发育完成。男性性征发育见表8-2。

表 8－2 男性性征发育

青春发育		阴囊		阴毛	
分期	阶段	分期	形态	分期	分布
青春 1	未发育	阴囊 1	幼儿型	阴毛 1	无
青春 2	开始发育	阴囊 2	皮松，薄	阴毛 2	稀、直，位于阴茎根部
青春 3	过渡状态	阴囊 3	增大	阴毛 3	增多，卷曲，蔓向耻骨
青春 4	过渡状态	阴囊 4	继续增大，色深	阴毛 4	似成人，薄，未到脐
青春 5	完全成熟	阴囊 5	成人型	阴毛 5	成人型，菱形，厚、浓密

二、认知

青春期在人生周期中是一个生理和心理急速发展的时期。第一及第二性征的相继出现，使得青少年的体型发生戏剧性的变化。他们的态度与行为也随着性征的发展而有所改变，如情绪不稳定、全身感觉不对劲、价值观的变换及高度的自我中心等。生理的变化主要发生在青春早期，然而心理的变化却充塞于整个青春期间。女孩通常比男孩较早体验到生理的变化，而整个身体动作的发展则男孩优于女孩。

青春期也是个体寻求解脱的时期，青少年常挣扎于提升行为的自主能力及摆脱孩童时期的束缚。他们以各种方法尝试不同的行为模式，企图重新确认自我及定位自己与他人之间的角色关系。他们强烈地渴望脱离父母以获得独立性和自主性，因此与父母或其他成人间常有激烈的冲突发生。他们喜欢与其他青少年建立同伴团体，又为了能从同伴团体中获得归属感与自我价值感，青少年对“团体”表现出了高度的遵从与忠诚。总之，青少年常将心思贯注于体验生理的成熟过程，经历各种不同的行为模式，参与同伴团体，以及建立认同感与自主自治感。

（一）思维

青春期是儿童期与成人期之间的过渡阶段，此时青少年开始采纳新的态度、新的价值观与新的思考方式，逐渐有成熟个体的雏形。他们正需要学习改变儿童期的思考与推理方式。皮亚杰指出青少年的认知发展进入“形式运算阶段”（或称“形式运筹期”）。

形式运筹期（12～15 岁）：具体的运筹思维，经过不断的吸收、调节（顺应）、平衡，就在旧的具体运筹结构的基础上逐步出现了新的运筹结构，这就是和成人思维接近的，达到成熟的形式运筹（formal operation）思维（亦称命题运筹思维）。所谓形式运筹，就是可以在头脑中把形式和内容分开，可以离开具体事物，根据假设来进行逻辑推演。即青少年运用逻辑与推理的能力增加，能以假设和演绎法做出结论并解决问题。在青春晚期，青少年逐渐减少自我中心的思考方式，使他们能从各种角度看问题，解决问题，所以较具弹性的思考方式是青春期认知发展的特征。

（二）身体心像

青少年在短期间内经历急剧的生长发育变化，迫使他们急需重新建立他们的身体心像。

身体心像是指个体对自己身体特质的知觉感受与满意度。一个人从与其他人的各种交往中，逐渐形成其对自己身体的心像。现代社会崇尚身材纤细、比例匀称的女人以及高大、全身肌肉发达的男人，这种健美身材在电视、电影以及报纸杂志中经常被强调出来。而事实上，只有极少数人符合这种理想体型，这种理想与实际外观的差距，多数人在成人期后才逐渐学习接受。

一个针对 12 岁至 17 岁青少年所做的调查研究显示，约有 50% 的男孩希望自己再长高一些。只有极少数的青少年满意他们的外观。青少年不论男女，都很关心他们的容貌、外观和体重。另外，男孩还很关心他们阴茎的大小，女孩则关心她们乳房的大小。青少年之所以重视他们的外貌，部分原因可能是为了获得异性的赞赏。男孩追求女孩所重视的条件依次为容貌、身材、友善及聪明；女孩心目中男孩的条件依次为聪明、容貌、身材及健谈。

事实显示：青春期的男女都很重视他们的体格与外观，因此他们会花很多时间在镜子前整理仪容，肯花很多钱购买服饰及化妆品，他们的这种行为是可以理解的，他们只是为了使自己看起来更具吸引力。

三、心理社会发展

艾瑞克森认为青春期主要的社会发展问题是身份感（认同）－身份混淆（角色混乱）。

青春期内分泌的变化，影响青少年情绪与心情的稳定。生理急剧的转变，使青少年感到惶惑。渐渐拥有成人般的外表，为青少年带来许多社会压力，例如：被要求独立，被要求表现成熟的行为，被要求负起责任以及有选择职业生涯的烦恼与结交异性的需求等。此外，形式运筹模式改变了青少年对人生的看法。多数社会学家认为寻求认同感与发现新的自我是青少年心理社会发展的特色。认同感的探求会影响青少年的道德发展、与家庭或同伴的互动关系，以及对性的探索。认同混乱则会导致青少年的犯罪、滥用管制药物及与人疏离等行为。

（一）认同与角色混乱

艾瑞克森（Erikson）认为认同（identity）的建立是青春期主要的心理社会发展任务。认同感的形成是指青少年能了解生活中所担任的各种角色且能了解未来生活有许多选择。青少年感到他们有许多不同但相关的自我。形成认同感的过程，需解决许多冲突，这些冲突包括寻找适当的性别角色以符合家庭和社会的期望（如适合性别的行为与嗜好），从他人信奉的思想与价值中寻找个人的政治、经济、宗教及社会等意识形态，寻求自己与他人均满意的职业生涯，甚至在走姿或说话方式上，亦会寻求符合自我形象的风格。

1. 父母的教养方法对青少年认同感的形成有广泛的影响　青少年的认同状态与父母的关怀态度、重视子女的自主自治、鼓励子女的成就及给予子女适度的行为限制等教养方式呈正相关。拥有高度认同感的男孩，他们的父母较少采取管制与控制的教养方式且获得父亲较多的赞赏。具有高度认同感的女孩指出她们的母亲较少采取严格的管教方式，且她们觉得能毫无顾忌地与父母讨论她们的问题。

2. 青少年认同感的形成也受到同伴团体及他们所崇拜的人物的影响　青少年利用与朋友及家人的互动来试验各种不同的角色，并进行自我评价以逐步找到适合他们自己的角色与生活方向。具有适当自我认同的青少年会感到自我的概念与别人眼中的自己是相一致的，即别人所看到自己的特质与青少年的自我心像（self - image）相吻合。具有适当自我认同的青少年也较能选择与从事符合自己性向与能力的活动。

3. 角色混乱（role confusion） 青少年若不能肯定及强化他们的认同感，就会发生角色混乱的现象，他们可能模仿其他人但迷失自我，对自我感到混淆不清。这种角色混乱继续发展下去，将会导致自我认同的瓦解。他们会怀疑自己的性别角色，不能找到适合自己的职业生涯。当青少年发生认同危机时，外界的咨询或治疗是必要的。最好父母与挚友共同参与此咨询或治疗，这样对青少年更有帮助。有时父母将他们未完成的心愿投射在子女身上，要求子女变成他们曾经想做但无法做到的人物，假如父母及同伴强迫青少年顺从别人的意志，则青少年将难以发挥他们自己的独特性。

（二）独立感

青少年通过与他人的互动来寻找新的自我，他们企图挣脱儿童期的行为模式与束缚并探索各种层面的自我。认同感的形成意味着青少年有独立选择的能力，并且扮演适当的角色。

家庭在小孩早期的发展过程中扮演着保护与管教的角色，协助小孩适应环境及达成发展任务。但是到了青春期，青少年变得厌恶这种依赖与束缚，并且抗拒被当作小孩看待。他们会以各种方式来表现他们的独立性，这些方式包括参与同伴团体的活动，户外运动及课外活动等，以远离的方式逃脱父母的监督。自己选择朋友也是青少年要求独立的表现，此时父母如果反对他们所喜欢的朋友，常会引来青少年的反抗与憎恨。当父母试图对青少年的行为施以较多的控制与干涉时，常会适得其反，引发青少年的叛逆行为。这些行为包括鲁莽地骑车、夸张的化妆、邋遢或暴露的穿着以及不正常的饮食习惯等。这些青少年的叛逆行为还有滥用管制药物、婚前性行为、离家出走及青少年犯罪等。

（三）成人感

中学时期是自我意识迅猛增长的时期。从初中阶段开始，中学生就感觉自己是“大人”了，他们希望别人把他们像成人一样看待，不愿再受到特殊的照顾；高中生的成人感和独立性更加强烈，他们渴求自治，希望独立决定自己的问题，期待个人提出的观点和建议能够得到社会的承认和尊重，试图在平等的基础上重新建立与父母或其他成人的关系。与中学生这种自我意识迅猛增长的情况对照，他们的社会成熟便显得相对迟缓。他们对社会的认识还比较肤浅，尤其缺乏复杂社会生活的直接体验，社会实践的锻炼则刚刚起步，人生观和世界观尚处在初步形成的时期。自我意识的迅猛增长与社会成熟的相对迟缓这一矛盾，造成中学生许多适应上的问题。他们不想依赖成人，可自己又不具备独立自主的经济基础和物质条件；他们想切中时弊，提出对社会变革有重大价值的见解，但自己的思维发展和认识水平还远远达不到这种程度；他们敢想敢干，试图一往无前，然而在行动中又摆脱不了冲动、偏激、摇摆和脆弱的局限。正确认识中学生的这一矛盾以及由此造成的情绪上的困扰和适应障碍，对于维护他们的心理健康，促进情绪的稳定和心态的平衡，具有重要意义。

（四）产生认识自己和塑造自己的需要

皮亚杰指出青少年具有强烈的自恋感（narcissism），思想上偏向以自我为中心（egocentrism），认为自己的观念、智慧比他人优秀。

此期的青少年以讲求个性及独特性为主要追求目标，他们企图打破传统束缚、脱离家庭，开始对自己的过去、现在、将来做评价，试图找出一清晰、独特的自我意识，发展自我认同（self－identity）与个人的人生哲学，会对自己和人生深奥的问题进行探索，如："我是谁？来到这个世界的目的为……?""人生是在追求什么?"，即处于艾瑞克森所谓的认同时期。如果青少年未能发现自己的独特感或目标时，则易造成角色混乱。

在此阶段迷惘搜寻的过程中，青少年会表现出叛逆性及易怒攻击的行为，可在口头上或行动上，通常是暂时性、突然地暴发，一旦压力解除即可恢复。经历控制这些冲突经验的同时，青少年慢慢增强了自我的能力。在过渡到成人之前，青少年会寻找相同喜好者，形成同伴团体，借此提供其强而有力的感觉及归属感（belonging）。为获得同辈的接纳，大多数人都会为接受流行、追求时髦而改变衣着、发型、使用同辈语言、参与团体行动。

（五）情绪的"闭锁性"

青春期的生理剧变必然会引起情感上的动荡，而情感上的动荡又需要得到适当的释放才能获得平衡，这本来是一种身心调节的正常规律。但是，由于中学生认识能力的发展和控制能力的增强，他们的内心情感的激荡、释放被压抑起来，受到控制。他们有话想找别人倾吐、述说，可是碰到长辈或老师却又迟迟不肯开口，逐渐表现出"闭锁性"的特点。这种情感激荡、表露内隐的矛盾，如果不能被成人理解并通过适当的方式加以处理，便很有可能造成对中学生的误解和感情上的隔阂，进而会影响中学生的情绪生活和社会适应。一些青春期常见的心理障碍，如抑郁和焦虑，就与中学生心理发展的这一矛盾有着重要关系。可见，正确认识这一矛盾，在中学生心理发展咨询中也同样具有举足轻重的地位。

（六）人际关系

1. 同伴关系　当青少年逐渐减少与家人的互动时，他们已将注意力放在同伴身上，渴望从同伴团体中获得消息、忠告与友谊。因此，同伴团体对青少年的行为、思想与人格发展具有相当大的影响力。

同伴团体发展的组成形态，可来自拥有共同兴趣的一群人，例如运动或艺术；也可来自有共同经验的一群人，例如家境优越者或运动选手；也可能是住附近的邻居或有共同信仰的组织团体；也可能是一群有共同嗜好的人，如喝酒、吸烟或滥用药物者。任何一个青少年可能同时属于两个或两个团体以上的成员。多数团体以某种特定的服饰或行为当作团体的标志，如有些团体喜欢做某些特定形式的打扮以跟随时尚潮流。每一青少年，无论是领导者或随从者，无论是主动者或被动者，无论是受欢迎者或不受欢迎者，都非常在意别人的意见与反应。尚未建立认同感与独立性之前，青少年难以只做自己的事而不在乎别人的看法。

青春期的友谊比起儿童期，已来得更稳定、更亲密且更能分享感觉与想法。青少年花比较多的时间与朋友聊天且乐此不疲。不过男女的友谊形态有些不同，如女孩的友情常较亲密，且谈话内容多与她们自己及她们的亲密关系有关；男孩间的友情显得不如女孩般亲密，他们的话题多以活动为中心，较少涉及个人的感情。不论女孩或男孩均选择年龄、性别、种族、对学校的态度、实际的学业成就、兴趣爱好及穿着打扮等与自己相类似的人做朋友。随着年龄的增长，青少年变得越来越愿意与朋友分享及帮助朋友，而不再喜欢与朋友竞争。

拥有亲密且稳定友谊的青少年比只有短暂且肤浅友谊的青少年，显得有较高的自尊心；能够关怀别人并站在别人立场思考的青少年比那些以自我为中心的青少年更受人欢迎。社会地位与受欢迎程度呈正相关的情况包括：运动员、团体领导者、成绩优良者、来自正直家庭者，以及家境优越者。

2. 两性关系　在儿童早期与中期，两性自动隔离是常见的现象，到了青春期这种隔离现象因同伴团体而逐渐消失。最初在儿童晚期的同伴团体仍常由同性别的人组成，而后渐渐发展成某一群女孩开始与某一群男孩联谊，逐渐这两个团体融合成一个较大的异性团体。这个大团体的成员主要仍以团体形式互动，偶尔有异性间个别的短暂交谈；若有约会发生，大多是好几对一起的团体约会。这种两性渐进式的相处，提供青少年安全感与角色模范，避免两性单独相处时，不知该做什么、该说什么的尴尬场面；同时这种两性相处方式，也提供机会让同性的朋友帮忙评估所交往的异性是怎样的一个人。

青少年的交友范围通常相当广泛且变动大，这种现象是由于青少年正在尝试各种角色，寻求自我肯定而不愿被约束或限制于某一特定的形态所致。以青少年的两性团体联谊方式来看，他们通过交往许多异性朋友来帮助他们了解异性及学习如何与异性相处，而不必担心要与某一异性成为固定的朋友。这种情况也有另一个好处，那就是减少婚前性行为、未婚妊娠及过早结婚等现象发生。

3. 青少年与家庭的互动关系　青少年的心态挣扎于独立自主与要求依赖保护之间。他们一方面想要有成人般独立行动的自由，但另一方面又企求父母给予物质与精神的支持与保护。他们这种有时想当大人、有时想做小孩的行为，常令父母不知如何应付。父母若给予青少年过多的自由而不去注意他们的行为，则是剥夺青少年接受指引及支持的需要与机会。同样地，父母若监督青少年过于严密使青少年没有自由可言，则会使青少年失去学习独立的机会。

专制式（父母定规则）、放纵式（子女选择他们自己的规则）以及漠不关心、忽视等的管教方式会阻碍青少年独立性的发展；而尊重子女的意见与权益，给予子女适度的关心，且随子女成长改变管教方法的民主式教养，则能协助青少年建立认同感与发展独立性。

家庭的互动方式强调温暖、接纳与了解，这样可促进青少年认同感的发展。青少年需要父母的支持，若他们无法获得，则会退回自己的象牙塔中，变得以自我中心，甚至会有未婚妊娠、犯罪、滥用药物或与人疏离等现象发生。

来自单亲家庭的青少年与来自双亲家庭的青少年相比，前者通常被要求较多的独立性，例如分担家务、做饭或外出打工补助家庭经济，但这种情况可能会导致青少年在情绪上与社交上过于依赖单亲父母。青少年受家庭的影响程度仍需依青少年本身的自我意识与自尊心而定，例如有继父母的青少年较容易有认同混淆及情绪障碍，因此他们容易发生适应不良与功能障碍。

代沟所引起的两代间的冲突也是青春期的特色之一。代沟的形成是由于父母与青少年间价值观、态度及生活形态的差异所致。两代间的冲突主要发生自父母企图以控制青少年举止的方式来解决他们与青少年之间的差距。引起父母与青少年间的冲突，重点多在青少年的举止、从事的活动，以及做事的自主性等方面。父母专制、权威式的管教及令青少年感到不悦的家庭气氛，都会使青少年有受挫感，因而引起青少年的反抗与攻击行为。然而一个放纵的家庭，未给予青少年任何自主自治发展的指引，也会使青少年有受挫感，导致青少年企图以挑衅性的行为来测试行为的极限，以寻求什么样的行为才是可被接受的。

4. 青少年与学校的互动关系　学校中的校队或社团提供给青少年结识一些兴趣相投的朋友。如果这有组织的团体有一共同的目标，则其成员通常可发展出某种程度的凝聚力与忠贞。校内的这些特殊兴趣团体，可打破学生之间种族、籍贯和社会经济地位的隔阂，使来自不同背景的青少年可从一起参与活动的过程中互相学习与了解。此外，校内团体也使较不受欢迎的青少年有体验被接纳与归属感的机会。

进入形式运筹期的青少年喜欢针对某一主题，如数学、历史、艺术、运动等，与人讨论或辩论各种可能情况。课堂教学应针对青少年的特色与喜好，将上课内容与方式安排得更生动有趣些，这样不但可减轻老师的负担，也可增加学生的参与性。然而受经费、师资、时间、升学压力等因素的限制，目前的学校教育似乎难以达到此目标。

四、促进健康和保持健康

青春期是介于儿童期和成年期之间的一段时期，作为生命准备阶段的青少年是人的一生中生长发育最快的时期，基于他们的生理、心理的发育特点，有着与成年人不同的健康问题及危害健康的因素，因而有效的健康教育和健康促进要针对他们存在的问题和影响因素来开展工作，从而促进青少年健康。

（一）青少年生长发育的特点及其影响因素

1. 青少年的身体发育特点

身高和体重是儿童身体发育的主要标志，从出生到成熟，儿童的身高一直在增长，体重也不断地增加。在生长发育的过程中有两个生长发育高峰。第一个发育高峰期是从胎儿4个月至出生后1年，第一年发育速度最迅速，身高比出生时增长50%，体重达到出生时的两倍。第二个发育高峰期是在青春发育早期，女孩比男孩早两年左右，这个年龄阶段属于青春发育期，每年身高增长在5～7cm，体重增加4～5kg。

如上所述，青春期是个体生长发育的鼎盛期，也是初步性成熟的初期阶段，这个时期的身体和生理功能都发生急剧的变化，是生长发育的第二加速期。

2. 影响青少年发育的因素

（1）营养：足够的热量和优质的蛋白质，以及各种维生素、无机盐等是生长发育的基础，如果青少年由于偏食、挑食而造成营养不良，就会影响其生长发育。

（2）运动：合理的体育锻炼能促进新陈代谢和生长发育，而运动量的大小必须依据年龄、性别和饮食状况来合理安排。

（3）疾病：许多疾病会影响青少年的生长发育，例如，蛔虫病、钩虫病会影响青少年的发育；某些传染病还可能破坏青少年的器官功能，造成残疾，甚至威胁生命。

（4）环境：从外环境来说，大气、日光、噪音等对青少年的生长发育也会造成影响。

（5）社会因素：社会经济的发展和生活条件的改善对促进青少年生长发育起到了非常重要的作用。

近年来，我国城市小学生肥胖发生率逐年增长，已达5%～10%。其主要原因是摄入的能量超过消耗，多余的能量在体内转变为脂肪而导致肥胖。青少年尤其是女孩往往为了减肥盲目节食，引起体内新陈代谢紊乱，抵抗力下降，严重者可出现低血钾、低血糖、易患传染病，甚至由于厌食导致死亡。因此，摄取足够能量，合理搭配膳食，养成良好饮食习惯，同时增加体育锻炼，使能量的摄入和消耗达到平衡，以保持适宜的营养摄入。

（3）贫血及营养缺乏症：

1）贫血（anemia）：是由于某些原因使体内红细胞生成减少、破坏和丢失过多，血液循环中红细胞数目和血红蛋白浓度低于正常。在青少年中以缺铁性贫血最常见，指周围血液中的血红蛋白浓度、红细胞数、红细胞比容低于正常。主要表现为疲乏、无力、困倦、气短、头晕、耳鸣、注意力不集中、嗜睡、皮肤及粘膜、指甲苍白等，还影响人的智力，如注意力涣散，健忘或记忆力下降甚至丧失等。长期贫血可引起各种疾病。通常以血红蛋白浓度（g/L）作为人群中贫血的筛查指标。导致青少年缺铁性贫血的主要原因是：父母不能提供平衡的膳食，儿童有不良的饮食习惯，如挑食、偏食等。

2）维生素A缺乏症：这种病往往首先影响人的双眼，出现眼睛发干，在夜间或在光线昏暗处看不清东西等眼部症状，这就是人们通称的“夜盲症”。病情继续发展，严重者甚至可以导致完全失明。另外，维生素A缺乏可使人体表面的皮肤过度角化，变得粗糙干燥；还可使呼吸道的抵抗力减退，容易遭受外来细菌病毒的侵袭，造成全身的感染。

3）维生素B_2缺乏症：维生素B_2对生长发育起促进的作用。当维生素B_2缺乏时，不单会出现口角炎，还可能患唇炎、舌炎、脂溢性皮炎等。男性青少年，在维生素B_2缺乏时，阴囊的侧壁会容易出现皮疹、红斑、发生阴囊皮炎。维生素B_2还可以影响到眼睛，长期摄入量不足，眼睛会有畏光感，眼皮出现红肿等。

4）碘缺乏症：碘对人的生长、智力和身体发育以及一生的健康起着深远的影响。碘严重缺乏，不仅引起身材矮小，并且智力低下，同时，碘缺乏还会引起甲状腺肿大，俗称“大脖子病”。

5）锌缺乏症：正在生长发育的青少年如果缺锌将会危害其体格、性腺等正常发育和成熟。一种异食怪癖“爱吃泥土”就是因为锌缺乏引起的。

2. 痛经、会阴部及经期卫生

（1）痛经（dysmenorrhea）：痛经是月经期和月经期前后出现的周期性下腹痛，常发生在月经前和月经期，偶尔发生在月经期后数日内。下腹痛呈痉挛痛和胀痛，可放射至腰骶部、大腿内侧及肛门周围。可伴有面色苍白、恶心、呕吐、全身或下腹部畏寒、大便频数，剧痛时可发生虚脱。痛经程度依赖主观感觉，无客观标准，因此发生率不一。痛经分为原发性和继发性。

原发性痛经：无盆腔器质性病变，也称功能性痛经，多见于青春期少女、未婚及已婚未育者。有三个特点对诊断有重要意义：①痛经的月经周期几乎都是有排卵的；痛经大多发生在月经期的开始数小时，且在2到3天内疼痛消失；②疼痛发生在下腹部耻骨联合以上区域，呈阵发性胀痛或痉挛性痛。尚应注意有无心情紧张等心理因素、子宫发育不良和子宫过度前屈、后屈等情况；③子宫内膜呈管型脱落的膜样痛经。原发痛经在初潮后半年内发生的很少见，据报道，75%的原发痛经发生在初潮后的1年内，13%发生在第二年内，50%在第三年。继发性痛经常发生在初潮2年以后，不同疾病痛经的年龄、病程不一，痛经发生的早晚也各异。

继发性痛经：指盆腔器质性病变导致痛经。因病种不一而表现不同。常见的继发性痛经有：子宫内膜异位症、子宫腺肌症、子宫肌瘤、子宫内膜息肉、子宫腔粘连、残角子宫、急性盆腔炎症、慢性盆腔炎症、子宫颈狭窄、处女膜无孔、阴道横隔等。

女性内分泌失调引起的痛经是当今世界医学尚未攻克的难题之一。外刊报道美国有周期性月经的妇女中90%有痛经，36%一直或常有痛经，在美国痛经是缺勤或不能运动的最重要原因。据英国一家医学权威机构调查报告指出，全球女性中80%有不同程度的痛经。我国1978年全国妇女月经生理常数协作组对全国29个省市、自治区13万多妇女月经生理常数的进行了调查分析，痛经者占33.19%，少女的原发性痛经占75%。国内外痛经发病率每年持上升趋势，国外痛经发生率大大高于国内。

（2）会阴部及经期卫生：由于女性外生殖器的特点：①女性的尿道口、阴道口和肛门距离很近；②大、小阴唇及阴道口周围有很多腺体，它们的分泌物湿润周围皮肤；③女性的尿道特别短，仅3~4厘米。由于尿道口、阴道口和肛门的距离很近，肛门和阴道的细菌很容易污染到尿道口，而细菌在这种湿润的环境下又很容易繁殖。不良的卫生条件有可能使细菌在阴道内繁殖而形成阴道炎向上扩展可形成子宫内膜炎。同时，细菌很容易侵犯到尿道内，形成泌尿系统感染，患尿道炎、膀胱炎。因而，女性泌尿系感染的发病率要比男性高许多倍。我们要特别注意女孩的会阴部及经期卫生。

会阴部卫生主要应做到以下几点：①大便后用手纸擦拭肛门，应该由前向后，不要由后向前；②每天用温水清洗会阴部，清洗时应该先洗尿道口和阴道口，后洗肛门周围；③清洗会阴部的用具要单独使用，切忌用洗脚盆清洗会阴部，自己或家里有人有脚癣时更应注意这一点。

由于月经期前后内分泌的波动，影响了身体代谢和神经调节功能，出现生理和心理的不适，同时由于大脑皮层兴奋性降低，全身抵抗力较差，易感染疾病，所以要注重经期保健，主要应做到以下几点：

1）注重围经期的心理卫生：研究表明妇女在排卵期、月经前期、月经期伴随的精神和躯体紊乱有所增加，心理症状包括：焦虑、烦躁、紧张、易怒、疲倦等，躯体症状包括乳房肿痛、头痛、四肢颜面肿胀、腹部胀痛、腹泻等。所以，月经期间需要精神愉快，心情开朗，避免情绪波动，忧郁或发脾气。同时，要加强对进入青春期的少女进行围经期的心理卫生指导，减轻其痛苦和不适，营造良性情绪反应。

2）来月经时所用的内裤，月经带，月经垫，专用毛巾都要勤洗勤换，并在太阳光下晒干消毒；卫生巾柔软，清洁，经过消毒而又吸水，千万不可用破布，脏纸，旧棉花，同时建议应勤更换，防止细菌逆向感染。

3）由于阴道平时的酸性环境被偏碱性的血液所冲淡，使阴道的自净作用减弱易受病菌感染。因此要保持外阴清洁，每天用温水洗净外阴，以防经血刺激皮肤，发生湿疹。月经期洗澡应当淋浴或擦浴，不能坐在浴盆里，更不能坐在小河沟、池塘里洗澡。洗澡用水不要用冷水或热水。洗冷水可使月经突然停止；用热水会使子宫充血，造成经血量增多。

4）月经期要注意保暖，不要受凉。因为寒冷刺激容易引起子宫，盆腔内血管过度收缩，会导致痛经或月经失调。

5）月经期可以照常学习，但应避免剧烈的体育运动，以防流血过多。一般说来，经期进行一些缓和的、运动量不大的体育运动，可以促进盆腔血液循环，使经血畅流，如果激烈运动，会使盆腔血液流速加快，造成经血不容易干净，经血量增多。

6）注意饮食，多吃蔬菜和易消化食物，不吃生冷和酸辣等刺激性食物。在月经期，铁的需求量更大，所以少女在经期应多吃些瘦肉，蛋黄以及动物的内脏如肝、心、肾，以防因缺铁引起贫血疾病。

3. 痤疮及注意事项　痤疮（acne）又称青年痤疮，俗称“粉刺”“青春痘”，是一种毛囊皮脂腺的慢性炎症，好发于颜面、胸背，表现为粉刺、丘疹、脓疱、结节、囊肿等损害，多见于青年男女。近年来痤疮的流行性调查发现，11～25岁的青少年发病率达80%以上，25～35岁的青年人发病率达15%以上，如不及时治疗或防治不当，可遗留终生难愈的瘢痕而影响容貌，令众多青年患者十分苦恼。本病与雄激素、皮脂腺和毛囊内微生物密切相关，此外，遗传、饮食、胃肠功能、环境因素、化妆品及精神因素亦与本病的发病有关。初起皮损多为位于毛囊口的粉刺，分白头粉刺和黑头粉刺两种，在发展过程中可产生红色丘疹、脓疱、结节、脓肿、囊肿及瘢痕。皮损好发颜面部，尤其是前额、颊部、颏部，其次为胸背部、肩部皮脂腺丰富区，对称性分布。偶尔也发生在其他部位。

因此，出现痤疮的青少年应注意以下事项：

（1）每日用温热水洗脸2～3次，使用中性或偏碱性的香皂，或洗面奶，去掉皮肤表面的过多油质，清除毛孔内堵聚物，使皮脂正常排出；

（2）不要挤、捏痤疮丘疹，以免引起感染发炎，遗留瘢痕；

（3）少食辛辣刺激及油腻食物，多食蔬菜，水果，多饮水，保持大便通畅；

（4）在医生的指导下耐心治疗，不要乱用皮质激素类药物，保持乐观情绪；

（5）选择适合自己的化妆品，不宜使用油质及修饰性化妆品。

4. 其他相关健康问题

（1）龋齿和牙周疾病：龋齿（dental caries）是一种由口腔中多种因素复合作用所导致的牙齿硬组织进行性病损，表现为无机质脱矿和有机质分解，随病程发展而从色泽改变到形成实质性病损的演变过程，并可继发牙髓炎和根尖周炎，甚至引发牙槽骨和颌骨炎症。常见的牙周疾病为牙龈炎，发病原因与龋齿相同。龋齿和牙周疾病是影响青少年健康和生长发育最常见的口腔疾病。因此，WHO将其列为全球范围需重点防治的第三位非传染性疾病。龋齿病因明确，根据keyes“三联因素论”，龋齿由细菌、食物和宿主（主要指牙的敏感性）三种因素共同作用造成。随后Newbrum在此基础之上，补充了时间因素，强调龋齿的发生发展是相对缓慢的过程，必须有充分的作用时间以完成致病过程。

（2）沙眼：沙眼（trachoma）是由沙眼衣原体引起的一种慢性传染性眼病，传播面广，幼儿期和学龄期患病。沙眼晚期由于受累的睑结膜发生瘢痕而使眼睑内翻畸形，损害角膜，严重影响视力，甚至造成失明。沙眼衣原体主要通过日常生活接触，共用脸盆、毛巾，用不干净的手揉眼睛等途径传播。

（3）视力低下：儿童视力低下主要分为近视和弱视。近视（myopia），指眼睛辨认远方，即5米以上的目标的视觉能力低于正常。其原因是长期视近而使眼睫状肌痉挛或僵硬引起的，又称屈光性近视；另一种是由于长期视近作业引起的眼轴变长而引起的轴性近视。近视是我国中小学生的常见病和多发病，严重影响着青少年的学习和生长发育。近视的原因除遗传因素外，主要原因是营养不良，长期在光线不足或过强的地方看书学习，躺着看书或在颠簸的车上看书，眼睛与书本距离太近，看电视、上网时间过长，距离屏幕过近等因素引起。弱视（amblyopia）是指眼部无明显器质性病变，以功能性因素为主引起的远视力小于等于0.8，且通过屈光矫正仍达不到正常的视力不良，是常见的儿童眼病。弱视儿童不能形成完整的立体视觉，严重者将导致立体盲等视功能残疾。

（4）肠道蠕虫感染：这是我国青少年学生最常见的肠道寄生虫病之一，主要包括蛔虫、蛲虫和钩虫感染等。肠道蠕虫感染不但直接引起腹痛等躯体症状，也会因为营养素损失引起营养不良、贫血、智力发育低下等严重后果。肠道蠕虫主要经粪－口传播。

6. 心理－行为问题　青春期阶段，由于生理发育加速，提早进入成熟状态，而心理发展速度相对缓慢，这样身心发展的不和谐和不平衡，使得青少年的自我调节能力脆弱，引起心理发展上的种种矛盾，主要表现在：

（1）社会地位欲求不满：他们感觉自己已经成人，要求具有和成年人相当的社会地位和决策权，但其实心理发育还处于半成熟状态，他们在知识、经验、能力方面并未成熟。于是在现实生活中表现为青少年要求独立却又独立不了的矛盾。

（2）观念上的“碰撞”：这个时期是价值观的形成阶段。他们开始对自然世界、社会生活、人际交往等问题进行思考，并且形成自己的看法。但由于他们发展水平的局限，其观念比较幼稚，表现出主观、片面和绝对性。他们常常因为父母的想法与他们格格不入而苦恼，更反对父母强加给他们的观念。

（3）容易出现情绪波动：由于身心发展的不平衡，他们常常处在焦虑的情绪背景之中，面对矛盾和困惑，容易出现情绪失控，甚至会有过激的冲动行为。虽然平静下来也会感到后悔，但碰到问题还是难以控制自己的情绪。

（4）青春期烦躁：他们随着第二性征和性功能的发展，出现性好奇和接近异性的欲望，而现实又不允许，于是这种强烈的好奇心不得不被压抑，使他们往往处于莫名的烦躁和不安之中。

（二）青少年的性健康与性教育

性教育的目的在于帮助一个不成熟的个体在性发育过程中不断得到正确的性科学及性道道伦理知识，使其在成年期有一个正常健康的性生活。人的成长过程是从生物个体变为社会成员的全过程，家庭、学校、社会在人的成长过程中都有着各自的重要作用。在性教育的问题上，必须有一个有规律的、不能中断的、循序渐进的教育指导过程。在洪嘉禾等所著的《性的教育》一书中指出：“儿童早期所接受的有关性问题的准则和观念，是成年后的性心理基础，不论家长是否意识到，自己的言行恰恰也在进行这方面的教育，只是很多都是错误的教育。”进行性教育最重要的时期是两个年龄段：3 岁以前的幼童和进入青春发育期 14 ~ 15 岁的青少年。他们在这两个时期所接受的有关性的正确教育，不但将决定孩子一生有关性的方方面面，也对健全人格有良好作用。

当孩子跨入青春期时，随着性的发育，第二性征的出现，生理上的巨大变化导致自我意识的变化；性的意识觉醒，性心理的发展促使青少年开始关心自己的发育成长，同时也增强了对异性的好奇心和兴趣，因此及时给予相应的性科学知识尤为重要。

1. 青春期性教育现况及问题　目前，由于太多的青少年面临着因性的忽视、不负责任的决定、不足的性教育而导致的有关疾病的发病率不断上升，所以青春期的性问题、性健康教育已越来越受到国内外的普遍关注。在我国，由于长期以来对青少年性教育的忽视，致使相当一部分的青少年处在性无知状态。对已出现的月经初潮、遗精等生理现象既无思想准备，又缺乏必要的生理卫生知识。据调查资料显示，我国有 50% 左右的女生和 30% 左右的男生对她（他）们的月经初潮和首次遗精感到神秘、紧张、害羞和恐惧，并且许多青少年仍为“手淫”问题所困扰，认为是病，是犯罪行为危害健康，从而产生自卑心理，甚至导致心理疾病。由于青少年对生殖系统疾病缺乏认识，使很多青少年不知道自己患有生殖系统疾病，从而延误治疗。同时，由于青少年性道德观念薄弱普遍存在，近年来性违法犯罪也日益严重。

20 世纪 70 年代以来，世界上绝大多数国家的性行为发生了显著的变化，其中最突出的变化是初次性经历年龄降低和青少年性行为的大量增加。肖扬在《青春期性教育：全球青年发展的重要议题》中分析：随着现代社会的发展，青少年男女性成熟的年龄平均提前了 2 岁，而平均结婚年龄则推迟了 5 年以上。这种反差的扩大，大大增加了青少年婚前性行为的几率。青少年过早的性行为导致了性病、艾滋病在青少年中的传播。从感染 HIV 到发展成 AIDS 一般需要 10 年左右的时间，所以很多青年有可能是在青少年期感染上 HIV 的。在美国每年有 100 多万少女妊娠，每年每 7 个青少年中就有 1 人感染一种性传播病，每 500 个美国大学生中就有 1 人感染 HIV。

在我国，青少年性教育滞后与性问题突显的矛盾日益严峻。研究显示，大多数学生赞成学校和社会应该为青少年提供更多的性教育。同时，青少年对性知识的需求和健康风险的加大，使我国的青春期性教育面临挑战。更有专家指出，我国性教育应从小学开始着手，在大中学生中开展性知识、性价值观、性病艾滋病预防的综合的性健康教育。并且，由于地域差别、家庭背景的不同及个体生长发育的差异等，学生之间的青春期性生理、性心理的表现不一，所以应在进行性教育之前对学生进行调查，开展具有本地特色的性教育。

2. 青春期性教育的目标及内容　目前，性已经发展成为一门科学，它的范围又是非常广的。性科学至少包括性生理学、性心理学、性的社会学、性的伦理学等，社会学方面包括恋爱、婚姻、家庭。可见，性教育是一项很重要的社会系统工程，对于青少年进行系统的性教育，满足他们的性知识、增进心理健康，预防性适应不良和性违法犯罪。

目前，国际上关于青春期性教育国际上主要有两大流派：一是安全性行为教育（无导向性教育），以避孕和预防艾滋病为主，对性行为的态度是避免、推迟、减少和采取安全措施。二是贞洁教育，偏重人格教育、童贞教育和性道德教育，对性行为的态度是绝对禁止的。这两种模式从诞生之日起就产生了针锋相对的争论。我国专家通过对国外性教育模式的深入研究指出，性教育会产生怎样的结果取决于采用什么模式的性教育，教育对象性行为的活跃程度，直接关系到当地性病艾滋病流行的严重程度。可见青春期的性健康是个人肉体、情感、理智、兴趣等方面和谐集成的性的感知和行为，是通过系统发育、人格整合、密切的人际交往和发掘爱的内涵中得到的。性教育应将性知识教育和性道德教育相结合进行，且在中学是开展青春期性教育是主要形式。

通常采用的青春期性教育方法和比较成功的模式主要包括：①欧洲瑞典、芬兰的早期学校性教育：义务制学校向 6～7 岁以上学生进行性教育；②联合国艾滋病规划署倡导的“ABC 性教育活动”：A：避免婚前性行为，B：对配偶或一个性伴侣保持忠贞、不搞性乱，C：正确使用安全套；③源于澳大利亚并流行于美英等国的“同伴教育（peer education)”。对于学校性教育，我国学者朱嘉铭认为：性教育的教学大纲可以统一，而教材不必强调一致。在内容上，他提倡“性生理、性心理、性道德”三结合分段上，主张借鉴英国的四阶段分法：第一阶段为5~7岁，了解人体外部各器官的名称；第二阶段为8~10岁，主要了解人类生命周期的各个主要阶段；第三阶段为11~13岁，主要了解青春期所带来的各种生理和心理变化情况；第四阶段为14~16岁，主要了解内分泌激素对人体的作用以及男女性别的决定因素的复杂问题。

国内其他许多学者也在此方面做出有益的探索实践，性教育的目标及内容有以下三方面：性知识教育，包括性生理知识和性心理知识。建立健全的性心理，应抓住青少年性心理特点，以多种形式帮助他们发展良好的角色认同，树立健康的性观念，发展异性少年友谊，正确对待性冲动与欲求等。性伦理道德教育，帮助和指导青少年以高度的责任感进行伦理选择，两性关系不仅是个体的权利，也具有社会义务和责任，性行为应是高尚道德和理智的结合，必须自觉的协调和控制自己的性行为。

对学校青春期教育方法提出以下6点建议：①把性知识教育和性道德教育结合进行；②要注意科学性，适时适度进行教育；③转变教师的陈旧观念；④根据学生特点进行个别指导教育；⑤和家长密切配合；⑥学校各教育环节密切配合。同时，以课堂教育、课外教育、集体讨论、谈话、角色扮演等方式进行。调查发现，性教育可以采用多种方式，不仅包括学校教育和学生阅读等，还有同家长、老师、同学等讨论等。研究发现，同伴教育是一种被证明非常有效的性教育方式，同时《通过因特网在青少年中实施性及生殖健康教育的可行性研究》表明：如果有一个专业的青少年性教育网站，他们将会去浏览。同时，因特网较以往的教育形式更具隐私性、灵活性、针对性的特点，是大多数青少年主观上认可的教育方式。热线电话、咨询室等也受到年轻人的欢迎。

同时，家庭的性教育也很重要，应加强对家长的教育和培训。父母对青春期子女的性教育应着重解决以下问题：性生理发育的科学知识；对女孩初潮、男孩遗精的态度和有关知识；关于自慰的解释和态度；青春期的情绪与情感的调节；如何与异性健康交往，避免发生早恋；心理上的独立与“断乳”，顺利度过青春期。

家庭性教育，其实也是对孩子进行如何做人的教育，父母既不能对孩子过分娇纵，也不能使孩子生活在缺乏家庭温暖和爱的情感的环境之中。父母是家庭性教育的具体实施者，要对孩子身心的良好发育和性意识的健康发展负责。因此，父母要胜任性教育的职责，必须努力做到：有权威，能够平等地对待和尊重孩子，能和孩子进行双向的信息和情感的交流；要信任孩子，并帮助孩子建立自信心；父母要做两性关系的良好榜样；要了解孩子性意识发展过程和青春期身心发育的特点和表现；要注意孩子德、智、体、美等的全面发展，把青春期性教育与全面良好的人格教育结合起来。父母还应注意，对待家庭性教育，要保持一种科学正确的态度，容纳孩子的性好奇，顺其自然地进行性教育，坦诚地回答孩子的性问题。

（三）青少年的健康危险行为及伤害

进入青春期后，各种与性发育期身心特征密切相关的心理-行为问题开始明显增多，如吸烟、酗酒、药物依赖、网络成瘾、少女妊娠、过早性行为、离家出走、违法犯罪、自杀等，这些心理-行为问题被统一称为“青少年健康危险行为”。

1．青少年健康危险行为　青少年健康危险行为是指给青少年健康、完好状态乃至终生的生活质量造成直接或间接损害的行为。我国学者参照国际惯例，针对国情，将其分为以下7类：①导致各种非故意伤害的行为，包括车祸、溺水、跌坠、砸伤、爆裂伤、食物中毒等；②导致各种故意伤害的行为，包括打架、暴力、自杀、自伤、自残、精神抑郁、孤独、绝望等；③物质成瘾行为，如吸烟、饮酒、滥用药物（精神活性药物或毒品）和吸入剂（汽油、油漆、涂改液或气雾罐）等；④精神成瘾行为，如游戏机成瘾、网络成瘾、色情读物成瘾、赌博等；⑤导致各种性传播疾病（包括艾滋病）和非意愿妊娠的性行为，如多性伴性行为、不使用安全套、被迫发生性行为、少女妊娠等；⑥不良饮食行为，如过多摄入高能量/高脂食物，少摄入营养食物（牛奶、蔬菜、水果），偏食、挑食、过多吃零食，盲目或不健康减肥行为等；⑦缺乏体力活动行为。

这些健康危险行为会对青少年造成直接的或潜在的危害，包括：①直接危及健康和生命。美国 20 世纪 90 年代的一项调查显示，10～24 岁青少年和青年 70.8% 的死因归咎于以下 4 点：车祸 32.3%；暴力 15.1%；其他非故意伤害 11.7%；自杀 11.7%。②成年期疾病的基础。目前，心血管疾病、癌症是导致成人死亡的主要原因，高血压、高血脂、高血糖的患病率在我国也日益增高，年龄也日趋低龄化，而这些疾病的发生与不健康的生活习惯密切相关。如果在青少年或更早的年龄阶段形成这些不健康行为，成年期发生疾病的概率显著增高。③引发性疾患和社会问题。青少年行为有三大特点：无计划性、无保护性和不安全性，从而导致性伴侣多、性行为无保护，且多伴随酗酒、吸毒等其他危险行为，使其罹患性病的危险性显著增加。同时，会导致少女妊娠及生殖健康疾患，由于青少年发育不成熟，非意愿妊娠会给本人、家庭带来不幸，使她们失去受教育机会，加剧性别歧视，并产生诸多社会问题，人工流产、早产、死胎等危害生殖健康的情况，会对其终身的生理、心理健康和生活质量带来严重危害。

因此，了解青少年健康危险行为的流行特点，促进我国建立青少年健康危险行为的监测系统是预防控制青少年健康危险行为。青少年健康危险行为在人群中的流行具有以下特点：①各类行为的发生、发展都随社会经济发展而变化。都市化、现代化使生活方式改变，导致危害健康行为中大多数流行率和严重程度在上升。②青少年身心发展的重要特征之一是易受大众媒体、流行时尚、技术革新等因素的影响，尤其反映在健康相关行为（无论是促进行为或危险行为）方面。所以，许多健康危险行为的指标是不稳定的，必须经过多次测量，才能了解其规律性，预测其发展趋势。

美国于 1991 年建立了全球第一个“青少年健康危险行为监测系统”（youth health risk behavior surveillance system，YHRBSS），该监测系统建立在全球性网络基础上，并具备以下特点：

（1）监测时间固定：每次监测时间都固定为当年的 2～12 月。

（2）监测目标明确：其依据本国国情将青少年危险行为分为 6 类：导致非故意伤害和暴力的行为；吸烟行为；饮酒和物质滥用行为；易导致非意愿妊娠和性传播疾病的性行为；不良饮食行为；缺乏体力活动行为。其中前 4 类明确指向美国青少年前 4 位死因（车祸、其他非故意伤害、暴力和自杀），后 2 类则明确指向肥胖导致的成年疾病的主要原因——心血管病。

（3）历次监测的指标既相对稳定利于比较，又不断改进以适应新的需要。所有指标的内涵都贯穿同一理念：青少年健康危险行为是可以预防的。

（4）每次监测都有工作目标，而且这些目标和政府发布的公共卫生政策相互呼应。

（5）监测对象集中在9～12年级最具青少年行为特征的人群。采用分层抽样的方法，并将结果于次年1月公布，鼓励各界人士阅览、应用并提出反馈意见。

2. 青少年意外伤害　伤害严重威胁着儿童青少年的健康和生命安全，是一个重要的公共卫生问题。据世界卫生组织报告，在世界大多数国家，意外伤害是青少年致伤、致残和致死的主要原因，意外伤害问题越来越受世人所关注，为此世界卫生组织把意外伤害的预防列为2000年人人健康全球战略的目标之一。

意外伤害是指突然发生的各种事件对人体所造成的损伤。由于儿童青少年正处于运动和感觉等功能发育时期，生理功能尚未完善，由于受到生理条件的限制，当危险情况出现时，识别应变能力差，易受到意外事故的伤害，是意外事故的高危人群。根据“冰山模式”理论，儿童青少年的意外死亡仅为冰山顶部的一部分，而在冰山底部却是大量因伤害事故而需要医学关注的受伤人群。无论是发达国家还是发展中国家。伤害是5～24岁年龄段青少年的第一位或第二位死因，同时也导致更多青少年伤害而终身残疾。而在意外事故的发生中，致死性伤害不到意外伤害的3%，而非致死性伤害的发生率是意外死亡的35倍。

由于伤害属于疾病范畴，包括物理、化学和生物因素，分为非致命损伤和死亡，导致意外发生的原因很多，但主要的原因包括车祸（交通事故）、窒息、溺水、自杀、中毒、创伤、跌落、烧烫伤等。美国调查资料显示，车祸、溺水和火灾是造成儿童青少年意外死亡发生的前三位原因。深圳市调查中学生、大学生伤害相关行为的现状及其影响因素的研究显示，被调查学生中，在过去的12个月里，10.1%的学生曾1次以上去过无安全设施的地方游泳；7.1%的学生有过自杀的计划；27.6%的学生想过离家出走。在过去的30天里，骑车逆行的占10.4%，闯红灯、乱穿马路的占6.0%；步行过马路不走人行道的占21.7%；3.6%的学生被恶意取笑，1.0%被索要财物，5.7%被开色情玩笑。

一项了解北京市儿童青少年伤害的发生现状以及相应的影响因素的研究，结果显示北京市儿童青少年伤害的发病率为2.25%，高于成人伤害发病率1.56%，6～9岁组的儿童伤害发病率最高为2.83%；男童伤害发病率为3.04%，高于女童的1.37%；7例儿童死亡中有3例是由于伤害造成的，其中2例交通事故，1例溺水。伤害类型中以跌落、动物咬伤和交通事故为前三位；学龄前儿童以跌落、动物咬伤和烧烫伤/机械工具伤最为常见；在6～11岁组以动物咬伤、跌落和交通事故最为常见；而在12～17岁组以跌落、扭伤和交通事故高发。平均每例儿童伤害需花费医疗费1 617.57元；2003年大约有3 500名儿童因为父母受伤害致残或死亡而成为“伤害孤儿”。可以看出，6～9岁是伤害发病率最高的年龄组；交通事故是儿童伤害严重程度最高的伤害类型。伤害不仅对儿童的健康造成影响，还可能影响其家长的健康而最终影响儿童。

不容忽视的是，自杀人群中青少年在总死亡人数中占第1～3位。我国一些地区15～19岁年龄组自杀占的比重逐年增高，如上海市、河南内乡15～19岁年龄组意外死亡的首位原因为自杀，该年龄组意外死亡48.35%，其中女性自杀占67.52%。

从流行病学特征上看，男性意外伤害发生率和死亡率高于女性，因健康危险行为直接导致死亡事故的男女比例为4.2∶1，导致伤残的男女之比为2.22∶1。在年龄分布上，年龄越小溺水、窒息死亡所占的比例越高，随年龄增大发生车祸、溺水和自杀的死亡率越大，15～19岁死亡率最高。在时间分布上，伤害的发生具有季节性，主要发生在3～5月和9～12

月，尤以5月最多，主要发生在课间和下午。农村儿童青少年意外伤害的发生率及死亡率均高于城市。同时，我国每年青少年伤害的社会代价估计为（108.3～453.3）亿人民币。

所以，减少青少年伤害的发生频率，减少其对健康的危害，必须采取综合性的预防措施，把意外伤害的发生减少到最低水平。可采取的预防措施包括：制定监测制度；加强对干预措施的研究；加强多部门合作。

（四）学校的健康教育及健康促进

1. 学校健康教育及健康促进学校的概念　学校健康教育（school health education）是全民健康教育的重要组成部分，是指在学校中针对大、中、小学学生开展的有组织、有计划、有评价的健康教育活动。学校健康教育通过课堂教学、健康教育活动、发放健康教育宣传材料、健康讲座等使儿童青少年掌握疾病防治、急救互救、人际交往、心理健康、膳食营养、运动与健身等方面的知识和技能，养成科学、文明、健康的生活方式和行为习惯，预防疾病，促进和保护健康，为终生健康和社会适应能力打下良好的基础。目前，国内外致力于建立健康促进学校，健康促进学校（health - promoting school）是指促使学生、教职员工、社区成员掌握改善自身和他人健康能力的过程；使学校不但成为培养青少年科学素养、文化素养和道德素养的场所，也成为促进他们生长发育，保护他们健康的重要场所。

学校健康教育活动通常由三部分组成：首先是设计，决定活动的目标、内容、方法和步骤；其次是实施，使主观设想能按确定的方法和步骤，逐步实现目标的过程；第三是评价，即对教育的效果进行评估，为是否要实施、怎样实施下一步活动做出科学决策，这三个过程相互交融，促进实施。

2. 健康促进学校的主要任务

（1）培养青少年的健康生活方式：健康促进学校的任务是利用课堂或非课堂教育，向学生系统地传授健康知识，如预防近视、龋齿、贫血、结核、肝炎等常见病和营养、运动的知识，培养和引导学生采纳健康的生活方式，养成良好的卫生习惯，提高健康素质。

（2）提高学生的身体素质：学生常见病是影响青少年健康和生长发育的重要健康问题，特别是近视、龋齿、肥胖、肝炎、结核以及意外伤害等，近年来呈现升高态势，我国部分地区小学生的肥胖率超过20%，中学生的近视率超过60%，问题十分严重。学校应积极提供常见病防治服务，定期为学生开展体检，对于学生中的健康问题，要采取措施，改善学生的健康状况，提高他们的健康水平。

（3）为师生员工提供良好的学习工作环境：在创建过程中，学校通过开发利用各种资源，改善教学和学生学习条件，完善各种教学和生活设施，为学生提供预防常见病和健康问题的知识，保护和促进学生健康的物质环境。如教室采光和通风的改善，安全清洁饮水设备的配置，平衡膳食的提供，体育运动设施的改建等。

（4）促进青少年的心理健康：青少年时期是心理活动复杂、成年期健康稳定的心理素质的形成阶段，在此阶段开展心理健康促进工作十分必要。由于我国实施计划生育政策和独生子女的固有心理特点，使得儿童和青少年中存在着共同的心理问题：自我为中心，意志薄弱，依赖性强，胆小懦弱，缺乏团队意识、与他人沟通交流的能力，应付挫折的心理素质低下等。学校应通过心理健康教育课、开设心理健康讲座、配置心理咨询师、开展心理健康促进活动等方法有意识地提高学生的心理素质，促进和保护学生的心理健康。需要注意的是，心理健康促进工作应与学生德育教育区别开来，不能简单地用德育教育代替心理健康促进工作。另外，学校应通过开展树立团结友爱、积极向上的良好校风，鼓励帮助弱者，避免欺侮，建立诚信等工作为学生创设良好的心理环境。

3. 学校健康教育的内容　学校健康教育的实施应根据青少年的不同生长发育阶段，采用不同的内容。

（1）小学阶段：小学阶段是健康教育的关键时期，这一时期的儿童求知欲高、可塑性强，对于健康教育的内容易于接受。童年期健康教育的重点是：生长发育知识、良好的行为和生活习惯的养成、儿童常见病防治知识、预防意外伤害的知识及技能等。

（2）中学阶段：初、高中的青少年大多已进入青春期，教育的重点内容是：青春期生长发育的知识，性知识，人际沟通和交往的知识和技能，运动与健身的知识和技能，心理健康知识和技能，环境保护知识，预防意外伤害的知识和技能，急救和互救知识技能，拒绝吸烟、不酗酒、远离毒品等知识和技能。

（3）大学阶段：大学生一般在18～24岁，是青少年向成年人过渡的时期，也是生活方式和行为习惯的定型期，在此时期，健康教育的重点除了应包括日常保健，还应包括如何处理人际关系、安全性行为以及如何预防性病、艾滋病等。

4. 学校健康教育的方法　学校健康教育的方法是讲求教育和传播并重，从传播学角度分为直接式和间接式两种，其中前者又分为传统式和参与式两类。

（1）直接式健康教育方法　属于传统式健康教育方法，包括课堂教学、讲座、示教、游戏与活动。开设健康教育课进行课堂教育是健康知识和技能普及的最常用的形式之一。健康教育课可采用由健康教育权威部门编写的健康教育教材，不同年级应有规范系统的健康教育教程；国家有关部门要求，健康教育课时安排每两周应不少于1个课时。为开设健康教育课，学校应配置必要的健康教育课师资，授课老师最好接受过学校健康教育培训，既掌握一定的医学基本知识和技能，又有教育学的背景，知道如何进行教育，注重科学性与趣味性的结合，做到生动活泼，有吸引力，避免灌输式教学。参与式健康教育方法，是使学生全面参与进来，包括头脑风暴、小组讨论、开展课堂讨论、健康问题案例分析、角色扮演、同伴教育等课堂活动。

（2）间接式健康教育方法　以间接式健康教育方法传播健康知识、信息和技能的方法目前日益得到广泛应用，主要方法有三类：大众传媒，视听手段，网络学习，现代化教育手段的应用使健康教育课堂教育取得事半功倍的良好效果。

同时，值得注意的是校外教育会对学校健康教育起到明显的强化作用，应视作学校健康教育的组成部分。校外教育中最重要的是家庭教育，学校应利用家长会、发放成绩单、给家长的一封信等方式，把学校健康教育的目的、意义、内容和方法广泛告知家长，取得家长的配合，创造强化学校健康教育的家庭环境。如学校正在讲授吸烟有害的知识时，有吸烟习惯的家长应主动做到不在孩子面前吸烟；学校在讲授膳食与营养知识时，家长应主动教育孩子不要偏食和挑食等，以促进健康教育的实施。

5. 学校健康教育的评价　学校健康教育的评价是指对学生开展的健康教育活动的计划、措施、方法、活动效果进行评估的过程，贯穿于整个教育活动过程中。由于目的、方法、特点和指标的不同评价类型也不同，分为需求评价、过程评价、效应评价和结局评价，可采用问卷调查、行为观察、自我评估、访谈、小组讨论等方法。评价指标主要针对知识、态度和行为进行，由于青少年正处于生长旺盛期，可考虑从生长发育和健康方面分别选取指标，从不同类型指标中分别选择有代表性者，组成相对完整的指标体系以全面、客观的进行评价。

五、常见的健康问题

（一）心理问题

青春期是儿童走向成人的过渡时期，产生了显著的生理、心理变化。青少年时期的身心健康是成年后健康的基础，因此，青春期健康在人的一生中占有重要的地位。青春期是从有依赖性的童年转向独立自主的成年的过渡时期，就其心理发展水平来说，是迅速走向成熟而又尚未达到成熟的阶段，其自立性逐渐发展，自我认同逐步形成。既要适应快速成长的身体变化带来的问题，又要适应社会环境变化带来的问题，因此较童年期的儿童更易出现心理问题。中国处于青春期的青少年常见的心理问题有以下几方面：

1. 对性发育以及情感问题的困惑　在青春期，人的生殖系统开始迅速发育，体内性激素开始增多，自然产生性冲动、性意识、性幻想。这是一种正常的转变，但有些青少年缺乏成人的正确引导，对此感到迷惑又难以启齿询问，从而形成心理压力。青春期的青少年对异性产生美好朴素的情感也是正常现象，有些青少年害怕家长发现自己内心的情感，也害怕这种情感对学习造成影响，处于渴望与异性交往和害怕与异性交往的矛盾之中。

随着网络的普及，青少年获得性知识的途径越来越便捷，接触到不良音像制品影响的可能性越来越大，所以对青少年进行科学的性教育十分必要。父母首先应纠正对性的认识，性不仅是人的本能，也是关系到每个人生活是否幸福的美好的事物。性教育不仅包括生理卫生及保健知识，要作为人格教育的组成部分，包括伦理、道德和法制教育。家长、学校和保健人员可通过交谈、发放宣传手册、卫生课等形式让青少年接受健康的性知识教育，使青少年能正确对待自身变化，正确对待异性。作为一个正在成长中的青少年，只要认真学习性的知识，正常的与异性交往，就能破除对性的神秘感，从而使身心健康成长。

2. 人际关系的矛盾

（1）家庭关系：如何与父母亲相处，是青少年们的心理负担与困难之一。随着思维能力的提高，青少年对事物有了自己的看法，不再事事听父母指挥，与家庭的联系逐渐疏远。父母在青少年心中的地位有了变化，青少年改变了对父母的看法，甚至开始批评父母的言行，假如父母处理不当，就会形成亲子关系的冲突。青少年追求独立自主，力求减少依赖父母，而有些父母却不关心孩子的自主精神，造成家庭矛盾。

（2）伙伴关系：同龄人、伙伴是青少年在社会交往中非常重要的社会关系。与同龄人交往是青少年的一种需要，他们常感到在群体中有一种安全感。他们的言行、爱好、衣着打扮都相互影响，在交往中相互学习、帮助中增长知识。自己是否被别人喜欢，是否被朋友接纳，对他们来讲很是重要。对于同学或朋友的言语很敏感。有时受到群体朋友的压力，非采取某种行为不可，唯恐被大家排除，也是心理问题根源之一。如果结交到好的伙伴，大家可以相互促进，如果结交到不好的伙伴则容易误入歧途。家长和老师应关心他们交朋友的状况，敏锐地发现问题并及时疏导。

3．自我认识　随着心理的成熟，青少年的内心世界越来越复杂。其中青少年最关心的是对“自我的认识”，即怎样认清自己的行为、性格及心理上的表现，并时时刻刻都在摸索“自己心理上的肖像”，即去发觉自己的性格如何，自己在别人眼里的印象，自己的兴趣及志向在何处等等。由于对成长变化的自我肖像常摸索不清而感到烦恼，同时也对别人的评语与反应甚为敏感，只要稍微被人批评就反应强烈，而且很难过。如何正确认识自己，并增强自己的信心，是青少年们常遇到的内心顾虑。

4．独立与无法独立的矛盾　生理上的迅速生长使青少年在心理上渴望能够独立。他们以为自己已经长大了，不再是小孩子了，产生了强烈的独立意识。他们喜欢发表自己的意见，并按照自己的意志行事，对许多事情都不愿顺从，不愿听取父母、教师以及他人的意见，而希望自己独立自立，希望人们把他当大人一样看待。但是在现实生活中，父母还常常把他们当孩子对待，对孩子过分关照，有时还不分场合地指责孩子，处处限制孩子，这种做法会激起青少年对父母的不满，从而出现孩子顶撞父母，或对父母的教导不理不睬等现象。父母也感觉到了孩子的逆反心理，常常会埋怨孩子越来越不听话了。另一方面，青少年在内心世界中也并没有完全摆脱对父母的依赖，只是依赖的方式有所变化。孩子希望从父母那里得到精神上的安慰、保护、理解和支持。

5．心理压力大　青春期是学业最繁重、课程变化最多的阶段。过重的学习负担常给他们带来沉重的心理压力。有些家长对孩子的要求过严，目标太高；有些家长对孩子放任不管，这些都会造成他们的心理问题。同学之间的相互比较也会使学习差些的同学产生自卑的想法，日久容易出现心理失调。

6．心理－行为问题。

（二）生理问题

1．营养与营养失调

青春期是人体发育的第二个高峰，因此营养需求大大增加。特别是对蛋白质、钙、铁、锌等的需求增加。青少年渴望被同伴认同，容易为了追求和同伴一致摄入大量快餐，同时青少年开始注重自己的外部形象，容易为控制体重而过度节食，这些都是影响青少年饮食习惯以及营养摄入的因素。目前青少年营养素缺乏的发生率已经下降，取而代之的是饮食不平衡和营养过剩。摄入过多的糖、脂肪、胆固醇、盐是青少年时期常见的饮食问题，这些因素增加了以后患心血管疾病、骨质疏松、癌症的风险。

（1）营养：青春期是一个生长发育的特殊时期，对营养的需要量骤增而相当敏感，人体所需要的各种营养素，主要靠膳食来提供，因此，膳食构成合理与否，直接关系到青少年发育成长。如果供给不足或不合理，将很容易导致各种营养缺乏症。

青少年对营养素和能量的需求较成人多，尤其是男孩。一般情况下，女孩每日大约需要2200卡，男孩每日大约需要2800卡，这些能量约46%来自蛋白质，糖类主要来自一日三餐的主食。营养素的功能在于构成躯体，修补组织，供给热量，补充消耗，调节生理功能。青春期应补充的营养素有：

1）碳水化合物：青春期所需要的热量较成人多25%～50%。这是因为青少年活动量大，基本需要量多，而且生长发育又需要许多额外的营养，热量主要来自碳水化合物，亦即谷类食物，所以青少年必须保证足够的饮食量。

2）蛋白质：蛋白质是生长发育的基础，身体细胞大量增殖，其构成均以蛋白质为原料，同时蛋白质是组成器官增长及调节生长发育和性成熟的各种激素的原料。生长发育期的儿童和青少年对蛋白质的需要量是每日每千克体重2～4克，应有一半以上为优质蛋白质。人体的蛋白质主要由食物供给，蛋类、牛奶、瘦肉、大豆、玉米等食物均含有丰富的蛋白质，应搭配食用，可以使各类食物蛋白质互相补充，营养得到合理利用。

3）维生素：在生长发育中，维生素是必不可少的。它不仅可以预防某些疾病，还可以提高机体免疫力。人体所需要的维生素大部分来自蔬菜和水果。芹菜、豆类等蔬菜含有大量B族维生素；山楂、鲜枣、西红柿含有大量维生素C。

4）矿物质：矿物质是人体生理活动必不可少的，尤其是青少年，对矿物质的需要量极大。据1992年全国营养调查资料表明，我国中小学生钙的摄入量普遍不足，还不到推荐供给量的一半，中小学生中缺铁性贫血也较普遍。钙、磷参与骨骼和神经细胞的形成，如钙摄入不足或钙磷比例不适当，必然会导致骨骼发育不全。奶类、豆制品含有丰富的钙。青少年对铁的需要量高于成人。铁是组成血红蛋白的必要成分，如果膳食中缺铁，就会造成缺铁性贫血。特别是女性，每次月经要损失50～100 ml血，至少要补充15～30 mg铁。干果、绿叶菜中含有丰富的铁，并应增加维生素C的摄入以促进铁的吸收。

5）微量元素：微量元素虽然在体内含量极少，但在青少年的生长发育中起着极为重要的作用。特别是锌，因为锌的缺乏会使性成熟延迟，我国规定每日膳食锌的摄入量为15 mg。含锌丰富的食物有动物肝脏、海产品、肉蛋和全麦制品。

6）水：青少年活泼好动，需水量高于成年人，每日摄入2500 ml水，才能满足人体代谢的需要。水的摄入量不足，会影响机体代谢及体内有害物质及废物的排出。如果运动量大，出汗过多，还要增加饮水量。这里讲的水的摄入量不是指喝进去的水量，而是指喝入的水量加上吃进的食物中含水量的总和。

要满足人体所需要的全部营养，就要使膳食构成合理化，科学搭配，充分利用各种食物的营养互补作用。青少年在日常饮食中，应注意以下原则：

1）平衡膳食：食物应种类齐全，数量比例适当，符合人体需要的膳食。

2）建立合理的膳食制度：包括每日进餐的时间、次数并注重各餐热能的分配等。合理的膳食制度，可防止过饥或过饱，使胃肠道保持正常功能，促进营养素的吸收利用。

3）注意早餐质量：含蛋白质和脂肪高的食物不仅营养价值较高，而且在胃中停留的时间较长。早餐中可适当增加这类食品，如牛奶、豆浆、鸡蛋等。

4）养成良好的饮食习惯：青春期的青少年应自觉培养定时定量进餐、不挑食、不偏食、少吃零食的饮食卫生习惯。避免摄入大量的垃圾食品，如炸薯条、碳酸饮料、脂肪含量多的肉类等高糖、高脂、油炸类的食品。同时，应积极参加体育锻炼，避免盲目节食。

（2）营养不良及肥胖：营养不良，指蛋白质－热量营养不良（protein－energy malnutrition，PEM）是指营养素摄入不足或缺乏，至今仍是威胁全球儿童健康和生存的主要因素。导致营养不良的常见原因包括：膳食摄入不足，尤其是维生素及微量元素摄入的不足；不良的饮食习惯，如节食、偏食、吃过多零食以及疾病等。应注意的是，有些青少年过分追求苗条，不恰当的节食导致“神经性厌食症”，从而影响健康甚至导致死亡。营养不良除了影响青少年正常的生长发育外，还会造成学习成绩下降和社会适应能力降低等。

青春期的过度节食会影响生殖系统的发育和成熟。女孩若不适当的控制饮食，使蛋白质和热量摄入不够，体脂水平下降，会使月经初潮时间延迟，还可引起月经不调、继发性闭经。足够的营养是青春期生殖系统快速发育的基础。

青少年健康的饮食习惯包括：按需进食，不暴饮暴食。多食蔬菜水果，少吃盐、糖和动物性脂肪；合理营养，平衡膳食，切忌挑食；合理安排一日三餐，尤其养成吃早餐的习惯。

应对青少年进行定期营养筛查，询问他们的饮食方式、饮食行为、高脂肪、高盐的摄入量、最近的体重变化等。和青少年探讨健康的饮食习惯问题，包括健康饮食的益处、补充含钙、铁、维生素和矿物质丰富的食物以及正确的体重管理方法。如发现青少年有神经性厌食或心理疾病发生的迹象时，及时转到专科门诊治疗。

肥胖（obesity）是一种常见的营养代谢性疾病，儿童青少年时期的肥胖绝大多数为单纯性肥胖，是由于热量摄入过多，体内脂肪积聚，单纯性肥胖除了遗传的因素外，主要和不良的饮食方式和运动量减少有关。目前，我国肥胖工作组制定的 BMI（body mass index，体重指数，kg/m^2）分性别 - 年龄百分位数标准，成为我国筛查 7 ~ 18 岁学龄儿童、青少年肥胖、超重的全国统一标准。近年来，我国儿童肥胖的流行率呈现逐年上升的趋势，北京市对一些学校的调查结果表明，肥胖率接近 20%，肥胖已成为青少年身心健康的主要危险因素之一。肥胖不但造成儿童行动迟缓，常常会因为小伙伴的嘲笑而产生自卑和自闭的心理，影响社会适应能力。另外，儿童肥胖还可影响生殖系统的正常发育，出现性早熟。同时，儿童肥胖也是成年期心脑血管病和糖尿病等慢性非传染性疾病的主要危险因素。

体育锻炼能减少成人心血管病的发病率，青少年的体育锻炼能减少高血压、高血脂、肥胖的发生，并且经常的体育活动能减少青少年发生抑郁和情感障碍的危险。建议青少年都应每日有一定的活动量，可以作为每日游戏、体育活动、生活、交通的一部分，比如骑车或步行上学、参与家务劳动、打篮球、踢足球等等，也可以是有计划的体育活动。每周应有 3 次以上中、大量的锻炼和活动，每次持续 20 ~ 30 分钟。

2. 痛经、会阴部及经期卫生。

3. 其他相关健康问题。

第二节　青少年与家庭的发展与适应

一、家庭的评估

研究发现，在和睦的家庭中长大的孩子有安全感，家长的言行对青少年的行为和心理都会产生重要的影响。家庭不和谐易给孩子的身心带来许多负面影响，不和谐的家庭结构会给子女带来过分紧张的生活气氛，无形中使子女产生精神压力和心理负担。

在家庭中对其功能产生影响的因素可以划分为非家庭关系因素和家庭关系因素：①非家庭关系因素，是指家庭中并不涉及家庭成员之间关系的一些因素，如家庭结构、家庭的社会经济地位等。已有的研究发现家庭功能与这些非家庭关系因素密切相关。比如与完整家庭相比，单亲家庭表现出更多的家庭问题，单亲家庭的主要问题表现在角色作用和沟通上。在对香港青少年进行的调查中发现：家庭经济收入是家庭功能发挥的一个影响因素。②家庭关系，主要指家庭成员之间的情感联结，如亲子关系、夫妻关系等，也包括一些家庭成员之间的互动，如父母抚养方式、亲子冲突、亲子沟通、夫妻冲突及夫妻沟通等。良好的家庭功能有利于建立积极的亲子关系。家庭成员之间，尤其是父母之间的关系和行为对青少年的行为、心理影响最大。父母的教育观点和教育水平，教育态度和教育方法，青少年在家庭中扮演的角色，他们所处地位，对其发展都有非常大的影响。

表 8－3 是经多种研究概括出的父母的教育方式对儿童个性的影响。

表 8－3 父母的教育方式对儿童个性的影响

父母的态度	孩子的个性
支配的	消极的，缺乏自主性，依存的，顺从
干涉的	臆病，神经质，被动的，幼稚的
娇宠的	任性，放肆，幼稚，神经质，温和
拒绝的	自我显示，冷淡，乱暴的
不关心的	攻击的，情绪不安定，冷酷的，自立的
专横的	反抗的，情绪不安定，依存的，服从的
民主的	协力的，独立的，坦率的，社交的

同时，在进行家庭评估时还要注意两方面，即家庭所处的阶段以及是否有突发事件。由于家庭是一个发展变化的系统，可以分成不同的发展阶段。Olson1983 年根据在全美范围内进行的一项研究，将家庭分成 7 个不同的发展阶段：①新婚阶段；②有学前儿童的阶段；③有小学儿童的阶段；④有青少年的阶段；⑤中年阶段；⑥空巢阶段；⑦退休阶段。不同发展阶段的家庭在亲密度和适应性上存在差异。在有青少年的家庭中，49%的家庭在适应性上有较好表现，但其亲密度略低于其他发展阶段的家庭。对于有青春期少年的家庭，父母应与孩子共同努力适应这一阶段家庭成员之间的变化。青少年要试着去理解父母，明白父母的苦心，尊重父母，出现矛盾是时积极沟通，而不要一味消极的逆反。家长也应更新教育观，树立正确的家庭教育观念，懂得与子女平等相处，尊重子女的人格，理解青少年要求独立的心理，给孩子充分的尊重和理解。家庭教育要讲究科学的方法，不打骂、不溺爱；父母应以身作则，保持家庭的和睦，创造一个安全而和谐的家庭环境。

二、帮助青少年适应家庭变化

研究发现，个体的社会适应能力与其所在家庭的功能状况有密切联系，个体社会适应能力的发展水平很难超越其家庭功能的发挥水平。家庭功能不良会导致子女出现更多的问题。在亲密度和适应性方面表现极端的家庭，尤其是亲密度极度匮乏、家庭角色混乱、无稳定规则的家庭，特别容易出现家庭成员离家出走或患心身疾病、子女行为不轨等适应不良现象。所以，应从以下几个方面帮助青少年更好的适应家庭变化：

（一）提供宽松的成长环境

青少年的人格很大程度上是由家庭塑造的，家庭中的民主氛围对青少年的人格形成有极为有益的作用。允许青少年有发言权、自主权、自己做出抉择的自由，同时培养其责任感和自制力，有利于人格的健康发展。

（二）有意识让其承担责任

要充分给予青少年信任。在青少年犯错误时及时伸出援助之手，给予必要的理解和支持，青少年会反省自己的过失，体验其责任感。家长也要有意识教育青少年承担责任：比如承担部分家务劳动等等。

（三）重新调整与适应家庭关系

在青春期，青少年与家庭、父母的关系，对父母的认识、态度以及父母对他的要求，均发生了很大变化。随着青少年逐渐获得成人的能力，他开始重新认识父母、理解父母的含义和作用，开始与父母构造一种新的关系。尝试与父母拉开一定距离，去验证自己独立存在的能力。这一时期也被称为“心理断乳期”。

父母要尝试与孩子建立更加成熟和独立的亲子关系。如今我国大多数家庭是独生子女，父母对子女都非常关心，常常寄予子女很大的希望，希望他们早日成才、独立自主。但往往对他们缺乏信心，过多指责和干涉，甚至包办。这些都不利于子女的健康成长，父母要尊重他们的自尊心和独立性，既是父母又是朋友，经常沟通，及时发现问题，给予正确的引导。

（四）促进与同学的交往与合作

同龄人、伙伴是青少年社会交往中非常重要的社会关系。与同龄人交往是青少年的一种需要，他们在交往中相互学习、帮助，会增长知识。自己是否被别人喜欢，是否被朋友接纳，关系到自我概念的形成。与同龄人良好的交往，有助于形成开朗、乐观、豁达的性格，建立良好的人际关系。良好而真诚的人际关系，是非常重要的心理保健途径，主要是朋友间的相互关怀、理解、安慰、鼓励、支持等多方面。帮助他人、关心他人、理解他人能使自己形成良好的个性，降低心理危机感。

青少年在青春期应学会与异性交往。与异性交往要注意以下问题：①要培养健康的交往意识：要注意学习对方的优点，加强沟通、相互交流、共同发展，摒弃不健康的交往动机；②要广泛交往，避免个别接触，交往程度宜浅不宜深；③正确把握交往的距离，排斥让彼此感到过于亲密和引起感情波动的接触；④应在积极的环境中进行，谨慎对待身份不明人的交往请求，尤其是在网络上面；⑤学校和家长要以正确的心态来看待异性交往，倡导学生健康广泛的交往，组织各种集体活动，加强学生之间的交流。

（五）理解青春期少年独立的需要

青少年心理发展的最大特点是自我意识的迅速发展。随着身体发育趋向成熟，青少年开始把自己归到成人行列。他们要求改变自己的地位，得到承认和尊重。不喜欢成年人仍然把他们当作孩子，对老师和家长的教导比较反感。青少年要求独立，不愿意受到成年人的控制和约束，是青春期心理特征的突出表现。学校和家长要对这一时期孩子的行为有足够的思想准备，不可以压制孩子，而要适当给予孩子一些主动权，尊重他们独立的需要。比如青少年可以选择自己的朋友、可以自由支配零用钱、要学习承担家务等，但在他们遇到困难和问题的时候，成年人应提供帮助，以逐步养成他们独立的生活能力。

（六）促进沟通与交流

在家庭的沟通中，最重要的是父母传达关爱子女的亲情。在家人团聚时，与子女共享欢乐；家中有困难时，让子女知道关心；子女成功时，给予奖励；子女失败时，给予安慰。

第九章　成　年　期

不同的学者如生理学家、医学家、心理学家及社会学家根据自己的研究角度和不同的侧重点，对年龄阶段进行了不同的划分和解释。①日历年龄：是指一个人生命生存所经历的时间。日历年龄相同的人可以在生理、心理、社会等方面的活动能力上存在很大的差异。②生理年龄：是根据人体生理学和解剖学方面发育状况和生理功能变化程度来推算的年龄。生理年龄可分为：25 岁以前的发育期，25 ~ 45 岁为成熟期，45 岁以上为退化期，60 岁以上为衰老期。③心理年龄：主要反映人的大脑功能及心理衰老的程度，代表着个体随着年龄增长，对事物的认识、感情、思维、意志及适应家庭生活环境和社会环境的能力。有学者将 20 岁以下的人称为未成熟期，20 岁以上至 60 岁称为成熟期。④社会年龄：是根据一个人在社会中所承担的社会角色来判断的，多以资历、职务、功劳等作为评判指标。

在人生发展的过程中，成人期是历时最长的一个阶段，一般是指从 20 ~ 65 岁这一人生阶段，可再细分为 20 ~ 40 岁的青年期及 40 ~ 65 岁的中年期。

成人“adult”这个名词来自拉丁语“adultus”，意思是已经成熟了，所以成人是一个“已经成长完成的个体”。虽然在医学上有个别人生殖器官发育不全，但大多数人能达到生理上的成熟，但达到心理成熟的人就少多了。

人生前 20 年的时光只在读书，而成年期之后过的才是真实的日子，青年期离开父母的家，找到第一份差事。和所爱的人共建家庭，努力工作，养育孩子，所有这些都是人生中重大的转变，将影响后半生，因此许多社会学家认为这是人一生中压力最大的时期。对 40 岁的人而言，人生的意义是经历过的，不再是期待。

成年期虽然历时最长，可是心理学方面研究却较少。二次大战后，为了解决婚姻生活适应的问题及了解破碎家庭对儿童心理的影响，才启发了学者对成年期研究的兴趣。

第一节　青　年　期

青年期是生命过程中一个独特的阶段，具有变化和稳定的特征。变化表现在个体的躯体、精神、认知、情绪、社会关系和个人感受上；稳定表现在个人的统合感、个体属性、生理外观、身体功能、性别、年龄、精神及认知能力、价值观、目标、信仰、在家庭、社会中的角色上。

一、生理变化

（一）骨骼系统

25 岁时，长骨的骨骺完全融合，但在 30 岁之前脊柱仍继续成长。所以 25 岁后身高可能再增加 3 ~ 5cm。

（二）神经肌肉系统

肌肉的效能在20~30岁之间达到它的高峰，而30岁之后肌肉的强度就会渐减。肌肉反应的程度在青年期刚开始时达到巅峰，并维持稳定的程度直到28、29岁时。

（三）皮肤系统

过了青少年时期，皮肤开始失去水分；随着年龄的增长，皮肤渐渐干皱，28、29岁的人脸上常见到“笑纹”。而所谓的“鱼尾纹”常在三十出头出现，这被认为是无法避免的老化过程的第一个象征。

（四）心血管系统

心血管系统在16岁时达到成人的大小和节律。青年人总血量为70~80ml/kg。血压自儿童早期即开始缓慢上升，胆固醇的值也自21岁开始上升，胆固醇值是一个值得关心的数值，因为高胆固醇表示脂肪沉淀在血管中，会导致血液循环的问题。

（五）呼吸系统

肺脏在工作负荷增加时，加强工作、增加运作的能力有限。由于软组织的弹性逐渐退化。肺容量渐减，故青年期的成人若从事较激烈的运动时，也会出现呼吸急促或体力不足等症状。

（六）胃肠系统

30岁后，某些消化液的分泌量会减少，这显示消化道的功能正减弱，加上此时期的成人努力发展事业，常常长时间工作，饮食不定时，加上工作紧张，常导致消化系统的疾病。另一影响消化道的是智齿的出现。

（七）泌尿生殖系统

肾脏协助代谢废物的排出，并调节体内的水量、盐分以及酸碱平衡。成人尿量为1000~2000m1/24h。30岁时子宫达到成熟时的重量。月经前症候群常困扰部分女性。健康男性睾丸重量没有随年龄而明显减少的情形，精子的制造能力在整个成年期均持续着。

（八）知觉

与认知功能有关的主要器官——大脑，在20岁之前达到生理上的成熟。中枢神经系统最终的髓鞘化和分化大约发生于25岁时。感官能力也同样遭受与年龄有关的变化。眼球的水晶体从婴儿期就开始了它的老化过程，改变是逐步慢慢地进行着，以致一般青年人未曾注意到这些视力的变化。听力常在20岁达到高峰，之后，其敏锐度下降。首先消失的常是高音调的听力，然后是低音调，但所丧失的听力范围不影响正常生活活动。味、触、嗅觉在青年期仍维持敏锐。

二、认知发展

青年期被认为是认知发展与智力运作的最巅峰时期，他们除了在智力上表现杰出外，在学习与记忆力方面也都有较佳表现。青年人在认知方面的表现，可一直维持高峰状态直到中年期。

（一）智力

1. 流体智力、晶体智力　流体智力包括抽象推理、分类、系列填空等能力，是处理新信息的能力。晶体智力包括字汇、阅读理解、一般资讯处理等能力，实际上是贮存信息的使用以及个人做信息处理的自动程度。

2．智力的横断式研究、纵贯式研究　所谓横断式研究是对不同的年龄层做智力测验，进行比较。纵贯式研究是对同一测验者以相同的方式在隔了一段时间后再做测验，进行比较。

3．智力与社会生活的互动　一个人的认知发展与其智力和过去生活经验有莫大的关系，并且是对应于生活的文化环境的发展。其间的互动是非常个人化的。新近的智力理论大都认为人类智力本身是动力性、多元性的，因此智力发展是可以通过学习而加以改善的。

（二）认知发展阶段

1．Piaget 认为形式运思期的实质化与稳定化在年轻时期与青年期。成年期的思考是有弹性、开放而且超乎逻辑的。所谓形式运思是指以抽象的观点来处理问题，并形成假设，对于与事实相反的叙述也能推论。即对同一现象想象不同的解释，能推论与事实相反的叙述，操作符号。

2．Schaie 所区分的认知发展阶段

（1）获得阶段（童年及青少年期）：在此时期是吸收知识和培养解决问题能力的时期，主要是为了使自己能成为社会的一分子；

（2）达成阶段（青少年后期或 20～30 岁前）：人们依照自己选定的人生目标而努力，发展自己的独立性，不再以获得知识的本身为满足；

（3）负责阶段（30 岁后期至 60 岁前期）：人们不再为自我目标而追求，由于家庭的建立和儿女等现实问题，使他们的生活重心转而为他所关心的人努力。他们变得要为家庭或子女的现实问题而负责，以往所追求的金钱和权力已经没有那么重要了；

（4）执行阶段（30 或 40 岁至中年期）：此阶段的成年人开始要为整个社会负责，即关心社会；

（5）再统合阶段（老年期）：老人们开始对无关自己的事物较不关心，转而关切自我的生活，这可能也是因为生理功能逐渐衰退的因素，使他们没有多余的精力去对社会负责，从而发展出新的整合阶段。

（三）创造力

研究发现成人的创造力在青年期（30 岁左右）时，可达到最高峰，之后逐渐下降。男女之间并无显著差异。一般而言，许多创新的作品多在 20～30 岁时产生，有些需要较深厚的学识和分析能力的重大发现，则在较晚的中年期才会显现。

（四）道德发展

道德的发展或个人价值系统的发展，与认知发展有密切关联。一个人要能在某一道德层次做推理，必须拥有该层次的逻辑能力。Kohlberg 将道德发展分为：

1．道德成规前期（儿童期中期的早期）　避罚服从取向、相对功利取向。

2．道德循规期（儿童期中期的晚期与青少年早期）　寻求认可取向、顺从权威取向。

3．道德自律期（青少年期的晚期或成年期）　法制观念取向、价值观念取向。

在中国社会中，人们面临困境时，会公开讨论，以社会标准为导向，并试着找出尽可能让较多人满意的解决办法。在西方即使好人在被迫的情况下犯了法也会受到严厉的处罚，但中国人不习惯“一视同仁”的法律，他们宁愿有一聪明的法官来做决定。中国式的看法是：

人类具有与生俱来的道德倾向，其道德发展出自社会所支持的良知，而不是出自分析式的思考、个人的选择和个人的责任。Kohlberg 的哲学以正义抽象原则为依据，中国的精神则朝向斡旋与和谐。

三、社会心理发展

（一）成人心理健康和成熟的特征

1. 能认识个人力量及其限制性，有一确切的认同感，且对过去没有懊悔。

2. 努力于自我实现及发挥最佳的潜能。

3. 发展出一套生活的哲学与伦理规则和具有对抗压力及忍耐焦虑的能力，以及内在心理力量的平衡。

4. 有自律、独立以及自我导向等能力的概念。

5. 对事实及其影响因素有适当的判断，有社交的敏感性且能尊重他人。

6. 能掌握以下状况：工作、游戏、问题的解决及生活需求的调适等。

7. 重视人类的关系及责任感。

另有学者提出下列标准：一个成熟的人对自己的行为能够负起全部责任，他具有自己的人生哲学与伦理标准，而非仅从家庭中接受而已，他应用这些原则来指引自己的行为，而且在遭遇疑难时他能站稳脚跟，也能随时再斟酌这些原则，并依照现实情况及自己情绪而作必要的改变。

Maddi 曾就有关成熟的各种观点，将各家理论归纳整理为：冲突理论（conflict），惯有活动量说（consistency）及自我实现学说（fulfillment）。

1. 冲突理论　以弗洛伊德的精神分析模式为代表。依照弗洛伊德的说法，成熟是一种适应的过程，是内心驱动力和社会期望冲突下相互妥协与适应的结果。弗洛伊德认为幸福就是去爱、去工作。成熟的人在爱和工作之间能达到平衡，成熟的爱表现在两性间亲密、关怀和养育下一代；成熟的人在工作上则会热心参与文化活动、投入社会，并对自己的文化和社会有所贡献。

2. 惯有活动量说　惯有活动量说的重点放在外界的反馈对个人发展的影响，重视刺激和反应间的关系。认为活动量大的人会把大半的时间和精神花在寻找刺激的冲击上，以维持一定的活动量；活动量小的人则把时间和精力用于避免冲击上，以预防活动量超过自己的限度。活动量大者或好动爱交友，在人群中活跃，或感觉敏锐、感情细腻。相反活动量小者回避生活中的变化和紧张，喜欢平静如水的日子，保守，追求恬静规律的生活。成熟者能成功地维持惯有活动量。

3. 自我实现说　以罗杰斯的自我实现论为代表，主张人性本善、人生自由、生命有限、人生孤独而爱是一种力量。罗杰斯认为生命的奋斗方向即自我实现、维持生存、使生命更完美；认为个人在成长中会朝着自立、自主、自治的方向迈进，不断成长；主张成熟是自我实现的过程或不断成长的历程，成熟表现在潜力的自然展现和理想的实现上，强调的是个人内心资源。

（二）亲密关系

Erikson 的心理社会发展理论认为此时期最主要的心理社会发展课题是亲密感对孤立感。

Erikson 对亲密的定义着重于与人分享心灵上的自我，亲密感可以说是在朋友交往及婚姻生活中极为重要，并有益于健康自我的形成。

1. 家庭生活　青年期成人在互爱及亲密的异性关系下共同承诺、共组家庭，为该关系建立一个适当的社会活动范围。家庭是两个或两个以上的个人组成的社会系统，它与其他家庭和社会系统间有互动关系。家庭是具有组织性和结构性的。

建立家庭的意义包括：①家庭成立后可以使个人的衣、食、住、行及性方面得到更充分的满足；②在家庭中个人可以获得归属感及亲密感，家庭成员间能坦诚分享彼此的喜、怒、哀、乐；③在家庭中可以提供成员社会化的基本训练，个人在家庭中发展出自律、社会规范、角色及应承担的责任；④在家庭中夫妻可共同负担加重的经济负担，使生活过得更舒适；⑤文化传统、价值观也是在家庭中被教导的。因此家庭的建立具有生理、心理、社会、经济、文化等层面的意义。

在男女平等的现代社会，双薪家庭越来越多，特别是在城市中。双薪家庭的好处是：经济宽裕，夫妻间有较平等的关系，女性有更完整的意识，夫妻双方在工作和家庭上有更大的发挥功能的空间。同时双亲和子女有更密切的关系，子女相对也较为独立。

（1）Duvall 的家庭发展的 8 个时期：①婚姻初期的家庭；②儿女出生时的家庭；③拥有学龄前儿童的家庭；④拥有学龄儿童的家庭；⑤儿女处于青少年期的家庭；⑥儿女正在离开中的家庭；⑦空巢期的家庭；⑧老化的家庭。

（2）家庭发展的过程：

1）婚前恋爱的伴侣时期（婚前交往期）：婚前伴侣的选择一般分为由父母、亲戚或当事人以外的人做主决定和当事人自行选择。当事人是否相爱、是否彼此喜欢、双方性格是否相配、兴趣是否相投、健康状况、教育水平是常见的择偶考虑因素。但是随着社会、经济、文化的变迁，这些因素会有变化。

从心理学上看，恋爱是指一个人对另一个人产生了很浓厚强烈的喜爱感情，通常是指异性间的。异性朋友的交往不一定每次都会很顺利、很理想。有时约会了一段时间以后，发现彼此不合适，需要终止关系。假如一方抱有很浓厚的感情，而另一方却没有而且想断绝关系，此时就会产生失恋状态。虽然失恋是痛苦的，但这也是建立未来关系的学习经验。需要明白的是不一定有情人都能终成眷属。

2）婚姻初期的家庭（尚无子女）：结婚早期的作业是彼此的调适，因为配偶双方都来自不同的家庭，各有不同的家庭规范与期待，但为维持共同生活的关系，双方必须对一些差异性进行沟通、彼此妥协，并逐渐发展出相互熟悉的互动模式，携手同行，共同冒险，彼此成全，彼此接纳，诚挚相待，互相体贴，建立良好婚姻关系。

3）儿女出生时期的生育家庭：为人父母，配偶间的义务分配及劳力区别应更为清楚，家务问题如买菜、做饭、洗碗，这些都需要事先协调，对儿女的照顾也会改变夫妻生活。

4）拥有学龄前期儿女的家庭：夫妻和谐的关系并不意味着他们也是称职的父母，反之父母可能扮演好称职的父母角色，但婚姻关系并不一定圆满，这些情况对孩子而言，构成相当的危险。拥有学龄前期儿女的家庭，此阶段要紧的事情是训练孩子如厕，这在个体人格发展中相当重要。

5）拥有学龄儿童的家庭：教育儿女学习应对技术、培养良好适应能力，发展沟通技巧，思考和自我表现的能力非常重要。

6）儿女处于青少年期的家庭：此期的父母应协助青春期儿女建立性别角色认同，加强同性角色及接受异性角色，在家庭以外与同伴维持巩固的人际关系。

7）儿女成长并离开的家庭：夫妻负担的双亲角色及照顾儿女的活动日益减少，需要寻找新的兴趣。在此阶段，夫妻回顾以往的岁月、展望未来、设定目标。

8）空巢期和老化的家庭：恢复仅夫妻两人的生活，寂寞难过，需计划退休后的生活，重新适应婚姻关系，在精神和物质上给孩子们支持。

（3）家庭的结构类型

1）单亲家庭：此类型随着离婚与分居的比例上升而增多。单亲家庭中养育孩子的职责通常落在一位家长身上。

2）核心家庭：是现代社会中典型的家庭结构形态，丈夫、妻子和未成年的子女住在一起。

3）三代同堂的家庭：是指祖父母与核心家庭同住一起，家庭中的责任多落在年轻双亲的身上，这种家庭祖父母可以帮助照顾小孩。

4）大家庭：包含两个或多个核心家庭或者未婚的家属住在一起，彼此帮助、互相支持、一起决定家务事，人际关系比较复杂。

5）重组家庭：由于核心家庭的鳏寡或离婚，导致再婚而重新组合的混合式的家庭。这种家庭常由前一次婚姻所生的孩子与这次婚姻所生的孩子经夫妇双方再婚组合而成。这种家庭所面临的问题是如何接纳，包括孩子与继父母之间如何协调。

2. 婚姻

（1）择偶：在选择所爱的一方时，必然有某些自恋的成分在里面，因为情侣常被发现在许多特质上有相似之处，另一方面许多人选择和自己特质互补的伴侣。Sternberg 曾提出一个有趣的观点：爱情的三角理论。据此理论，爱情有三方面或称三元素，即亲密、热情和承诺。亲密是情绪元素，含有带来联系、温馨和信赖的自我表白。热情是动机元素，以内在性驱力为基础，将生理与兴奋转为性的欲望。承诺为认知元素，是有爱并和爱斯守的决定。该理论认为每种元素出现的程度会影响人们所感受到的爱，元素不符合会带来问题。各种元素的不同组合产生八种爱情关系：没有爱情、喜欢、迷恋、空洞的爱、浪漫的爱、伴侣的爱、虚幻的爱、完全的爱。

Adams 阐述了配偶选择过程中的 4 个阶段。在每一特定阶段中，如果这一阶段的关键问题产生了不好结果，关系就可能终止。如果有别的吸引变得极为强大导致对这一关系投入减少，这种关系也会结束。

第一阶段伴侣的选择是在能够交往的人中进行。人在青少年时期或刚刚成年期所做的许多选择，如到哪儿念书，去哪儿工作，上哪儿度假，参加什么活动等，都决定了一个人会遇到什么人。在所遇到的人中，有些人吸引你的注意力，其他人则不能引起你的关注。在这最初的吸引力中，体态、仪表、行为举止是非常重要的因素。随着双方公开自己的情况、深化交往，就转入了第二阶段。

在第二阶段，能否发现基本的相似之处及亲密感，是维系关系的核心所在。每个人都有价值观、个人背景，它们就像过滤器一样，在评价某个人是否有资格成为自己的对象时发挥作用。如某些人将配偶选择限定于特定的年龄阶段、宗教、种族、教育水平、家庭背景。当然两个人确定相似性和差异性的方面有很多，可能有些方面如社会阶层很不同，而个人的生活目标、个人的兴趣爱好很相似。如果双方自我公开的范围扩大到幻想、性需求等，一次次的试探得到对方积极的、支持的反应，相互的信任增加，那么关系可能会进入第三阶段。

在第三阶段，角色和谐和相互理解，给双方关系注入生命。角色和谐是指在处理一个事情时双方合作得很好。相互理解使得双方能够彼此了解对方的反应，并预见对方的需要。对象双方一旦对角色和谐和相互理解感到满意，他们就进入第四阶段。

在第四阶段，要巩固关系，防止关系破裂。因为此时关系破裂的代价已经变得比较高了，包括失去密友、同伴以及两个人所处的社会圈子。

美国有学者研究别人安排的婚姻和自己约会成功的婚姻各有什么优缺点时指出：安排的婚姻能够从家庭得到支持，婚姻稳定，门当户对，使人学会逐渐适应，家人高兴，社会接受，但彼此可能了解不够，不和谐、不幸福，可能有彩礼的问题，有双方家庭的问题。自己选择的婚姻双方熟知，有刺激性、好玩，有爱、浪漫，有选择的自由，但可能家长反对，社会不赞同，引起苦恼，关系不成熟。

（2）婚姻：婚姻跨越时空的普遍性显示它能满足种种基本需要，婚姻常被视为生养小孩的最佳方式，婚姻可以带来经济上的好处，婚姻同样是提供亲密、友谊、感情、伴侣的来源。比亲子关系更具互相性，比手足、朋友或情人关系更具承诺性的婚姻关系为人们情绪的成长提供了机会。

20 世纪 50 ~ 70 年代研究发现已婚比单身者快乐，也许是婚姻带来快乐，也许是快乐的人较可能选择婚姻。然而今天的未婚者（尤其是男性）较快乐，而已婚者（尤其是女性）较不快乐。可能婚姻的某种好处不再来自婚约关系，单身的人可以在婚姻之外得到性和伴侣，对妇女而言，它也不再是安全感的唯一（或最可靠），同时因为大多数女性选择继续工作，因此婚姻可能会增加而不是减少她们的压力。

婚姻是一种健康状态，已婚者一般比分居、离婚、鳏寡者较为健康，但不能断定婚姻会带来健康。许多健康的人较易吸引伴侣、较有结婚意愿。

婚姻的成功与年龄、与配偶的沟通、做决定、处理冲突的方式有关。牢骚、自我防御、顽固、躲避、不配合配偶谈论的表现都是问题的征兆。

婚姻中的暴力并不少见。男性施暴于女性会造成较大的伤害。虐待女性的男性常属社交孤立者、自尊低、性能力不足、有不寻常的嫉妒，还常对自己的暴力否认或轻描淡写，通常怪罪于女方。目前国内婚姻中的暴力由单纯的家庭不和睦转为婚外情、经济、性格、文化差异等多种原因促成，以农村居多，可能与文化素质低、婚姻质量差、法律观念淡漠、处理问题方式盲目有关。婚姻中的暴力越来越受到社会的关注，受害者可以寻求法律上的帮助和社会妇女组织的支持。

当今社会中离婚率上升，原因是：妇女在经济上较少依赖丈夫，因此维持不理想的婚姻的意愿也较低，双方面临的法律阻碍较少，社会的压力较小。此外人们对婚姻有了更多的期待。然而结束一段不快乐的婚姻也是痛苦的，尤其是彼此有了小孩。离婚会带来失败、责怪、敌意和自责，会使人在情绪上、经济上、亲情上、人际上、心理上有很多改变。离婚后的适应取决于个人对自己、对伴侣以及对离婚方式的感受。很少人离婚后维持单身，显然高离婚率并非人们不想结婚，相反它反映出人们追求幸福婚姻的渴望，以及相信离婚的痛苦和创伤是追求更好生活所必须付出的代价。

（3）单身

单身的类型可分为：①自愿暂时型，模棱两可者，不找伴侣，但也接受结婚的概念的人；②自愿稳定型，喜欢单身生活或因宗教原因而选择单身生活的人；③非自愿暂时型，积极寻找配偶但一时未见成效者；④非自愿稳定型，愿意结婚但遭人遗弃而成为单身。

单身者增多，有些是因为害怕离婚而延迟或逃避婚姻，有些是为自由地社交、经济和冒险。促使单身的原因还有事业机会、自足、性的自由、心理和社会交往自主的机会等等。同时婚姻带来的处于单调关系中的限制、不良沟通、性挫折、缺少朋友和新经验的获得也是促使单身增加的原因。

有社会学者认为单身人数增加，总的来说跟社会急剧变迁、城市化、现代化、人的个性张扬、生活精致化和注重自我感觉等等都有直接关系。社会的发展造成人们对自己、对他人、对人际交往、生活习惯等等都提出更为苛刻的要求，也造成人们越来越难以接受一些与自己不符合的东西，特别是在私人生活领域，因为私生活是现代人最宝贵的自我独立空间，成为自己心灵、情感的最后栖息地和根据地，因此单身生活本身，常常成为人们捍卫自我的一个堡垒。

单身者的生活并不一定孤独，他们与家人或朋友一起生活，而且可能在工作和社会上有大量的联系。最可能孤独的是那些结过婚又离婚的人，因为他们缺少伴侣或知心人。男人和女人的单身生活方式不一样。受过高等教育的女性看重自我决定和职业成就，她们可能认为单身生活有其独到的优点。保持单身的妇女在教育和职业成就两方面都有更迅速的提高。男人极少会面对职业和婚姻之间选择的巨大社会压力，单身男人很可能受教育程度低，工作方面的成就较低。

对单身者的心理社会发展缺乏系统的研究，想象是坚定的单身者对他们的生活方式较满意，能有效地建立支持他们选择的各种关系网。相对的遗憾型的单身者对他们的处境可能比较沮丧，对自己的生活状况也不大满意。

对社会来说，大规模的单身，确实存在某些危险，其中最直接的是人口结构的危机。中国由于执行计划生育政策，年轻人口本来已经呈现骤降趋势，如果这一代人中结婚率低，不生儿育女，下一代人口又会减少，可能形成人口年龄结构倒置，年轻人口不足。另一方面，这种大量单身的存在，可能导致性服务业和色情业的泛滥，如果处理不当，也可能造成性病、艾滋病传播等问题。

（4）同居：另一种日益普遍的现象是同居，也就是未婚性伴侣共同在一起。有人认为同居的原因是生理成熟和社会成熟之间的距离拉大造成的。许多年轻人希望有亲密的性关系可又尚未有结婚的准备。据统计，美国 20 世纪 90 年代最终走上红地毯去举行婚礼的新娘中，有一半已经和男友同居过了。1997 年美国未婚同居者达 400 万人。在我国近些年也有不少男女认同采取同居生活方式。

同居关系在西方时兴起来的原因错综复杂。首先，20 世纪 60 年代中期，欧美社会一部分青年人率先举起反传统的旗帜，对主流社会的信仰、价值观、生活方式提出了大胆的挑战，一夫一妻的婚姻家庭模式也受到批判和挑战。一时间，公社群居、性俱乐部、同居等新潮竞相而出。其次，由于青少年性成熟和性活跃期提前，而人们结婚的年龄又普遍推后，年轻人容易在“性待业期”同居；物质生活的改善，使得男女有条件与父母分开居住；同居生活既省钱又可获得方便的性满足；随着避孕技术越来越方便和有效，也为同居关系推波助澜。同居关系的时兴也与女权运动高涨有关，女权主义者们期待同居关系给女性带来平等权利和独立自主的空间。

美国有学者做了长达10年的同居关系研究，他们报告：第一，尚无任何证据表明同居关系会带来牢固的婚姻，相反婚前同居更容易婚后离异；第二，认为可以从同居关系中学到良好的婚姻调适经验，那是不符合实际的幻想；第三，同居关系越长，永不结婚的可能性越大；第四，同居关系本身的破裂率比婚姻的破裂率更高。研究还证明，选择同居生活方式的人，来自破碎家庭的占多数。童年父母离异、失去父亲的人，比那些在父母身边和幸福家庭中成长起来的孩子容易选择同居，而且进入同居关系的年龄更早。他们认为进入同居关系可以帮助他们摆脱家庭生活和烦恼，补偿其内心的失落感。

我国同居者没有西方那些复杂的背景和情况，大多数人认为自己的同居属于试婚。同居关系在我国不受任何法律保障和保护。从实际情况看，女性同居者一般视同居为走向婚姻的第一步，也是决定性的一步，但男性同居者多半认为这只不过是一种过性生活的机会，无需什么承诺。女人的同居意愿可能恰好是给男人送去一个错误信号。如果女人真想让男人娶她为妻的话，最好的办法就是不让男人轻易得到她，来得快去得快也同样适用于同居关系。有证据表明，同居过的夫妻离异率更高。国内同居现象的增多，一方面有对西方文化的盲目效仿，也有人是对承担婚姻责任胆怯和对婚姻不稳定的惧怕。

（5）同性婚姻关系：有不同的媒体报道国内已经有同性结婚的事实。同性恋是违背性取向生物规律的，与绝大多数人的性取向逆反的，故被认为是一种性心理变态。由于同性恋涉及道德、法律及家庭的安定，因此引起社会关注。同性相爱产生性行为或建立伴侣式的性爱关系在当代中国并不罕见。许多学者认为同性恋在中国文化社会中存在已久，从许多传统文学中就能见到。近些年由于同性恋使人往往和艾滋病联系在一起，所以这种行为为广大的社会人群所不齿。然而学者们指出有些同性恋者通过教育引导可以拥有异性恋的生活，甚至能够放弃同性恋行为，但有些人则是不可改变的。对于这群人，专家们从防治艾滋病的角度，提倡同性恋之间建立“一对一”的伴侣关系。专家指出社会的不宽容，使得同性恋者惶恐不安，从而造成他们行为不加选择，一人有多个性伙伴。我国的同性恋研究专家们指出中国大众对于同性恋的认识处于从认为同性恋有罪向同性恋无罪但反常、病态的转变过程中，最终会认识到同性恋与异性恋一样。专家呼吁社会对同性恋人群采取宽容的态度，对他们所遭受的痛苦给予同情和帮助，建议人们暂不用性变态的说法去伤害同性恋人群的感情。

（三）职业关系

1. 职业的发展　青年期成人必须为自己是否要继续接受教育或选择一个合适工作做关键性的决定。选择一个自己觉得有意义、又能胜任的工作会使年轻人对自己产生良好而肯定的感觉。如选择的工作是无关紧要或觉得自己能力不足时，便会威胁到健全的情绪状态，因此工作的功能可使个人对自己满足，对社会亦感到满意。有人讲工作可以是无数满意的来源，特别是给工作者有种创造、生产、成就的感觉时。当人的职业具有挑战性、高的经济回报、良好的资源、舒适的条件时，会感到高度的满意。

2. 影响职业选择的因素　包括社会经济地位、教育、人格、兴趣等。个人成长的家庭形态对个人的事业理想影响很大，因为大多数人觉得在熟悉的环境中较自在，而且多数人对类似社会阶层的人感觉较熟悉。家庭能为孩子提供大到利用事业和社会关系为孩子谋取工作、小到提供一台电脑的机会，家庭通过社会化和亲子关系对孩子的职业发展产生影响。教育会影响人的所作所为和职业抱负。大多数的工作需要特殊的人格特质，如一个外向、精力充沛的人若去从事政治、推销，则成功的机会比从事会计或科学研究等工作大。一个羞怯好思考的人当图书管理员比当律师更愉快。导致不就业的因素可能是：缺乏训练、过分保护、同伴影响、不切实际的期望。

协助青年选择职业，可以通过邀请就业机构来校招募人才，举办一系列座谈或演讲，配合图片、录像，以介绍就业机会、工作性质、工作内容。鼓励学生假期社会实践、实习，使学生获得工作经验。组织各种活动使年轻人逐步、深入了解自己来帮助青年择业。

3. 生涯规划　是指一个人在自我发展的过程中尝试去统合个人的教育背景、工作情况、家庭及其在生活中的角色、各种经验，并通过对工作的认同来实践一个有理想、有目标的人生。在生涯规划时，人们应该仔细想一想，到底自己是什么个性的人？自己的外貌如何？自己有什么特殊才能、气质？自己缺少什么才能或气质？在生命中，自己认为哪个角色最重要？自己要客观地了解自己的价值观、人生目标，对环境也要有充分了解，到底环境里有哪些资源可以运用？社会的潮流走向是什么？自己的才华与才能可以在现代社会里做些什么事情？最能达到的目标是什么？从自我认识到自我实现，走向自我突破和自我成长的道路。因此生涯规划其实就是自我在成长的过程，如何一步步地更了解自己、更了解环境，利用环境的资源加上自己的能力克服困难，做些自己认为最有意义的工作。青年期后期在生涯上是稳定求发展的时期，多数人已成家立业，生活方式稳定，而逐渐寻求事业上的发展及社会地位的增进，或重新审视自己做一番改变。

Super 认为生涯发展经历 5 个阶段：

（1）第一阶段即 14 ~ 18 岁时：开始对工作有概念，即结晶化。通过打工与各种行业接触，将自己的能力、兴趣、人格特质等与工作比较，从而了解是否适合自己。

（2）第二阶段即 18 ~ 21 岁时：人们确定自己所偏爱的行业，即明确化。开始接受有关的职业训练。

（3）第三阶段即 21 ~ 24 岁时：在此阶段，人们找到一份适合自己的工作，即执行阶段。

（4）第四阶段即 24 ~ 35 岁时：工作开始进入稳定阶段。在这阶段，人们对自己的职业及工作方向大都已确定，且希望能在职业上继续发展。

（5）第五阶段是在工作上有所进展：人们在此时期收入能力达巅峰，此时期占据了生涯周期中的大部分时间。

Kram 将职业发展与个人发展结合起来，提出了一种职业发展模式。职业发展被分为早期、中期、晚期，大致与职业探索、职业确立及提高、职业保持和脱离三个阶段相对应。在各阶段，职业发展反映出以下几个关注点：关注自我，包括能力和认同问题；关注生涯，包括职业投入、晋升和工作关系；关注家庭，包括家庭角色的概念和工作与家庭生活之间可能发生的冲突。

表 9－1　职业发展各阶段的特定发展任务

	早期职业发展	中期职业发展	晚期职业发展
关心自我	能力：我能有效地担当管理/专业角色吗？我能胜任配偶/父母角色吗？	能力：与同事和自己的目标相比，我怎么样？	能力：在不太重要的位置上，我还能有作为吗？我虽然还有影响力，但离开组织的日期临近。
	认同：作为管理者/专业人员，我是谁？我的专长和指向是什么？	认同：我现在不再是新手了，我是谁？成为“老资格”意味着什么？	认同：我要留下什么样的价值来象征我毕生的贡献？离开管理者/专业人员角色后，我是谁？没有这类角色后我是谁？
关心生涯	投入：如何投身和致力于我向往的组织？或者我要不要考虑其他的选择？	投入：我还要不要像最初几年那样拼命地投入工作之中？如果晋升的目标不复存在，我还能投身于何处？	投入：除了我的职业外，什么能使我有投入感、可供我投入精力？我怎么放下这么多年来我一直全身投入的工作？
	晋升：我想晋升吗？我能不放弃自己的重要的价值观而晋升吗？	晋升：我有晋升的机会吗？如果不再有晋升，我怎样才能感到自己有收获呢？	晋升：假定我下一步要离开组织，我对我最后的职位有何感受？我对自己的成就满意吗？
	关系：我怎样与同事和领导建立良好的关系？我该怎样证明我的能力和价值？	关系：我怎样与直接竞争的同事顺利地共同工作？我该怎样与那些可能超过我的下属一起工作？	关系：当我准备从现在的位子引退时，我该怎样与领导、同事、下属保持积极的关系？当我的职业生涯结束时，我还能继续为人师吗？当我离开时，主要的工作关系会怎样？
关心家庭	家庭角色定义：我怎样才能创造令人满意的个人生活？我想建立什么样的生活方式？	家庭角色定义：我的孩子在慢慢长大，我现在在家中的地位是什么？	家庭角色定义：我不再投身工作之后，我在家里的地位将会怎样？我与配偶及子女的关系会如何发生变化？
	工作/家庭冲突：我该怎样有效地平衡工作和家庭两方面的投入？我怎样才能多花些时间在家里同时又不危及我的职业发展？	工作/家庭冲突：在事业刚起步时我在家里花的时间很少，我怎样把这些时间补回来？	工作/家庭冲突：家庭和休闲活动是否充足，或者我要不要再开始一项新的事业？

源自郭静晃、吴幸玲（译著）. 发展心理学：心理社会理论与实物. 台湾台北扬智文化事业股份有限公司，1994，542.

四、促进健康和保持健康

（一）影响健康的直接因素

1．社会经济因素　收入是影响健康的主要因素，较富裕的人同时拥有较好的保健和健康状况。当然贫穷并非患病的唯一因素。

2．教育　人们受教育越少患高血压、心脏病等慢性病的比例越高。这点并不表示教育会带来健康，但教育与健康有关。受教育较多的人往往来自较富裕的家庭，可享受较好的医疗保健，有较高的收入，解决问题的能力（包括个人的健康问题）较高。

3．性别　女性在生命中死亡率较男性低，但女性报告自己生病的人数多于男性，因为他们对自己身体较敏感，而且她们较常利用健康服务。也许正是由于女性对自己的照顾较好，使得她们活得比男性久。但是随着女性的生活形态越来越接近男性，她们患病的可能性也越接近男性。

4．婚姻状态　婚姻对男女而言似乎都是健康的。

（二）保健

青年期的成人是人生最健康的时期，比起童年时代，感染的几率少了许多，意外事故反而成了威胁青年人健康最大的因素，其中以车祸为主。其他如健康习惯、营养、运动、睡眠、不良嗜好、心理社会危机也是关系青年人健康的重要因素。

1．良好的健康习惯　吃早餐；吃正餐不吃零食；吃得适量维持正常体重；不抽烟；喝酒适量或完全不喝；适量的运动；每晚规律睡 7～8 小时。

2．营养需求　青年期身体已停止发育，已不需要大量的热量，只需维持细胞新陈代谢及配合活动量、体型、用脑状况。为预防冠心病和肥胖，应选择脱脂牛奶、家禽肉、鱼肉、高纤维蔬菜、新鲜水果、全谷类面包，慎用糖和盐。有资料表明，结肠、前列腺、乳腺等恶性肿瘤以及糖尿病、冠心病的发生率增加，与饮食量、饮食结构和体重增加有关。

青年期成人的饮食营养不仅与自身的生长发育、健康状况、寿命长短相关，同时还关系到优生和提高后代人口素质。

3．运动　规律运动有助于控制体重并维持高层次的健康状态，运动可增强肌肉张力、体力，促进血液循环，保持充沛体力和精神，运动可以预防心脏病，缓解焦虑和抑郁。许多专家指出心血管的健康可以通过每周至少 3 次的运动获得，每次的运动要能使你的心率达到最大心率的 60%，可以通过公式计算运动靶心率，即 220 减年龄乘以 0.6。专家建议的适量运动有每天游泳或跑步 25 分钟，以每小时 16 公里的速度骑车 50 分钟，以每小时 6.5 公里的速度步行或做 30 分钟的健美操。

4．睡眠　是重要的休息方式，约占人生 1/3 的时间。青年期成人应保证每天 7～9 小时的睡眠时间。青年期成人常因工作而牺牲睡眠，因睡前饮食不当或心情太过兴奋而影响睡眠。长期心理困扰会导致失眠。

5．意外事故防范　如运动伤害、交通事故等。

6．心理健康维护　早期未解决的心理社会危机将在青年期再现，阻碍心理上的转变过程。心理转变不只受以前未完成的任务及危机的影响，家庭生活、求学经过和文化背景都有加速或阻碍这种转变过程的作用。青年人在就业、恋爱、婚姻等重大问题上容易产生情绪变化，处理不好会产生不良情绪，不良情绪如果过分强烈或持续时间过长，就有可能造成躯体或精神上的严重失调，导致疾病。因此正确认识自己，正确对待生活中的事件非常重要。

第二节 中 年 期

中年是人生中最值得骄傲的岁月。人到中年，生活和理想的蓝图多已展开，这里边包含着成功的经验和失败的教训。

一旦进入中年期，外表与身体功能的变化是最明显的。大部分外表改变不会影响健康，但自我心像会受损。一个人对逐渐老化的态度是很重要的，如果态度是正向且能适应，那么面对老化过程的困难会大大降低。

一、生理发展

（一）胶原纤维及弹性纤维

当重要器官的胶原纤维发生老化时，其正常功能便不易发挥而容易出故障。50 岁后，结缔组织中弹性纤维比例逐渐下降，以至弹性锐减、组织僵化。

（二）骨骼系统

钙的流失造成骨质疏松。35% ~40% 的妇女会有骨质疏松病变，男性较女性晚 15 ~20 年才发生，且速度慢得多。股骨髋关节由 130° ~135°变为 105°。

（三）肌肉系统

年纪渐长，较不需劳力，于是肌力、肌总量下降。肌肉组织渐为脂肪组织取代。肌肉衰退与胶原纤维变粗失去弹性有关。脸上肌肉松垮、乳房下垂、肚皮松垮。常见的下背部疼痛与臀部、背部肌肉柔软度的降低以及大腿肌肉失去弹性有关。

（四）皮肤

皱纹明显。原因是 DNA 的改变以及胶原纤维跨键连结增加。由 25 岁到 70 岁，人体水分由 61% 降至 53%，而脂肪成分则由 14% 增为 30%。大部分水分是从表皮丧失的，这也是老人皮肤变干的原因。中年人皮肤变薄、干、易皱、易脆。眼袋、白发与秃顶也常在中年出现。

（五）中枢神经系统

中年早期仍维持青年期水平。在重要性的决策和组织能力上，他们在经验和情绪上的成熟都使他们比青年人强得多。但因运动、感觉神经、内分泌系统有退化现象，一般中年人会有反应迟缓，遇事迟疑现象。

（六）感觉系统

出现远视、散光。深度知觉、眼肌弹性、黑暗适应衰退。深度知觉衰退造成下楼梯时易摔倒，眼肌衰退使得看小字时很吃力，适应黑暗衰退使得进入暗室时看清路途时间较长，甚至夜间行走若有接近的汽车前灯照射常会有瞬间的眼盲，之后才慢慢恢复。青光眼也是不容忽视的眼疾。听力下降（男性比女性严重），高频听觉丧失最早。

（七）心血管系统

某些中年人心脏明显肥大并会降低其功能。中年期之后心房会逐渐硬化、动脉也较脆弱，容易发生循环系统上的障碍。

（八）呼吸系统

呼吸效率降低，肺组织变厚、变硬，失去弹性。肺活量减少，呼吸频率增高。

（九）消化系统

胃液减少，胰消化酶减少。

（十）泌尿系统

肾脏基本能够维持正常功能。女性多出现压力性尿失禁，主要是由于尿道括约肌失去控制力，使得尿道肌肉无力承担过量的压力。

（十一）内分泌系统

女性雌激素、孕酮大量减少，男性雄激素大量减少标志着更年期的到来。

女性更年期在50岁左右，由于雌性激素的减少，阴道壁逐渐变薄，阴道分泌润滑液的反应迟钝，卵巢逐渐萎缩，排卵的功能也逐渐停止，月经慢慢消失，自此不再有生育能力。更年期症状因人而异，常见：乳房胀痛、乳房增大、月经停止、热潮红、头痛，还有如紧张、沮丧、记忆力下降、失眠、心悸、疲倦、肌肉关节痛、骨质疏松、腹胀、便秘或腹泻、耳鸣等。

男性更年期发生较女性晚10年左右，速度较缓，持续较长。包括性欲减低、头痛、体重增加、情绪不稳、注意力分散与记忆力衰退等症状。由于雄激素减少，使精子制造量下降，性驱力降低，导致阳痿或无法勃起。

二、认知发展

（一）智力

中年期智力仍可持续成长，也可能会无止境地增加。由于日积月累的社会经验和各种锻炼，使中年期成人在智力上表现出持有的“独特性”，使他们在思考上更为实际，符合真实生活。横断式研究发现年轻较年长表现为优，可能是由于较晚出生的人懂得较多，因为他们受的教育较多，从电视中学到的多；纵贯式研究显示智力至少持续增长到50多岁，受测者后来的高分可能反映联系的效果。

（二）学习能力和解决问题能力

由于中年期人的中枢神经系统开始缓慢衰退，学习和工作中反应速度减慢，记忆力不如过去，但实际问题解决能力在中年后期仍会稳定保持，以后下降。

（三）逻辑与道德

人们了解与运用逻辑概念的能力，自青年期至中年期都相当稳定，不过在某些方面或在有些情况下，推理能力的进展则很明显。中年早期道德判断会达高峰。

（四）创造力

中年人的创造性不是奔放的，而是渐渐呈现。自发性、炉火正旺的创造性在青年期达巅峰，而需经验、修正与诠释的创造性，则会维持不变或增加至中年。

三、心理社会的发展

我们常讲中年为不惑之年，不惑正是对中年人心理成熟的高度概括。它具体表现在：一是思考问题多，心理活动量大，多数中年人在生活中肩挑两副重担，一副是家庭重担，一副是工作和事业，可谓人到中年分外忙；二是心理过程复杂；三是心理需求高。

中年人是负责的一代，人生的意义是经历过的，不再只是期待，在了解自己所处的社会地位后，成熟的中年人会将自身精力放在下一代身上，即 Erikson 的中年人的主要危机是解决生产性相对停滞。所谓生产性是指对下一代的引导与奠基，Erikson 视生产性为对下一代的一种承诺与关怀。假如生产性的发展任务未能完成，则会形成“停滞”或“自我隔离”，停滞意指自私自利，完全不考虑别人。

Peck 提出中年发展任务：Peck 认为尝试去处理自我内在与外在所发生变化的中年人，会面临 4 大挑战或任务：①必须重视智慧和重视身体力量；②必须重新界定与他人间的关系；③必须能够呈现精神贯注的权变性，感情的投注由固执转为具有弹性；④心理活动的“弹性”对抗“僵化”。

Navighurst 的发展任务理论主要认为：发展任务是源自个人的转变、社会的压力，特别是来自自身或自身价值观、标准与抱负的压力。中年发展的 7 项工作任务为：①帮助孩子成为负责、快乐的成人；②有成人应尽的社会责任感和公民责任感；③在工作上达到并保持良好的表现；④发展成人休闲活动；⑤对配偶的关系仍持有个人的完整性；⑥接受生理上的变化并能适应；⑦适应年迈的双亲。

Levinson 的个人生活理论主要认为：中年岁月是强化个人志趣、目标与承诺的时光，强调的是稳定、连续与安全。人们对家庭、生涯、朋友或志趣的承诺会愈强烈。

每位理论家都视中年期是个体接受持续挑战的时光——这种挑战需在自我、家庭关系、社会互动、生涯发展与休闲活动各方面做相当程度的调适。

1. 家庭关系改变　中年人的家庭关系似乎是稳定和逐渐发展的，但在某些情况下，家庭关系是一种不小的负担，而且是压力和危机的来源。在现代社会，很多中年人发现他们处在一个特殊的情景中，既要奉养年迈的双亲又要抚养成长中的儿女、孙儿女。身处夹心的中年一代必须时时满足来自长幼不同辈分的各种需要，而其个人的需要则变成次要。

（1）年迈的父母：中年期和父母关系会比较好，因为人至中年会对老人重新评估。特别是现代社会，越来越多的老年父母不再选择和成年的孩子同住，经济上不依赖下一代，给予自己和子女更多的自由和隐私，这些都有益于两代人的关系。

（2）成年的子女：如果子女能成功地度过青少年期，中年父母和子女的关系会越来越好。当然有些父母，因为爱之深，所以责之切。其实身为成年子女的父母是颇为骄傲的，孩子的长大成人是父母一生的成就。往往成年子女会从父母处得到物质上帮助，情绪上的支持。很多父母亲还愿意帮助照顾成年子女的孩子。中年人从自己孕育出独立、负责、关爱别人的下一代的成果中体会到其生命的延续。

（3）夹心的一代：现代社会中不少的中年人生活在上有老、下有小的尴尬境遇里，承受着不小的压力。

2. 婚姻　婚姻满意度似乎呈现 U 型曲线。从最初的高点逐渐下降到中年期，又再回到晚年的初期。中年人的婚姻常受到生活中压力事件的影响。随着家庭生活进入空巢阶段，夫妻婚姻满意度会增加，尤其是中年女性更感觉到是婚姻生活的新阶段。婚姻满意度增加有三个原因：第一是经济安全感和婚姻满意度有重要关系，尤其是女性，财务上的冲突是婚姻压力的主要来源。一般而言，空巢期的家庭收入较高；第二很多夫妻的主要目标是建立家庭，一旦孩子们顺利长大离家，夫妻多从担心孩子的焦虑中解脱出来，彼此分享成就感；第三共同分享决定每件事，包括从家务整理到如何度假。

据统计，离婚大部分发生在结婚最初的 5 年，尤以结婚 3 年为最高峰，结婚愈久离婚率越低。一旦中年离婚，令人痛苦，精神、社会、经济上更具压力，中年离婚大部分男性会再婚，而且娶年轻若干岁的女性为妻，中年女性较无再婚勇气。在美国有人调查中年夫妻厮守的原因：认为对方是自己最好的朋友；喜欢对方；认为婚姻是一种长期的承诺；认为婚姻是神圣的；觉得彼此有共同的目标；觉得对方越来越有意思。

现实生活中，中年人的婚姻关系大致可分为以下几种：①经常冲突型，这种关系十分紧张，冲突频繁，但勉强控制或极力疏导着；②失去生命力型，这样的伴侣已经失去了在他们婚姻早期所体验过的亲密的关系，他们彼此不分享对方的生活但却依赖着对方的收入；③有生命力型，夫妻热烈地结合在一起，在重大的事情上一条心，是名副其实的同甘共苦的患难夫妻，彼此心连心，他们真正觉得两人一起做什么事都比单独干愉快得多。

3. 职业　典型的工作者可分为两类，一类是正处于年轻时所选择的事业巅峰，收入、影响力、受尊重程度比人生其他时期高；另一类则正处于新职业的入门阶段，显示出从事多种事业的倾向。

很多中年人在同一岗位上工作 20 多年，得心应手，也不需要再换工作或辛苦地寻求晋升，达到了能力和职业机会的极限。这时候人们会重新理解工作的意义和目标，这时中年开始减少在工作上的投入，以比较轻松的态度来工作，对工作满意度较高，也乐于帮助别人。

此时很多人会有“工作着是美丽的”的想法。工作使人能与社会广泛接触，得到友谊和温暖，这对身心健康是有益的。工作还使人有满足感。有人讲工作中越勤奋、越主动，心情就会越舒畅，身体也就越好。在工作中，一个人最重要的是要有责任心与敬业精神，而工作轻松不一定使人快乐。其实人在空闲无聊的时候不是感到快乐而是感到烦恼和不安，而忙碌的人却往往是最快乐的。工作让人明白一个人存在的价值在于能够为别人提供优质的服务，并以此换取别人对自己的服务。

4. 中年危机　中年人面临子女离家、父母衰老去世、事业危机、体力衰退、孙子女来临等压力，面对现实及生活目标中的问题，思考生命意义的时候，偶尔会产生身心疲惫的危机感。

四、促进健康和保持健康

（一）营养

中年人应减少碳水化合物及脂肪摄入，避免体重过重，而容易导致糖尿病、心脏病及高血压。中年人应不断补充全蛋白质以维持细胞功能、修补体内的组织。需摄取动物蛋白质，如牛奶、乳酪、蛋、肉、鱼，且需去除饱和脂肪酸及胆固醇。植物蛋白，如干豆、豌豆、豆荚、花生酱、谷类，可作为细胞代谢所需的原料。矿物质和维生素可由黄、绿色蔬菜，水果和加料的调味品来摄取，足够的饮水和实质性食物有助于废物排出。更年期妇女钙的摄入要增加，可以食用富含钙质的食物如乳制品、带骨的鱼、甘蓝、芥菜等青菜，额外钙片和维生素 D 以及蛋白质的补充可延缓骨质流失。

（二）睡眠

应 6 ~ 8 小时。工作活动量减少后，睡眠可减为 5 ~ 6 小时。

（三）运动

种类无限制。注意应逐渐增加活动量，持之以恒，避免过量。足够的体能活动以及规律的运动对于更年期妇女有助于减少矿物质流失，可预防和减缓骨质疏松的发生。

（四）工作与休闲

工作对不同人意义不同：谋生的手段、展现自我的创造性表现、声望和肯定的来源、自重和自尊的基础、自我价值的肯定，以及代表一种娱乐。成功的事业会使中年人感到荣耀。相对来讲，中年人有较多的时间、金钱可投入在个人休闲活动上。

（五）宗教信仰

宗教信仰是一种精神力量的源泉，可提供舒适及幸福感。中年人可以用宗教有效地处理即将面临的手术、疾病、父母死亡以及其他意外的悲剧。

（六）避免影响健康的因素

噪音、空气污染、致癌物、烟、酒、滥用的药物都威胁健康。人际关系、人口稠密程度都对健康有影响。

（七）压力的调适

认识压力的根源和压力产生的情景是解决压力的第一步。放慢生活的步调、改变生活方式都可以减缓压力。另外，运动也可以减少压力。根据自己的兴趣从事特殊的技艺也可以舒展身心。

（八）成人常见病的防治

心血管病、癌症、肺病、糖尿病、肥胖、焦虑、抑郁、青光眼等都是成人常见病。保健措施中最重要的是定期体检，40 岁之后，最好每年进行一次全面身体检查。另外，适当饮食、避免烟酒、休闲活动、放松技巧、肯定自我价值也是十分必要的。

（九）更年期的适应问题

对更年期成人可以提出如下建议：

1. 人体器官功能的变化是成长的自然现象，不要与年轻人比较。

2. 不要好高骛远，应充满自信处理现实问题。

3. 对于新知识或技能的学习，或许缺乏年轻时的恒心与耐心，但仍可借助丰富阅历所获得的判断来吸收新的经验，或许会发现此时的学习能力并不亚于过去。

4. 不要太在意外表，重视内在情感的流露，以持久的友谊来克服外表上的改变所产生的疏离感。

5. 减轻压力，利用社会资源支持提高适应能力。

6. 未雨绸缪，对可能遇到的事，宜早做心理准备。平常就培养一些兴趣爱好，以解决空巢期生活上的枯燥和寂寞。

四、成年期常见的健康问题

（一）吸烟

资料表明香烟中含有烟碱、尼古丁、煤焦油、一氧化碳、3,4－苯丙芘、亚硝胺等上千种有害物质。吸入后对人体呼吸道、心血管、胃肠道、神经系统、肝、肾等器官都有不同程度的损害，而且吸烟能增加罹患多种肿瘤如肺癌、口腔癌、膀胱癌、卵巢癌的危险性。此外，吸烟与咳嗽、咳痰、慢性支气管炎、支气管扩张、肺气肿、肺功能损害有关。育龄妇女吸烟还能增加患与妊娠和生殖系统有关疾病的机会，如受孕率下降，自发流产，胎盘早剥，妊娠出血，早产等。

吸烟与某些职业危害因素有些协同作用。吸烟可以增加接触铬、镍、石棉、铀的人诱发肺癌的危险性。

因此要劝导成年人戒烟，帮助其认识吸烟的害处，同时通过有效的健康教育使得全社会认识吸烟的危害，采取综合性的措施控制吸烟。

（二）创伤和意外

包括各种外伤（运动性外伤、交通事故、劳动损伤等）、中毒（食物中毒、药物中毒、职业性接触中毒等），以及溺水、自杀、烧伤、触电等。

成年人暴露于危险情形的时候比较多，因此要提高自己的保健意识和安全意识，严格遵守各种维护安全的规章制度，了解意外伤害发生的原因并学会预防办法。

（三）劳损

因超负荷使用引起的肌肉或韧带的慢性、机械性损伤，主要表现是患处疼痛。这种损伤好发于支配多动或负重关节的肌肉（包括肌腱、腱鞘、筋膜）或维系这些关节的韧带，尤其是肌肉或韧带在骨质上的附着点。

因为职业或日常生活的需要而长期、经常地重复某一特定的动作是造成超负荷使用的常见原因。如厨师、瓦工、木工、网球或乒乓球运动员，经常洗涤的家庭主妇都需要长期、经常地重复旋转前臂和伸屈手腕的动作。久之，便引起主管这种动作的肌肉群的慢性机械性损伤。

通过治疗和锻炼，症状多可减轻或消失。但若因职业、工作或生活的缘故不能完全摆脱引起劳损的动作或姿势则难痊愈。但除局部疼痛妨碍工作和生活外，无其他严重后果。

（四）肿瘤

肿瘤分为良性、恶性两类，这里指的是恶性肿瘤，是目前威胁我国人民健康最重要的因素之一。肿瘤的防治研究有200余年，仍然病因不清。对于肿瘤的防治成年人要做到：养成良好的生活习惯和卫生习惯，坚持锻炼身体，保持精神愉快；保护和改善生存环境，避免和减少受到污染；重视身体检查，做到早发现、早诊断、早治疗。

第三节 成年人与家庭的成长与适应

一、婚姻的调适和家庭的维系

(一) 婚姻的调适

大多数的夫妻是如何适应的呢？有学者指出为使婚姻持续，比起男人，女人做较多的让步，也许是因为传统的女性认为假如家庭圆满，我就满意了，这种假设使得女人因为丈夫与孩子的兴趣而埋没自己的兴趣。相反男人的基本原则是假如我好，家庭就圆满了，男人将自己的兴趣考虑在先。因此只有当女人开始假定得到自己的兴趣，也同时对家庭有帮助，男人也接受这种看法时，那么婚姻才将是平等的关系，共同做决定。

当人们对婚姻有不切实际的高度期望时，与婚姻生活的现实相比，便感到不满意。婚姻初期的适应过程会很艰难，如果夫妻之间的教育背景、社会阶层不同，他们会在许多价值选择上不得不做出让步。即使价值取向一致，生活风格也可能会造成关系紧张。夫妻之间必须建立相互满意的性关系，必须安排好储蓄与开销，必须适应对方的睡眠方式、饮食爱好、工作方式、洗漱习惯。自己的父母及对方父母的要求也是一种冲突来源。通常大量的要求而非单一的某种要求使得调整适应过程变得很困难。

亲密的关系和满意的婚姻需要有效的沟通及有效地处理冲突的能力。因为两个人性格不同，价值和目标也各异，因此一定会产生冲突。冲突可能是权力或资源分布不均的产物，也可能是夫妻在日常生活中做出的决定产生的后果。不论冲突的原因是什么，婚姻的稳定和满足，与相互沟通的质量和频率密切相关。有研究者描述了4种夫妻沟通的风格：常规式、控制式、推测式、接触式。常规式交流掩盖问题，只是维持互动，却不表露太多的情绪投入或探讨他人的观点。控制式是将自己的意见说得很清楚，但不大考虑他人的观点。推测式是防御性的，它探究别人的观点，但不充分表露自己的立场。接触式是既听取他人的观点意见，又清楚地表明自己的立场。丈夫和妻子都一致认为接触式是最好的沟通方式，控制式是最不可取的。

丈夫、妻子同时都外出上班，就要求重新定义习惯上的家庭角色和劳动分工。夫妻双方可能直到结婚才真正意识到对自己和对对方的期望，直到衣服没人洗、房间没人收拾才意识到夫妻必须规定谁来做家务或如何分担。而这时夫妻又会就各自职业的相对重要性产生不一致的看法并产生冲突。往往妻子被希望去做家务，担负传统的女性职能，这经常导致妻子筋疲力尽，妻子希望丈夫与她分担重负，而丈夫可能忿忿不满，这些因素都可能导致夫妻关系的亲密感不好进一步发展。

婚姻是一种动态的关系，随着双方的成熟、家庭命运的变化，婚姻关系也会变化。要保持健康的充满活力的婚姻，就必须专心努力。维持充满生机的婚姻至少要有三个要求：首先，双方必须承担义务，使得作为个人和作为夫妻都会有发展和进步；其次，夫妻必须建立一种有效的沟通体系；第三，要能创造性地利用冲突，解决问题，促进婚姻的成长和完善。保持婚姻的活力是一项长期的任务，作为夫妻难做到的是在已经建立起的较高程度的安定、信任、理解之后，彼此仍然能够产生兴趣、相互关怀和欣赏，从而使爱情的成分在交往中不断发挥作用。

已确认的爱情关系中的10种成分包括：改善所爱之人的福利，与爱人体验幸福，高度关心所爱之人，必要时能指望所爱的人，与所爱的人相互理解，与爱人交流和分享自己拥有的东西，得到所爱之人的感情上的支持，给所爱之人以感情支持，与爱人亲密沟通，在自己生活中尊重爱人。

我国有心理工作者曾说婚姻是一项需要用心经营的事业。两个来自不同环境、成长背景的人走到一起，难免会有大大小小的不同，更何况就像有的人说的“男女来自不同的星球”。两性之间本来就存在着许多差异，女性多比较感性、理想主义，易于为肥皂剧中的悲欢离合唏嘘不已；男性多为理性、现实主义，他们崇尚力量，崇尚成功。夫妻关系是情感关系，在沟通了解的基础上，更要善于感应和珍惜。与感应和珍惜至少同等重要的是包容，不仅包容彼此的不同，更要能包容对方的缺点，包容对方身上某些自己不喜欢的人格特点。最后还有一个很重要的问题是在婚姻中两个人都要保持自己的相对独立性，不要失去自我。因此沟通、欣赏、接纳、包容以及彼此珍视并适度保护自我是经营婚姻之道。

有人指出美满婚姻的5大支柱是：首先最重要的是夫妻之间养成讨论的习惯，有问题就摆在桌面上；第二要用各种方式表示爱意；双方坦诚以待是婚姻健康发展的第三个要素；第四，一方凌驾于另一方之上是绝对不可取的；最后，是否有众多的朋友，是否得到旁人的认可也是影响夫妻双方对对方看法的一个因素。有人讲维持婚姻幸福的要素包括：彼此忠贞，亲如父母，财务公开，彼此信任，同甘共苦。更有美国学者提出持久婚姻的因素是：始终把婚姻放在第一位，保持夫妻间的相处和沟通；学会对冲突进行妥协，夫妻间有争论，应耐心解释，有自我批评精神，不要一味责怪对方；性生活要沟通；共同度过危机。

（二）家庭的维系

家庭生活是人生发展过程中影响深远的一环。为了能建立、巩固幸福美好的家庭，要帮助人们从各个层面更深入地理解家庭。

1. 生物层面　两性相吸、性需求的彼此满足及繁衍子孙是婚姻最原始的条件，即灵与肉的结合。人与动物有本能需求上的相似性，但有层次上的差别，人类是有选择的，包含着浓厚的感情基础。

2. 经济层面　经济基础是使婚姻、家庭长久生存的基本，虽然人对此需求的高低差异很大，但一个家庭必须有相当的经济能力才能存在和发展。

3. 心理层面　以彼此相爱为基础的婚姻是家庭稳定的基础。

4. 社会学层面　家庭生活中也需要社会性的满足，以维持家庭的社会地位，如家庭背景、宗教信仰、教育水平、职业阶层、种族、地域观念等。即传统意义上的门当户对。

5. 哲学层面　夫妻双方是否有在相同人生观、价值观基础上的共同追求，也是家庭是否稳固的影响因素。然而人生观、价值观是随着个人成长而改变的，因此夫妻双方必须通过良好的沟通、认同，保持同步发展和成长。

家庭有可能提供一种促进个人成长及增进心理健康的环境。学习建立这种环境是成人的一项任务。

二、为人父母

弗洛伊德认为女性有一种生育、照顾婴儿的本能欲望，由此可以取代母亲。心理学家认为照顾、引导、关怀下一代是一种基本的发展需求。人们追求不朽的需要在为人父母上可以得到满足。取得父母的头衔不容易，要长期维持这一角色更费心力，但这一切会有完美的回报。但每个有小孩的人都知道这种回报是辛苦挣来的。

负起养育儿女的责任，父母亲在教导子女进食、穿衣、排便、性格角色认同等等的同时，也得学习如何与子女沟通并建立良好的亲子关系。当子女来临时，因角色的改变会使夫妇二人原来的生活形态发生转变，其中更以女方受到较大的影响。不但如此，家庭的活动会受到限制，夫妻间的隐私受到干扰，夫妻间的沟通时间与社交活动也会减少，因为他们必须挪出大部分时间来照顾子女。为人父母的新身份使得夫妇与社会间形成新的关系，他们会去结交也是初为父母的新朋友，并分享彼此的育儿经验、相互建议。他们会更亲近自己的父母亲，因为可以从父母处获得情绪上及物质上的支持，并可以让父母帮助照顾子女。当夫妻进入为人父母的阶段时，他们会去接触他们以前单身或新婚阶段较少注意的机构，尤其当子女进入学龄前期时。综上所述，初为父母到子女长大离家其中将经历不同的家庭发展过程，每个阶段都有其亲子关系上的调适问题，必须作适当的处理，才能克服此改变中的危机时刻。

Levine 在研究了许多文化中父母教养子女的问题后归纳出父母教养儿女的目标包括：独立生存的目标、经济自主的目标、自我实现的目标。

为人父母方式各异，影响的因素很多。管教子女时，父母所流露出来的态度和方式往往反映出其过去的经历，小时候如何被父母对待，就会如此这般对待自己的子女。为人父母也往往流露出本身的人格特质，如权威性的父母多采用严厉、支配的管教方式。母亲对妊娠的态度也会影响日后的子女照顾行为。存在于家庭内外的因素也会影响父母对子女的行为与态度。工作压力大、家庭负债、家人生病、吵架等生活事件都可能形成严重的心理压力，导致为人父母的行为和态度的改变。在亲子互动时，子女本身也在影响父母的行为。

但并非所有已婚夫妇都决定要孩子。传统观念是已婚妇女就应该抚养孩子。要抵制这种观念，要求具有高度的个人自主性。自愿不要孩子的男人被认为比做了父亲的男人更独立、更不向传统妥协、更为灵活。自愿不要孩子的女性被认为比做了母亲的人更自信、更果断、更关心个人的自由。总之，自愿不要孩子的夫妇能够无视反面的压力。

抚养孩子可能影响成人的认知发展：第一，为人父母要求对未来保持一种可能性；第二，为人父母能促进一种生活哲学的形成，在这种哲学中父母对孩子的要求和限制与主要的价值观念和生活目标联系在一起；第三，为人父母使人能区别认识一个人的长处、短处和潜能；第四，为人父母要求同时持有两个或多个对立观点的能力；第五，要保护和抚养孩子，必须培养出预见未来的技能；最后，为人父母有可能导致扩大意识真实面的影响，越来越意识到自我和他人的存在，越来越理解过去、现在和未来。

为人父母能导致 7 个方面的情感发展：第一，为人父母造成一种深深的承诺；第二，为人父母使成年人接触到表达情感的新途径；第三，为人父母要求成人能够平衡满足他们自我的需要与满足他人需要的关系；第四，成人在孩子的生活中举足轻重，由此，父母角色增强了一个人的价值观及幸福感；第五，父母对孩子有一定的理解，这会丰富和扩展他们的情绪体验；第六，父母的情绪体验因孩子的行为而达到新的、更高的层次；第七，很多父母尝试帮助孩子表达和理解感情，通过指导孩子，父母在接受和表达他们自己的情绪方面也变得更加有效。

为人父母是一项非常困难和艰苦的任务，它要求大量的学习。孩子在不断地发生变化，成人在新的情况下必须敏锐、灵活，以满足孩子的需要。孩子在婴幼儿期，父母必须学会从微小的线索来预知婴儿的需要，必须建造一个既安全又能激发幼儿探索的环境，必须通过慈爱、温柔、亲密的接触来传达爱的信息。孩子在蹒跚学步的岁月，努力想获得控制权，向父母的种种限制进行挑战。这时期成年人开始制定家规，并在家规被违反时实施种种形式的处罚。学龄儿童的父母有很多机会充当孩子的教育者，因此父母的教育观念这时显得很重要。专家指出父母教育的误区是：家长永远是对的，孩子表现不好是因为孩子有问题；物质上宽松，精神上严格；家长的意志就是孩子的意志；孩子学习不好是因为态度不认真；孩子有这么多缺点，没办法了。当孩子进入青少年期时，父母会觉得特费劲。这时候，父母必须给孩子一定的自由，让他们自己判断，同时当孩子没能达到大人的期望或者判断有偏差时，父母必须及时给予支持帮助。孩子离开家后，不一定就解决了职业和婚姻的问题，对孩子来说父母仍然是建议和支持的来源。当成人看到自己的孩子也做了父母时，会将他们子女的某些成就归功于自己教导有方，也可能承担某些失误的责任。应该说考虑到抚育孩子对于种族延续以及心理社会发展的重要性，承担父母角色对于大多数成年人来说绝对不可能有什么坏处，相反能使人洞察力更高、思维更灵活、社会责任感更强。

三、生活事件与适应

（一）丧偶

对于许多人来说，这种丧失引起的悲痛和抑郁可导致严重的崩溃。丧偶的人必须学会在没有婚姻伴侣的情况下，不仅在自己的家中而且在社会生活中生活，适应这种角色要求并精神愉快、创造性地解决问题。

大多数鳏夫再婚，但大多数寡妇则独立生活。尽管鳏寡会有极度的痛苦和长期的悲哀伴随，大多数人还是成功地应对了，他们往往从孩子、亲友和朋友身上得到支持。

（二）离婚

随着社会的快速变迁，离婚率不断上升。离婚是一种家庭危机，特别是对于有孩子的家庭，双方漫长的冲突过程对儿童而言是一种伤害，进而影响子女的生活适应和社会、情绪的发展。

男女因为相爱，所以结婚，而结婚是为了更好地相爱下去，彼此扶持，共度人生。但事情往往并不是那么随人心愿的，很多人在婚前宽容大度，结了婚却变得吹毛求疵。我们经常会不自觉地逐渐变得像要求自己一样来要求对方，希望他做的和想的都能时刻和自己保持一致。为了追求所谓的“我中有你，你中有我”，忽略了自己的婚姻伴侣毕竟是和自己不同的一个人。我们有时候对自己的婚姻伴侣还不如对朋友来的宽容。所以，同样的是相爱，有的人在婚姻中找到了幸福，有的人在婚姻中却尝尽苦头。

美国学者研究认为离婚概率与 4 个变量有关：结婚年龄、社会经济水平、社会情感发展、家族的离婚史。结婚年龄在 20 岁以下出现离婚的几率较高，结婚年龄太大也使婚姻不稳定，因为这样的人婚前单身时间长，不大愿意维持不幸福的婚姻，个人的行为和习惯比较顽固，不容易校正。年轻夫妇对婚姻的不满集中在外遇和嫉妒，年纪大的夫妇的不满集中在人际冲突、盛气凌人的姿态以及缺乏伴侣般的爱。社会经济水平可以认为它是教育、职业、收入的综合产物。这里面每一种成分与离婚都有特殊关系。婚姻稳定与否要看双方能否避免权力或尊严上的不平衡，似乎正是这种不平衡会破坏情感和认知上的亲密关系。家庭离异史也是造成婚姻不稳定的一种因素。一种解释是父母离异的孩子对离异持一种比较赞许的态度，他们认为离异不失为一种解决婚姻冲突的合理办法。另一种解释是父母离异的孩子通常比父母婚姻圆满的孩子结婚来得早。

人们在面对离婚的时候，大多踌躇良久，第一是害怕周围众多的眼光，第二就是生活因素，特别是结婚以后就不工作的女性。离婚除了失去伴侣，同时可能失去财富，失去感情寄托，失去身份，失去社会支持。尽管某些情况的离婚是一种较好的解决办法，但从离婚到结束包括各种决定和冲突，这个过程是很痛苦的。离婚的失落是很苦涩的。以下列出 6 种可借鉴的离婚后应对策略：①参加社会活动，如约会或结交新朋友；②学习，包括继续上学或求教于专家；③进行个人反思，如考虑自己错在什么地方；④表露感情；⑤独立自主，如更加独立或找一份工作；⑥在室内和家人活动，特别是操持家务、多关心孩子。

（三）工作压力

工作上的压力往往来自于与上司、下属、同事的冲突，工作量太大，缺少晋升机会或加薪机会等等。职业疲溃或称为心力耗竭是对工作压力的反映之一，是指工作者失去工作的精力和热诚，它可能发生在任何行业，尤其常见于助人的专业，如教师、护理人员、医生和社会工作者，他们致力于改变服务对象的生活，解决一些社会问题如疾病和贫穷，但这些问题复杂不易解决，很难得到认同和赞赏。一段时间后，挫折使一个具有高度理想、期望和奉献精神的人转变成理想幻灭和情绪耗竭者。职业疲溃的补救之道就是降低期望、责任分担，减少工作时数、休假，做一些减轻压力的活动如运动、听音乐、静坐。

与工作有关的最大压力是突然、意外失业。当人们失业时，压力来源为丧失经济收入和自我的感觉。特别是从工作中得到自我肯定的人、抚养家庭的人、以工作收入来界定本身价值的人，在失业的时候遭受的打击更大，他们等于失去了自己的一部分以及自尊。对于将失业视为从事其他工作的机会的人、或将失业视为挑战的人，经常能在情绪和职业上有良好发展的机会。

第十章 老 年 期

第一节 老年期的变化与发展

希腊神话中将人生分为三个阶段：四肢在地上爬的幼年期，两脚昂然挺立的青年期，以及成为三只脚的老年期（因多加了一根拐杖），描绘出人生迟暮的不便与无奈。

看到老人，人们想到的常是一些负向概念。有多少人能体会老年也有人生的智慧，也曾有辉煌的历史，他们应是创造今日社会的功臣，而不只是今日社会的负担。随着人口的老化，老年人口比例的增加，对我们来讲有必要全面认识人类老化过程及生理、心理变化，认识老年常见健康问题及维护健康的方法。

一、人口老龄化的趋势

按联合国的界定，超过60岁的人为老年人，10%的老年人口比例标志着社会老龄化。按人口统计规则超过65岁的为老年人。根据世界卫生组织定义，一个国家的老龄化率（65岁以上人口占全国人口的比率）在7%～14%之间为老龄化国家，如老龄化率超过14%就称为老龄国家。世界上最早进入老龄化社会的国家是法国，发达国家中最迟受到老龄化现象冲击的日本于1970年迈入老龄化社会，1994年就完全进入了老龄社会。

中国1990年第四次人口普查结果显示，中国60岁以上老年人占总人口的8.59%，65岁以上的占总人口的5.58%。2000年我国60岁以上人口已达1.26亿，其中65岁以上人口达到8600万，分别占总人口的10%和7%。上海市和北京市是我国人口老龄化程度最高的地方，上海市1997年底60岁以上的老年人占总人口17.9%，65岁以上的占总人口的12.8%。北京市1997年抽样调查表明，常住人口中，60岁以上老年人口比例已经达到14%。

2006年2月23日全国老龄工作委员会发布了《中国人口老龄化发展趋势预测研究报告》，报告指出21世纪是人口老龄化的时代。中国已于1999年进入老龄社会，是较早进入老龄社会的发展中国家之一。中国是世界上老年人口最多的国家，中国的人口老龄化不仅是中国自身的问题，而且关系到全球人口老龄化的进程，备受世界关注。

《中国人口老龄化发展趋势预测研究报告》认为，21世纪的中国将是一个不可逆转的老龄社会。从2001年到2100年，中国的人口老龄化可以分为三个阶段：

第一阶段，从2001年到2020年是快速老龄化阶段。这一阶段，中国将平均每年新增596万老年人口，年均增长速度达到3.28%，到2020年，老年人口将达到2.48亿，老龄化水平将达到17.17%，其中，80岁及以上老年人口将达到3067万人，占老年人口的12.37%。

第二阶段，从2021年到2050年是加速老龄化阶段。伴随着20世纪60年代到70年代中期第二次生育高峰人群进入老年，中国老年人口数量开始加速增长，平均每年增加620万人。到2023年，老年人口数量将增加到2.7亿，与0~14岁少儿人口数量相等。到2050年，老年人口总量将超过4亿，老龄化水平推进到30%以上，其中，80岁及以上老年人口将达到9448万，占老年人口的21.78%。

第三阶段，从2051年到2100年是稳定的重度老龄化阶段。2051年，中国老年人口规模将达到峰值4.37亿，约为少儿人口数量的2倍。这一阶段，老年人口规模将稳定在3.4亿，老龄化水平基本稳定在31%左右，80岁及以上高龄老人占老年总人口的比重将保持在25.30%，进入一个高度老龄化的平台期。

《中国人口老龄化发展趋势预测研究报告》提出，中国的人口老龄化具有老年人口规模巨大、老龄化发展迅速、地区发展不平衡、城乡倒置显著、女性老年人口数量多于男性、老龄化超前于现代化6个主要特征。综观中国人口老龄化趋势，可以概括4点主要结论：第一，人口老龄化将伴随21世纪始终；第二，2030年到2050年是中国人口老龄化最严峻的时期；第三，重度人口老龄化和高龄化将日益突出；第四，中国将面临人口老龄化和人口总量过多的双重压力。

中国人口老龄化必将带来一些新的矛盾和压力，对经济和社会的发展提出新的挑战：如养老、医疗等社会保障、社会服务体系的建立健全，同时，中国政府和社会还必须付出巨大成本来调整消费结构、产业结构、社会管理体制等，以适应人口年龄结构的巨大变化。

二、老化及老化的理论

老化是指生理功能随着年龄增加而改变的过程，而生理上的改变一般需符合下列4项条件：①普遍性：同种生物内每个成员都一定会发生，但程度因人而异；②内因性：老化因子基于生物体内在生理的变化，如头发变白；③进行性：老化因子随年龄的增加而快速持续发展，并且在某一年龄后的发生率会增高，如动脉硬化；④有害性：老化现象与胶原纤维的紧密度有关，其对身体的有害性普遍为大家所接受。

老化理论有：①基因理论：相信遗传基因决定人们寿命的长短。认为生命的衰老、寿命的长短由生物种类的遗传特性决定，犹如固定了时间的钟，它注定了寿命的长短，又称老化生物钟。虽然由于社会环境和生存条件的改善，人类的平均寿命不断延长，但最高寿命大约在95~105岁之间。人体细胞在死亡之前自我繁殖（细胞分裂）50~100次就不能再分裂了，人类的潜在寿命可达110~120岁，人最终会因为细胞预定寿命的终止而死亡。②随机偏误理论：认为自发性的随机偏差是在细胞进行有丝分裂时发生的，这些基因突变和染色体的改变将导致个体生长功能的控制力丧失或发生变化。③从循环至非循环细胞模式：人类的正常生理中，细胞会从循环期转入非循环期，再转变为循环期，当细胞持续地转为非循环期时，老化便随之产生，继而导致死亡。④自体免疫理论：自身抗体可以造成细胞死亡或细胞功能改变，而且引起身体对正常组织发生敏感反应，因而导致老化。⑤磨损理论：假设有机体的老化就像衣服一样，常穿便容易破旧，说明当细胞代谢增加的时候，也加速其耗损而导致老化与死亡。

以上提出的理论都试图解释发生老化的原因及机制，但目前还没有一个是被所有研究者接受的理论。每个人都无法逃避变老，但应该注意两件事：一是老化发展上的个体差异，如有些老人有完整的智力和解决问题的能力，有些则否；二是个体内部的老化发展差异，如最先减退的是激烈的身体活动，其次才是精细的神经肌肉活动，然后才是智力减退。

三、生理变化

生理的改变反应在形态的变化和功能的变化上。老年人多以身高缩短，毛发白化脱落，皱纹增多，体力衰退，行动迟缓为外形特征。功能的衰老表现在适应能力减退、储备能力降低、免疫功能下降。

（一）心血管系统

因年龄增长而使胶原变得比较粘稠。身体脂肪沉积各处，致使心脏外观有改变。心脏内膜增厚加上心脏动脉粥样硬化，使得心肌做功的效率较低。由于粥样硬化及纤维化的原因，使心肌瓣膜变得厚且硬，因而在压力来临时，心脏功能下降。血管由于失去弹性且钙质沉积造成管腔狭窄，动脉粥样斑块沉积于血管内壁，将影响其供血能力。

（二）呼吸系统

因纤维性结缔组织及淋巴结构增加，使肺支气管树变硬，换气功能变差，肺活量减小，最大呼气后残余在肺内的空气量随年老而增加，最大吸气量随年老而降低。因肺泡换气不足或血流减少，导致气体交换能力受损、呼吸速率减慢、呼气时呼出的二氧化碳量减少、肺组织的弹性受损及肋骨的移动性变差、咳嗽能力变差，因此老年人易患下呼吸道感染。

（三）胃肠系统

牙齿脱落，味觉不敏感。唾液量减少，食管排空缓慢，胃活动减少，消化酶分泌减少。小肠、大肠部分萎缩，同时小肠壁吸收面积减少，使得吸收率降低。肠胃蠕动和排泄减缓。以上变化导致老年人常有消化不良和便秘。

（四）泌尿生殖系统

部分肾单位失去功能而肾脏本身也失去修补或再生能力。肾血流减少，肾小管功能变差。肾滤过率及浓缩稀释能力都降低。膀胱张力不变，但容积变小。老年人夜尿增多，一般为2～4次。女性会出现压力性尿失禁。前列腺肥大发生在65岁以上的3/4男性。老年男性睾丸变小、变硬，输精管变厚退化，因此精子制造减少或受抑。60～70岁女性性激素不足，导致子宫、阴道、生殖器官、乳房萎缩。

（五）皮肤

当皮肤失去弹性、干燥而脆弱、皮下脂肪减少时，皮肤上的纹路、皱褶及下垂的情况会变得十分明显。黑色素细胞聚集造成皮肤色素沉积。由于皮肤上的小血管变得脆弱，以致常见瘀斑。老年人皮肤感觉迟钝主要表现在触觉、痛觉、温觉减弱。

皮肤的附属器：汗腺功能与数目减少使汗量稍微降低而体温容易升高，极冷或极热的环境常造成老年人的不适。皮脂腺萎缩，皮脂分泌减少，使皮肤和毛发失去光泽并易皲裂。毛发变灰，常发生脱发。指（趾）甲常因毛细血管硬化、供血不足变薄、变脆，失去光泽，变成黄色或混浊状，易脱落。

瘙痒症是老年人常见的问题，它能严重影响老年人的生活质量，据估计有30%～40%

的老年人被瘙痒症折磨。老年人瘙痒症最常见的原因是皮肤干燥，但也还应注意探查一些可以引起瘙痒的其他原因，如接触性皮炎瘙痒、药物性瘙痒、疾病引起的瘙痒、感染性瘙痒和毒瘾性瘙痒。

（六）肌肉骨骼

人的骨骼、关节、肌肉逐渐老化。

由于老年人骨质逐渐减少，使骨质疏松，骨脆性增加，容易发生骨质疏松、骨软化与骨折。由于老年人退行性椎间盘病变致厚度减少，以及脊椎骨骨质疏松与塌陷，使脊柱后凸与侧弯，使老年人表现为身高缩短。老化引起骨生化学的变化，骨钙重吸收增加，如果钙摄入不足可影响钙代谢，引起骨骼衰老，当钙、磷同时降低时往往出现驼背。关节软骨和滑膜的退行性改变使得关节活动受限，软骨损害。

成人肌肉总重量约为体重的50%，老年人肌肉总重量可减少至其体重的25%。肌肉衰老改变比其他组织更明显，表现为肌纤维逐渐变小萎缩，肌纤维数目减少，肌细胞水分减少，肌肉胶原积聚。肌肉中酶系统50%以上活性降低，使得肌肉变硬，失去弹性，肌力减退。神经－肌肉间的神经递质减少，最终引起肌肉萎缩。由于肌肉的老化使肌肉收缩力减弱，肌肉和韧带萎缩，肌力减退，肌肉疲劳，影响活动。加上老年人脊髓和大脑功能衰退，使活动更减少，最终导致肌肉动作反应迟钝、笨拙、行动迟缓。

（七）感官

知觉感受器的数量和敏感度都降低，老人的视觉、听觉、味觉、嗅觉的刺激阈都提高。触觉，对温度、疼痛、压力的辨认感受力都降低。

眼睛的老化使得视力有一定程度的减退，包括近距离视力减退和远距离视力减退；屈光度变化，散光增加；区别物体外形和细节的能力即空间分辨能力下降，导致视敏度减退；随年龄增加，色觉进行性减退，男性大于女性；视野缩小。

耳的老化使得约1/3的老人均有不同程度的听力障碍，听力障碍会影响语言的感觉，从而影响个人行为和社交能力。

老年人嗅粘膜可完全变性消失，嗅觉逐渐减退。舌粘膜上的味蕾和乳头明显减少，对酸、甜、苦、辣的敏感性降低，感觉特别迟钝。

本体感觉，包括触觉、压觉、振动觉、位置觉、温觉、痛觉，敏感性都减退。

（八）神经系统

老化时神经细胞、脑血流及代谢皆有减少现象，神经传导速率变慢，中枢神经活动降低，使老年人知觉感受力变慢或有所改变，因而所需的反应与动作时间随之增长，但这并不意味着健康老人的学习力、记忆力、智力也随之降低。随着老化，老人的平衡感与精细动作的操作能力受到影响。

（九）内分泌系统

随年龄增长，内分泌腺体萎缩，纤维化，从而导致内分泌功能改变。表现为生殖功能终止和对外界适应能力下降。基础代谢率降为年轻男性的84%，遇到压力时，肾上腺活动降低、对水电平衡的维持较困难。性激素分泌减少。

四、认知发展

记忆力丧失、思考过程减慢、某段时间心智不清，都是老化智能的特性，但对于多数老人而言，这样的说法不正确。

（一）智力

两种研究方式争论不休，横断式研究结果趋向于指出人类在50岁以后，智力会随之下降，而纵贯式研究则显示人们一直要到70岁才会智力减退。支持纵贯式的人认为横断式方法不适合于评估每个年龄层之间的差距，因为比较20～70岁不同年龄层的人时，必须考虑他们所经历的所有变化，如教育、机会等才公平。除研究方法外，人们认为一般施测的智力测验本身较偏袒年轻人。所得到的事实是智力减退在生命的晚期确实会发生，然而减退的程度比我们以前想象的要小。同时，这些减退也只包括一些极少数与智力有关的技能。

美国老年心理协会报道：我们所见到的任何一种老年人智力功能衰退皆是由于身体差、周围机会少、与社会隔离、经济缺乏、教育有限、进取欲望降低。许多生理、心理因素可能影响老人智力测验表现，导致对他们智力的低估，由于老年人看、听吃力，依从指示语和实际操作上常出现问题，协调不佳，不够敏捷。另外，测验情境老人不熟悉、测验有时限对老人也不利。

（二）记忆力

大脑会记下看到的、听到的、嗅到的、尝到的一切，并将这些信息暂时贮存，称为感觉记忆。这些信息停留相当短的时间，除非转为短期记忆，否则很快就消退。长期记忆是信息的长期储存所。老年人在感觉记忆和短期记忆上会遇到较多困难。一般而言，老年人对过去事物的记忆力会强于对近期食物的记忆与回忆。

（三）学习与解决问题

动机、注意力、脑部信息传导减慢、感官缺陷与身体疾病会影响老年人学习能力。老年人多应用以往的经验解决问题，较少尝试用新的问题解决技巧。在没有操作时间限制的情况下，解决问题老年人与年轻人没区别。

（四）认知历程

Schaie认为从中年期的“负责和执行”阶段到老年期的“再统合”阶段，老人们对于无关自己的事物显得较不关心，而转向关心自我。可能是由于生理功能逐渐衰老的因素影响，使他们没有多余的精力再去对社会负责，因此到了老年期的“再统合”阶段。

五、心理社会发展

（一）心理学理论

Erikson认为老年人主要的发展任务是统合对绝望，统合即个体能接受其生活方式，而且按照此种方式生活下去，绝望即个人对自己以前所经历的及目前仍要继续的生活方式感到有冲突、面对未来有无能为力感。他认为老年人面临着接受自己的生活方式，以便接受本身渐进死亡的现实。Peck认为老年人为了维持心理上的健康必须解决3个危机：自我分化相对于原有的工作角色；身体超越相对于身体关注；自我超越相对于自我关注。Havighurst认为老年人发展任务为：适应渐衰的能力和健康状态、适应退休和收入减少、适应配偶的死亡、和同年龄人建立亲密关系、弹性接受并适应自己的社会角色、适当安排生活空间。

（二）社会学理论

1. 活动学说　认为老年人越活跃，老化得越顺利。主张老年人应尽可能维持和中年一样多的活动，并为退休所带来的损失和配偶、朋友的死亡找到替代。认为个人的角色（工作者、配偶、父母等）是生活满意的主要来源，角色丧失越多（退休、丧偶、与子女分离等），则生活的满意程度越低。

2. 退隐学说　认为老年人自动地停止活动与参与，而社会也鼓励这一点，例如退休便是例子。该理论主张这种类型才是正常。由于老年人对自己的重视日增，对他人的情绪投入和社会互动日渐减少可帮助老年人维持均衡，并有益于个人和社会双方面。

3. 认同持续学说　认为成功的老化必须维持原有的行为模式。个体只注意那些能肯定自我价值观、信仰及态度的信息，个体会增强那些有回报的行为，并趋于表现这些行为，即所谓的“选择性知觉”和“情境增强作用”。由于以上两种作用，有助于人们维持原有的行为模式。

六、促进健康和保持健康

80%的老人至少患一种或一种以上慢性病，如高血压、心脑血管病、糖尿病、关节炎、听力障碍等长期困扰老年人。虽然有许多问题，但若能采取常规的健康检查和疾病筛查，并加以适当处理，则许多疾病都能及早控制，甚至预防其发生。

此外，许多专家指出良好的生活方式可以保证健康的老龄化，对于老年人文明健康的生活方式是：合理膳食、适量运动、戒烟限酒、心理平衡。

（一）休息与睡眠

老年人睡眠时间减少，自发性睡眠中断发生增多，深睡眠似乎消失，常从小睡中获得休息。疼痛、焦虑、缺乏运动、忧郁都是造成睡眠困难的原因。可以通过听音乐、看书、想一些快乐的事、参与建设性的活动进行放松。

（二）活动与运动

运动能增进循环、改善血压、增强呼吸功能、维持肌肉张力、减少肌肉紧张性，使肌肉更放松。健康的老人有了强壮的身体后，会促使心脏血管、呼吸系统及身体结构的改善，进而使人更有活力，更能享受休息所带来的舒适感。适合老人的运动有舞蹈、游泳、保龄球、高尔夫球、门球、台球、步行、慢跑、太极拳、操持家务、旅行、个人嗜好。因此，要鼓励老年人做身体运动。比如老年人步行是最好的运动，一次最好3公里30分钟以上，一星期最好5次，运动时的最佳心率约为180－年龄。

（三）营养需要

热量需求减少。减少糖的摄取可减少热量摄入，减少饱和脂肪及胆固醇的摄入能减缓动脉粥样硬化发生。因此要少吃油炸食物、去掉食物上过多的油脂、多用植物油。蛋白质的摄取也很重要，肉、鱼、蛋、奶、豆中含丰富的蛋白质，对身体组织的维持和修复有益。老年人容易缺乏维生素和矿物质，要及时给予补充。

有美国的神经科医师指出人到老年，各种功能开始自然衰退，老年健忘即是表现之一，而碳水化合物是健脑的基础，均衡营养是健脑的关键。人体的脑细胞和其他普通细胞大不相同，普通的一个细胞死亡后，会由其他细胞的分裂来补充或替代，而脑细胞死一个就少一个，无法补充。所以健脑的实质就是要保护好脑细胞——神经元。脑细胞需要的热能来源要求比较高，主要是碳水化合物，只有在碳水化合物供应不足的情况下，脑细胞才迫不得已用蛋白质或脂肪充当“燃料”。根据老年人的生理特点，均衡的营养处方应该是：热量摄取63%来自碳水化合物，12%来自蛋白质，25%来自脂肪。此外还应注意：①尽量吃多种类的食物，蔬菜、水果要选深色的，如蓝莓、花椰菜、芥蓝、番茄、香瓜、甘蓝等；②碳水化合物要选未经加工的全谷制品，如全麦面包、全谷早餐、面食、糙米饭、燕麦片、大麦等；③奶油及肥肉里的饱和脂肪酸不要超过脂肪摄取总量的5%；④蛋白质要从鱼肉、鸡肉、低脂肪酸乳酪、豆腐、面筋中摄取；⑤每天由食物中摄取的胆固醇不要超过300mg；⑥不食过量的糖及含糖高的食物；⑦避免吃加工制造的点心、糕饼及饮料等，以防硬化油、防腐剂及过多的饱和脂肪酸及食糖混进体内。

（四）感觉

当一个人居住在缺乏色彩、声音和活动的环境中很可能会发生知觉剥脱的问题。因衰老而失去对人、时、地的定向力，故在环境中若能安排有关视、听、味、嗅、触觉刺激，会帮助老人在各方面达到更高层次独立的能力。触摸是一种很有价值的非语言性沟通，它能让人感觉被关怀。对老年人脑力的挑战以维持其脑部活动有助于保持其对现实社会的认识，但短时间内给予过多的刺激时，会造成认识不清。老人的学习受到他对自己的感觉的影响，怀旧是令老人很感兴趣的一种经验。

对听力有问题的老人，说话声稍大于平常，不要吼，不要讲得太快，要有良好的照明，距离1~2米，让唇动和手势可被对方作为理解谈话内容的线索，讲话时不要咀嚼、进食、遮嘴巴。对视力有问题的老人，要注意照明设备、地板干净，不要添新家具，移走不必要的东西，以明显的标志指示常用的东西如眼镜、放大镜、电筒等。

（五）性生活

研究否认老年人对性无兴趣及无能的说法。老年人与年轻人同样需要有亲密性的表达方式。对老人而言，性已不具生殖功能，而是一种娱乐与亲密的活动。

（六）安全需要

人类一生中不断面对一些危害生命及健康的威胁，如天灾、污染、传染病、意外、犯罪等。因年老使自我免于受疾病侵害的能力降低，因而增加了他们在安全方面的受害率。

跌倒在老年人中经常发生，在跌倒的预防上，可以注意下列因素：盥洗室和所有楼梯均应设置扶手，活动区有充足的光线，家具摆设固定不动，地板防滑、平整，地面上清除电线等障碍物，穿合脚的鞋子。跌倒往往使老人造成骨折，进而卧床、不能自理和活动，增加感染的机会，导致重要脏器的衰竭和死亡。交通意外也是造成老人死亡的重要原因，因此要提醒老人在过马路时要特别注意交通信号，在确认有充分时间的情况下通过马路。烫伤、烧伤、药物滥用也常发生在老者身上。

（七）社会福利问题

就整体而言，老人面对的问题是资源不足、身体健康受损、心理环境冲突、家庭亲情淡薄、社会关系少、精神空虚，以致老人生活单调而乏味，社会福利机构应从以上方面给老人以关怀和照顾。

目前，中国共有各类老年社会福利机构3.8万个，养老床位120.5万张，平均每千名老人占有床位仅有8.6张，与发达国家平均每千名老人占有养老床位50~70张的水平相差甚远，其他生活照料、精神慰藉等许多为老服务也都存在发展缓慢的问题。随着发展，国家和社会应建立家庭以外的养老保障制度，弥补未来家庭养老资源上的不足。代际间密切的亲情关系以及子女孝敬老人、赡养父母的习惯是中华民族引以为自豪的文化传统，这种传统美德延续了几千年。然而家庭养老是建立在小农经济的多子女和大家庭、人们生活和工作范围相对固定和封闭的基础上的。传统的家庭养老美德和方式将受到客观条件的威胁和挑战，因此国家和社会要考虑在政策和制度上的有利保障。

2000年中共中央、国务院下发了关于加强老龄工作的决定，其中提到老年人是社会的重要组成部分，他们为中国革命和建设做出了重要贡献，满足广大老年人日益增长的物质和文化生活需要，让老年人共享经济建设和社会发展成果，是中国共产党全心全意为人民服务根本宗旨的体现，是在新的历史条件下贯彻落实江泽民同志关于"三个代表"重要思想的体现，也是国家和社会义不容辞的责任。在社会主义市场经济条件下，弘扬中华民族传统美德，形成敬老、养老、助老以及代际和谐的良好社会风尚，是社会主义精神文明建设的一项重要内容。文件中指出今后一个时期我国老龄事业发展的主要目标：从我国社会主义初级阶段的基本国情出发，努力建设和完善有中国特色老年社会保障制度和社会互助制度；建立以家庭养老为基础、社区服务为依托、社会养老为补充的养老机制；逐步建立比较完善的以老年福利、生活照料、医疗保健、体育健身、文化教育和法律服务为主要内容的老年服务体系，切实提高老年人的物质和精神文化生活水平，基本实现老有所养、老有所医、老有所教、老有所学、老有所为、老有所乐。

全国老龄工作委员会在2006年也谈到今后五年中国老龄工作发展任务之一是努力满足老年人的基本医疗需求；初步建立以社区卫生服务为基础的老年医疗保健服务体系；做好健康教育和预防保健工作，提高老年人口健康水平。健康教育普及率城市达到80%，农村达到50%。老年人体育健身参与率达到40%~50%。

第二节　老年人的家庭生活与退休的调适

一、老年期的家庭与婚姻

（一）婚姻角色

许多人认为自己的婚姻随着时间而更好。一个可能解释是：在过去的几十年里，他们有很多离婚的机会，而维系这么多年的婚姻是他们自己的选择。离婚的决定通常出现在婚姻的早期。相爱是晚年婚姻中的重要元素。老年的配偶仍然重视相依相伴和感情的坦诚表达，重视相互的尊重和共同的兴趣。但不同的兴趣、生活信念，可能也会带来困扰。

丧偶是老年期最大的恶性刺激。丧偶后，在精神上、情绪上、生活上、身体上都会带来诸多影响。老年妇女面临丧偶的可能性远远大于男性，由于女性的平均寿命比男性长。长久婚姻后的丧偶者常面临许多情绪和实际上的问题。如果婚姻幸福，则丧偶引起的问题更大。生者失去的不仅是爱人，而且是好友、知己和朝夕相处的伴侣。甚至在不理想的婚姻中也会感到有所丧失。首先是配偶的角色不复存在，社交生活也因丧偶而改变，经济生活可能会受到影响。

男女对丧偶有不同的适应方式，面临不同的问题。男性较可能注意到其他女性并再婚，女性一般则与其他寡妇为友，很难与男性建立关系。比起已婚者，丧偶男女的抑郁问题比较高。健康和社会支持可帮助这些人度过哀伤阶段。此外一个女性如果能不断追求自己的兴趣，知道如何处理生活中财务和各种实际的细节，就比较不容易为丧偶的遭遇击倒；一个男性如果懂得如何煮饭、洗衣、做自己的社交计划，也就能对丧偶做较好的适应。

研究表明老年人再婚有益于健康长寿，老年人再婚对家庭生活、身心健康有益，而不完全是为了满足性欲。在我国对老年人的赡养，主要是国家、集体、家庭。老年人随着年龄增加、衰老、多病，完全依靠子女是不够的，所以，再婚是解决家庭负担和矛盾的有效方法。

（二）父母角色、与成年子女的关系

许多老年人在成年子女需要帮助的时候会承担积极的亲职角色。有心理精神疾病、智力低下或有残疾的成人的父母常常扮演照顾者的角色。父母帮助成年子女的方式有：照顾小孩、邀成年子女同住、给或帮助成年子女买房、给钱或借钱、给予指导和劝告等等。美国有调查表明成年子女对父母行为的预期排在前三位的是：协助了解资料、给予情绪支持、讨论重要的事情，父母对此基本认同。大多数成年子女能够承担自己对父母应尽的义务，有些人对自己的要求比父母的预期更高。

在传统的中国家庭中，老人拥有家长的地位，有命令家庭其他成员的权利，其他人必须遵从，否则大逆不道。现代家庭民主思想盛行，特别在城市中，封建家长制几乎不复存在。

（三）祖父母角色与孙子女的关系

在传统的中国家庭中常会介入孙子女的照顾和教养，特别是子女生活中出现危机的时候，如生病、有经济问题、离婚、由于工作或学习等自身发展不能照顾孩子时。通常祖母比祖父拥有较亲密的祖孙关系，较常代理父母的角色。曾祖父母通常满意自己的角色，把曾孙视为快乐的来源，并意识到本身的长寿。

（四）照顾与被照顾者的角色（包括鳏寡）

社区服务是弥补老年人家庭照顾不足的重要手段。无论是现在还是将来它都会存在巨大的需求，中国社区服务体系几乎是一片空白，当前是构建社区服务体系的最佳时机。

二、退休的调适

（一）对退休的态度

退休就是脱离工作岗位。多数人是由于退休的年龄有规定而到时退休，有些人可能是由于健康原因不得不提前离开工作岗位，也有些人是对工作厌倦了想退休。现今社会还有些特别的情况，有人下岗不如退休拿到的工资高，因而选择退休。因此退休可能象征着成功事业的结束或自繁琐的工作中解脱；也可能使个体有许多的时间来从事个人喜爱的事情；或是意味着社会生活或经济生计的丧失。退休对有些人而言是一种解脱和自由，对有些人来讲是一种无奈和失落，对有些人仿佛是新生活的开始，对有些人好像是难耐的寂寞。

人们对退休的态度取决于：对此事件能掌握的抉择（因职业而异）；经济状况；退休计划（休闲、嗜好、娱乐、兼职工作、义工、社交、无所事事等）。

传统上，我们对退休这一转变强调负向比较多，因为我们深信工作不仅对自己有好处，而且是我们自尊的来源。人们常常认为退休会引发个人崩溃、家庭破裂、身体健康状况而恶化、心理疾病甚至死亡，然而多年来的研究都无法证实退休有如此恶劣的影响。

（二）退休的过程

Atchley 将退休看作一种过程，并将其分为几个阶段。

1. 退休前期　考虑退休的结果，开始较为模糊，进而为退休做准备，并幻想退休后的生活是欢愉的。

2. 蜜月期　实践退休前的幻想。长短决定于退休者的财源和想象力。

3. 觉醒期　理解到蜜月期应结束，生活需要重新调整。

4. 重新适应期　建立实际的生活常规。

5. 稳定期　退休者已经建立起令人满意的生活常规。

6. 终结期　因失去健康与独立生活的能力而告终。

（三）退休带来的问题

许多刚退休的人领略到童年以来的第一次漫长闲暇，他们享受和家人、朋友共度的时光，并探索新兴趣。可是在退休了一段时间以后，他们可能开始觉得厌烦、不安、无所事事，心理上产生不适应感。

老年人离退休后，多以家庭为主，与社会接触面窄，交往减少，活动范围缩小，容易产生孤独寂寞的感觉。退休后，在人际关系方面最重要的调适是夫妻间的关系，退休会使退休前原本不快乐的婚姻更为紧张。

退休老人中有无用感的占相当一部分，原因是生理功能衰退，导致精力不足，记忆力减退，思维能力降低，对环境适应困难，自我感觉老而无用；另外有人觉得失去工作无精神寄托，丧失生活重心，如失去社会角色、失去认同感、失去社会接触、缺乏经济安全感、失去权势和威望，产生失落感。

退休之后收入减少，除了退休金及以往的积蓄以外，有些人需要依赖子女。经济的拮据会使有些人舍不得预防性医疗上的开支，一直要拖到病重才肯医治，使得花费更大。更有些人舍不得吃喝，导致营养不良。健康状况对退休有明显的影响，但退休常有助于健康状况的改善。健康状况不佳将限制退休者所能参与的活动范围，而且加重经济负担。

（四）退休的调适

退休是老年期的一个重大转变，如何帮助老年人享受这段时光，两个关键因素是：退休前的准备和充分利用退休时光。

为退休做计划理想上应该由中年期开始：要有思想准备，面对现实，转变生活方式，保持社会接触，多交朋友，学会生活，学会自我保健。

有些退休人员喜欢运动、垂钓、养花种草、外出访友、读书看报，由此度过闲暇时光。有些人则运用过去的职业和个人经验欢度晚年，如帮助儿女照顾、教育下一代，继续从事一些与过去经历有关的工作或指导、咨询。这样通过重建生活方式，使得退休生活更轻松、惬意。

退休老人要做好情境调适、健康调适、情感调适、社会调适。首先要有精神和情感的寄托。精神有寄托是平衡心理重要因素之一，老年人在退休之后，一般都希望自己的晚年生活充实而富有意义，这是关系老年人智力资源的合理利用，以及使老年人自身保持心理平衡的问题。应尽可能地发挥老年人原有的专长，从事个人感兴趣的社会公益活动。另外，老年人应对疾病、对死亡持有正确的态度。第三要保持乐观的情绪，在动静结合的良好气氛中保持日常生活的丰富多彩，如各种艺术欣赏，书画、音乐、戏剧等爱好，不但情趣洋溢，还能发展创作和表现能力；集邮收藏，既是娱乐又是休息，开阔研究，获得美感；花鸟鱼虫一类的庭院消遣和户外活动，有助于老年人的社会交往和心身健康；打牌下棋也是深受老年人喜爱的竞技性娱乐活动。第四起居有常，规律的生活习惯也是健康长寿的重要保证。

第十一章 死 亡

死亡正如生命的诞生一样，是人生必须经历的过程。面对死亡，临终者及其家属往往处于极大的痛苦之中，这种痛苦很大程度上影响着他们的身心健康。所以正确接纳、关怀临终者及其家属，给他们予必要的照护，为他们创造一个安详舒适的临终环境，最大限度地满足他们情感的、心理的、社会的需求是十分必要的。本章主要探讨死亡的定义，各年龄阶段的人群对死亡的认知和心理反应，简要阐述如何对临终病人及其家属进行照顾。

第一节 死亡的概念

传统临床医学的死亡定义特征为：心跳停止且无自主性的呼吸运动。但是，随着医疗技术和医学理论的发展，这个观念不断受到挑战。1919 年，德国护士安娜·布朗在心跳、呼吸“消失”l4 小时之后“起死回生”；1967 年，南非医生巴纳德进行首例心脏移植手术；而 Oscar Legendary 早在 100 多年前就发现离体的动物心脏可以维持长时间的心跳。这些事例都说明传统的死亡标准已不可靠了。在这种情况下，以人脑功能的不可逆丧失作为死亡判定标准的脑死亡理念应运而生。

脑死亡（brain death）即全脑死亡，是包括大脑、中脑、小脑和脑干的不可逆死亡，它是生命活动结束的象征。按 1968 年美国哈佛大学提出的脑死亡标准为：

1. 无感受性及反应性　即使用最强烈的疼痛刺激也不引起呻吟、肢体回缩或呼吸加速等反应，持续 1 h 以上。

2. 无运动、无呼吸　应通过关闭呼吸机 3 min 的呼吸暂停试验证实。

3. 无反射　全部脑干反射消失。

4. 脑电波平坦。

上述标准 24 小时内反复复查无改变，并排除体温过低（低于 32℃）及中枢神经抑制剂的影响，即可做出脑死亡的判断。

1999 年，武汉召开的我国脑死亡标准——专家讨论会制定了我国的诊断标准（草案）。内容基本与哈佛大学提出的标准内容相同，仅在脑干反射中增加眼心反射及阿托品试验。

现今，全世界已有 30 多个国家为脑死亡立法，以脑死亡作为判断死亡的标准。我国的脑死亡立法也已经进入实质性程序。

第二节 各年龄段的人群对死亡的态度及心理感受

一、处于不同年龄阶段的个体对死亡的态度

死亡态度是指人们对于死亡的思考和看法，是人们在面对死亡经历时准备做出何种反应的心理状态。一个人对死亡的态度会影响个人对死亡的接受程度和濒死过程的调适。而这种态度又与个体的认知发展水平、家庭和社会环境、接受的死亡教育、个人的经历密切相关。正是受着这些因素的影响，处于不同年龄阶段的个体对死亡的态度有着很大差别。

（一）儿童对死亡的态度

玛丽亚·纳吉（Maria Nagy）于 1948 年应用皮亚杰的理论，对 378 位儿童进行了观察和研究，发现儿童对死亡的态度发展大致经历以下三个阶段：

第一阶段，即 3 ~ 5 岁之间。这个阶段的儿童几乎没有死亡的概念，他们认为死亡是暂时事件，是一种像睡眠或出远门这样的可以取消的，可以回复的事件。但他们能意识到死亡意味着他们要与死者分离，因此对此期的儿童而言，死亡的意义是一种分离所引起的焦虑感受。

第二阶段，即 5 ~ 9 岁之间。这个阶段的儿童开始了解死亡就是终结，但是他们认为死亡只能发生在老人身上并常常将它拟人化，认为死亡的发生是因为“恶魔来把人抓走了”，因此他们会利用一些程序或行为（如避免正眼看棺材等）来逃避死亡。此期的儿童易把死亡和惩罚、报复联想在一起。处于这个时期的儿童面对父母的死亡，容易产生被遗弃的感觉和对父母的仇恨感。

第三阶段，即 9 岁以上。这个阶段的儿童对死亡的概念逐渐趋向肯定，认识到死亡是不可避免的、是人类共同的终结性事件。相比之下，这个时期的孩子面对死亡时，会感觉到无助，表现出较强烈的情感反应。

儿童死亡态度的形成经历了一系列由全然无知到能够较为逻辑地认识死亡的自然属性的发展过程。大部分儿童相信死后有来生，有天堂和地狱的存在。对死亡的态度会影响儿童个性与情感的发展和成熟。

（二）青少年对死亡的态度

青少年（12 ~ 20 岁）已能理智地认识到死亡是人类旅程共同的终点，但在情感上却难以在发展自我认同的同时来面对生命的失去。青少年的心理社会发展正值自我认同、探索自我与生命价值和建立生命理念的时期，当面临亲人朋友去世或自己受到死亡的威胁时，会产生较为强烈的情绪反应，易出现急性哀伤、生气、愤怨、无望感。青少年害怕死亡，但却不断地挑战生命，借由各种高危险活动来寻求自我认定，探索自我和生命的价值。这些对生命意义的寻求有时会成为青少年应付死亡的措施，但也易因这段统合的过程而兴起自我毁灭的念头。

（三）青年人对死亡的态度

处于青年期的人们虽具有完整的死亡认知，但在情感上却较倾向漠视死亡。青年人刚踏入亲密感的发展和事业的建立时期，若在此时受到死亡的威胁，多数青年人会产生较深的愤

怒、挫折感、失望和无望感。处在这个时期的个体面对死亡时，常会通过否认、逃避、愤怒的方式来调适。

（四）中年人对死亡的态度

处于中年期的人们对死亡的恐惧较年轻人低。随着年龄的增长，同年龄层的亲友或上一辈亲友逐个离去。所以，中年人较能深刻地体会到“不存在”的事实。中年人的心理社会发展处于生产与停滞阶段，他们的生命价值包含事业、婚姻、子女、友谊等多个方面。所以，在面临死亡的威胁时，中年人所要调适的不仅仅是个人存在的问题，还会涉及家庭、子女的调适问题。一旦认识到自我死亡的必然性和自我死亡对家庭、事业的影响，中年人会更加珍惜现有生命，在有限时间中肯定生命的价值。

（五）老年人对死亡的态度

老化和濒死过程常为老年人带来身体功能的变化、疼痛不适、自尊的丧失和悲伤，甚至有些老年人会因此放弃对生活的挑战，将死亡看成一种解脱或发展的历程。老年人较常想到死亡，对死亡的焦虑也要比中年人来得低。一般而论，经历了朋友、亲人的死亡，多数老年人已经意识到自我死亡的迫近，自身对死亡的认识和看法也发生了变化。老年人面对死亡时较记挂的是家庭生活问题。老年人经常回顾人生，从过去生活的点点滴滴中，撷取人生的意义。有些老年人相信“来生”，对生命仍存有希望。不论是采取认命、准备遗嘱、回顾人生的方式，还是采取相信来生，对生活充满希望的方式，都可以帮助老年人克服死亡的恐惧，接受、面对死亡，以达到生命的自我统合。

二、濒死病人的心理反应

当病人接近死亡时，其心理反应是十分复杂的。心理学家罗斯博士（Dr. Elisabeth Kubler－Ross）通过对400位临终病人的观察，认为临终病人通常经历5个心理反应阶段，即否认期、愤怒期、协议期、忧郁期、接受期。

（一）否认期（denial）

获知自己即将离去的消息，病人会对死亡充满恐惧和不安。他们不相信医生的诊断，拒绝接受死亡的现实，认为这是“不可能的事”。继而病人抱着一线希望，四处求医，渴望有新的诊断。也有的病人怕家人悲伤，表面上装出一副若无其事的样子以掩饰内心极度的痛苦。

（二）愤怒期（anger）

在这个时期，病人经过短暂的否认，确定了求生无望。他们会觉得世道不公并常迁怒于照顾者、家属或朋友。有的病人甚至会责怪家属、医务人员贻误了他们的治疗机会。

（三）协议期（bargaining）

此期病人常采取妥协的态度，认为许愿或做善事能扭转死亡的命运，再延长一些生命。也有些病人会为自己制定最后的期限“一定要等到……时候再……”，使自己有时间来完成未尽的事业和家事。因此这个时期的病人表现出平静，并且愿意配合治疗。

（四）忧郁期（depression）

此期病人对自己的病情感到焦虑、不安和悲伤。觉得自己做出的妥协未能改变死亡的现实，从而心情忧郁，深感悲哀和痛苦，有些病人甚至会产生轻生的念头。此时病人最关心的是自己死后家人的生活，希望见到亲近的家属和朋友。

（五）接受期（acceptance）

此期病人做好了死亡的准备，原有恐惧和焦虑也逐渐消失。他们的身体越来越虚弱，关心的范围变窄，喜欢独处，表现出平静和安宁。这是临近感情的空白阶段，病人和家属都特别需要照料和安慰。

罗斯博士指出上述5个心理反应阶段并不一定按顺序发展，各阶段之间的界限有时并不明显，他们可以彼此重叠、交错。临终病人对死亡的态度和反应受个人特点（如年龄、人格、宗教、信仰、社会文化背景、死亡的经历、病人的人际关系特性等）以及疼痛、精神和身体虚弱程度等疾病特点的影响。研究结果显示，受中国传统文化的影响，中国大部分临终病人在否认阶段之前会出现一个回避期，即病人和家属为安慰对方而彼此隐瞒内心感受、回避现实。

第三节　死亡的过程

一、临终病人的生理反应

随着死亡的来临，临终病人的身体会出现一系列的改变。除了各种疾病特有的临床表现会加重外，还会出现一些共同的改变，如疼痛、压疮、厌食、恶病质、恶心呕吐、咳嗽、呼吸困难、便秘、口干燥、心悸、水肿等。

二、死亡的分期

死亡不是骤然发生的，而是一个逐渐进展的过程，一般可分为三期：

（一）濒死期

此期又称为临终状态，是死亡过程的起始阶段。在这个阶段，机体各系统的功能出现严重障碍，脑干以上的中枢神经功能处于深度抑制状态。病人的意识逐渐丧失，各种反射减弱，肌张力减退或消失，心跳减弱，血压下降，出现潮式呼吸及间断呼吸。濒死期的持续时间长短不一，因病人的身体状况和死亡原因而不同。年轻强壮者、慢性病病人较年老体弱者及急性病病人的濒死期长；猝死、严重的颅脑损伤等病人可直接进入临床死亡期。在这个时期，生命处于可逆阶段，若能得到及时有效的抢救治疗，生命有复苏的可能。

（二）临床死亡期

在这个时期，中枢神经系统的抑制已经扩散到大脑皮层下部位，脑干、延髓也处于极度抑制状态，心跳、呼吸完全停止，瞳孔散大，各种反射消失，但组织细胞仍可有微弱的代谢活动。这个时期一般持续5～6分钟，之后，大脑将发生不可逆的变化。但在低温条件下，尤其是在头部降温的情况下，这个时期可延长至1h甚至更长。但应注意的是，因触电、溺水、大出血等死亡的病人，这个时期重要器官的代谢过程并没有停止，及时采取积极有效的急救措施仍有复苏的可能。

（三）生物学死亡期

这是死亡过程的最后阶段。这个时期全身各个系统的新陈代谢相继停止，死亡进入不可逆期。随着死亡的进展，早期尸体现象（尸冷、尸斑、尸僵等）及晚期尸体现象（尸体腐败等）会相继出现。

1. 尸冷　这是最早发生的尸体现象。死亡后因体内产热停止，而散热仍在继续，尸体温度持续降低，出现尸冷。死亡后尸体温度的下降有一定的规律，一般死后10h内，尸温下降速度约为每小时1℃，10h后为每小时0.5℃，24h左右，尸温与环境温度相同。

2. 尸斑　尸斑的出现时间一般为死亡后2~4h。其形成的机制是死亡后血液循环停止，但由于地心引力的作用，血液会向身体最低的部位坠积，使该处皮肤呈现暗红色斑块或条纹。因此如果病人死亡时为侧卧，一般应将其转为仰卧，以防脸部颜色改变。

3. 尸僵　死亡后尸体肌肉呈僵硬状态，并使关节固定称为尸僵。尸僵一般在死后1~3h开始出现，4~6h扩展到全身，12~16h发展至高峰。尸僵多从小块肌肉开始并向下发展，表现为先由咬肌、颈肌开始，向下到躯干、上肢和下肢。其形成机制为死后肌肉中ATP不断分解而不能再合成，致使肌肉收缩，尸体变硬。但24h后，尸僵开始减弱，肌肉逐渐变软，称为尸僵缓解。

4. 尸体腐败　死亡后机体组织的蛋白质、脂肪和碳水化合物因腐败细菌的作用而分解的过程称为尸体腐败。一般在死亡24h后出现。死后的尸体受体外和原来存在于体内的细菌的侵入，成为腐败细菌生长繁殖的场所。尸体腐败常见的表现为尸臭、尸绿等。尸臭是由于肠道内的有机物分解后产生的腐败气体从口、鼻、肛门逸出而形成的。尸绿是尸体腐败时出现的色斑，一般在死后24h先在右下腹出现，逐渐扩展至全腹，最后波及全身。

第四节　濒死病人及家属的照顾

一、临终关怀

（一）临终关怀的定义

临终关怀英文名hospice，来源于拉丁文，有款待和招待的意思。现代的临终关怀概念源于有着护士背景的英国医学专家桑德斯（Saunders）。1967年桑德斯博士在英国伦敦创立圣克里斯多福临终关怀机构，为濒死病人提供生理、心理方面的照顾和家属的支持，使临终关怀得到全面性的推展。

根据美国国立医学图书馆出版的“医学主题词表”解释，临终关怀是指“对临终病人和家属提供姑息性和支持性的医护措施”。临终关怀的焦点是提高末期病人的生活质量，强调的是对临终病人的姑息性照护，而不是治疗原发疾病，延长生命。原发病的治疗往往是无意义的，甚至会增加病人的痛苦。

对末期病人的界定每个国家标准不一，在我国一般是指生存时间不超过2~3个月的病人。

（二）临终关怀的发展过程

临终关怀，最早出现于公元四世纪，英国虔诚的朝圣者们在艰难而又漫长的旅途中，连病带饿倒在路边教堂的门前，教徒把他们抬进教堂里，为有生存希望的人喂食喂水。到了1842年，法国有位女士在里昂盖了一所医院，专收久病不治的人，成为临终关怀护理院的雏形。

20 世纪 60 年代，英国的桑德斯医生于 1967 年在英国伦敦创建了世界上第一个服务专业化的现代化临终关怀机构——圣克里斯多福临终关怀医院。它的创建使临终关怀在很多国家得到了认可并得到了推广。现今，全世界已有近百个国家和地区建立了临终关怀服务和科研机构，为临终病人服务。同时，许多临终关怀学术团体也相继成立，许多关于临终关怀的杂志和论著也已发行，临终关怀在世界上已发展成为一个新的相对独立的学科。

我国临终关怀事业起步较晚。1988 年，天津医科大学成立了第一个临终关怀研究中心。它的成立标志着大陆地区临终关怀事业的开始。1996 年建于上海闸北区红十字老年人护理院内的安宁病房是我国的第一个安宁病房，该医院还首创了社区家庭病床—老年护理病床—安宁病床“三床联动”的社区安宁护理工作模式。1998 年由著名企业家李嘉诚先生捐助，在汕头医学院第一附属医院建立宁养院，并启动了“全国宁养医疗服务计划”。随后临终关怀在上海、北京、西安、沈阳等地相继开展。现在临终关怀已纳入医学专业教育计划，死亡教育开始普及，各大综合医院相继设立了临终关怀病房或临终关怀床位。但与世界上其他国家相比，我国的临终关怀事业目前尚处于起步阶段。

（三）临终关怀的类型

我国临终关怀的具体形式为包括独立的临终关怀医院、综合医院的临终关怀病房、家庭临终关怀。家庭临终关怀又存在两种形式：①家庭临终关怀病床；②综合性医院姑息治疗病房中家庭式临终关怀病房。两种方式都旨在为临终者创造一个类似于家庭的临终环境，为临终病人实施临终关怀。

（四）临终关怀的特点和服务理念

临终关怀是一门综合性的学科，涉及护理学、医学、社会学、法律学、伦理学、心理学、宗教及社会学等多个学科，并强调社会的共同参与。临终关怀体现整体观念，强调全面照护，包含着对临终病人及其家属的身心多方位的照顾，使病人舒适地度过的人生最后阶段。它的理念可归纳为：

1. 控制症状，提高生活质量。
2. 与病人共同面对死亡。
3. 尊重病人的权利。
4. 临终病人的家属也是照顾的对象。

二、濒死病人的照顾

（一）濒死病人的症状护理

1. 疼痛　约有 70% 的临终病人受疼痛的困扰。临终病人的疼痛是涵盖了疾病原因和其他心理、社会的因素的整体性疼痛（total pain）。因此对病人的疼痛进行照顾时，还应该考虑到病人的心理因素对疼痛的影响。对临终病人疼痛的照顾为：

（1）相信病人对疼痛的主诉：疼痛是一种主观感受，只有病人本身最了解他的疼痛感受，照顾人员应该相信病人的主诉，对其进行关心。

（2）详细的、整体性地评估疼痛的强度、性质、感受、部位、诱发因素，找出引起疼痛的原因。

(3) 针对产生疼痛的原因对病人进行照顾：

1) 预防疼痛的产生为治疗的方针：若用药物控制和预防疼痛，建议采用按时给药或连续给药的方式预防疼痛，并注意控制镇痛药物引起的副反应带来的不舒适。

2) 药物止痛：可采用 WHO 推荐的三步阶梯疗法预防、控制疼痛。即最先从非阿片类药物开始使用，如果疼痛不能得到充分缓解，再逐渐开始使用弱阿片类药物直至强阿片类药物并辅以解热镇痛药物。用药物止痛时，应注意个体的差异性，注意观察用药后的反应，选择恰当的剂量和给药方式，把握好用药的时间，达到有效的预防和控制疼痛的目的。

3) 由于整体痛是一种身心的综合感受，因此采用某些非药物控制方法也能取得一定的镇痛效果，如松弛术、音乐疗法等，并鼓励家人多陪伴病人，减少病人孤独痛苦的感觉，并适当引导使其注意力转移。

2. 皮肤护理　由于临终病人营养状况较差并长期卧床，易发生褥疮。

(1) 定时为临终病人翻身，更换体位，避免某一部位长期受压，促进血液循环；

(2) 保持床单位、衣物的清洁、干燥、平整、无碎屑；

(3) 注意保护骨隆突处的皮肤；

(4) 大小便失禁者，注意会阴、肛门附近皮肤的清洁干燥，大量出汗时，应及时擦洗干净，勤换衣裤。

3. 增强营养　临终病人的食欲常受到影响，进食减少，再加上疾病的消耗较多，常会出现营养不良的现象。

(1) 给予心理支持，减少病人的焦虑，促进病人的食欲；

(2) 根据病人的偏好选择食物，注意色、香、味，少量多餐，鼓励进食；

(3) 当病人存在吞咽困难的问题时，可以给予流质或半流质饮食，必要时采取肠内或肠外营养支持。

4. 改善呼吸功能　晚期病人呼吸系统衰竭，常有呼吸困难的问题。

(1) 帮助神志清醒的病人采取半卧位，防止呼吸道分泌物误入气管引起窒息或肺部并发症；

(2) 视呼吸困难程度给予吸氧，纠正缺氧，改善呼吸功能；

(3) 必要时使用吸引器吸出痰液，保持呼吸道通畅；

(4) 保持室内空气新鲜，定时通风换气。

5. 便秘　临终病人常使用一些阿片类药物，再加上活动减少，胃肠道功能常会受到影响，易发生便秘。

(1) 鼓励病人进行力所能及的活动，促进胃肠道蠕动；

(2) 若情况允许，鼓励病人多食用水果蔬菜等粗纤维的食物；

(3) 必要时使用开塞露等药物；

(4) 为病人进行腹部的顺时针按摩；

(5) 当病人有便意时，鼓励病人及时排便。

6. 改善病人的舒适度

(1) 提供舒适的环境 安静、空气通风良好，光线明亮，并保持适当的温度和湿度；

(2) 及时拭去眼部分泌物，眼睑不能闭合的病人，可给予金霉素、红霉素眼膏或覆盖凡士林纱布，以保护角膜，防止角膜干燥发生溃疡或结膜炎；

(3) 保持口腔清洁，晨起、餐后、睡前协助病人漱口；口唇干燥者可涂石蜡油，也可用湿棉签湿润口唇或用湿纱布覆盖口唇，适量喂水或给予口含冰块；有溃疡或真菌感染者酌情涂药；

(4) 避免在病人周围窃窃私语，以免增加病人的焦虑；

(5) 为病人进行适当的按摩，促进血液循环，并注意病人的保暖。

(二) 濒死病人的心理照顾

濒死病人除了在生理上承受着多方面的原因带来的不舒适外，在心理上也面临多重的失落。而这种失落的感受会加重病人生理上的不舒适，因此在为濒死病人做好生理上的照顾时，也要重视濒死病人的心理照顾。针对病人各个时期的心理反应，可采取如下措施照顾病人：

1. 否认期　照顾人员应理解病人这个时期的否认的正常心理，了解病人自我防卫的目的，不要揭穿病人，也不要欺骗病人，坦诚地回答病人对病情的询问，且注意医护人员对病人病情的言语一致性。经常陪伴病人，让他感到他并没有被抛弃，而是时刻受到照顾人员的关心。在与病人沟通中，照顾人员要注意自己的言行，寻找机会和病人一起讨论死亡，在交谈中引导病人面对现实。

2. 愤怒期　照顾人员应允许病人以发怒、抱怨、不合作行为来宣泄内心的不快，但应注意预防意外事件的发生。照顾人员理解病人的愤怒行为，不要把它看成是针对个人的行为，避免与其争吵，关心、体谅病人，倾听病人的诉说，帮助其稳定情绪。在这个时期，家属、朋友可能会因为病人的愤怒行为而感到自责、难过，照顾人员应做好病人家属、朋友的工作，给予病人宽容、关爱和理解。

3. 协议期　照顾人员应当给病人予更多的照顾和关怀，控制症状，以减轻痛苦。鼓励病人说出内心的想法，尊重病人的信仰，积极引导病人。

4. 忧郁期　医护人员应多同情和照顾病人，经常陪伴他们，允许他们用忧伤、哭泣等方式来宣泄情感。给予精神支持，尽可能满足病人的合理要求，鼓励病人，帮助他们树立面对死亡的信心。这个时期病人希望有他们喜爱人的陪伴，因此照顾人员可以安排病人与亲朋好友见面、相聚，并尽量让家属陪伴在他们身旁。处于这个阶段的病人心情忧郁，因此照顾人员要注意安全，预防病人的自杀倾向。如果病人因心情忧郁忽视个人清洁卫生，照顾人员应协助和鼓励病人保持身体的清洁与舒适。

5. 接受期　尊重病人，不要强迫与其交谈，给予临终病人一个安静、明亮、单独的环境，减少外界干扰。继续保持对病人的关心、支持，加强生活护理，让其安详、平静地离开人间。

三、临终患儿的照顾

濒死的小孩也有心理反应，但他们的这种反应常为大人们所忽视。这是因为他们的认知、心理社会发展水平与大人存在差异，呈现出来的反应行为也与大人不同。因此照顾者要以敏锐的观察力去观察、识别孩子的情绪、行为反应背后的意义和恐惧。

(一) 婴幼儿期

对于婴幼儿来说，疾病所带来的疼痛、不适远比死亡来得更有意义。婴幼儿并未发展出死亡的概念，所以他们对死亡没有恐惧。他们最主要的压力来源来自于疾病、住院造成的与父母的分离。因此父母应为濒死婴幼儿提供安全、保证和陪伴。同时减轻孩子在生理上所受的痛苦。

（二）学龄前期

这个时期的儿童仍无完整的死亡概念。因其心理社会发展上的任务，这个时期的孩子面对死亡，极容易产生罪恶感，认为生病死亡是因为他们做错了什么事情或将生病看作父母对他们的处罚。所以，在照顾这个时期的濒死儿童时，应注意孩子的语言或非语言行为，判断孩子是否产生罪恶感，不断地向孩子保证他们绝不会被遗弃；为了减轻他们的罪恶感和恐惧感，家长可以直接而简单地解释什么事情将发生在他们身上。

（三）学龄期

这个时期的儿童开始慢慢体会到死亡的概念，他们由过去亲人死亡或动物死亡的经验，体会到死亡就是分离和失落。但他们常常夸大死亡事件，把死亡想象成可怕、恐怖的事件。所以，照顾这个时期的濒死儿童应先评估孩子对个人死亡事件的看法，以更好地解除他们内心的疑惑和恐惧。同时可积极地教导他们如何进行自我照顾，帮助他们获得独立、自尊和自我价值。在情况允许的条件下，让他们在住院期间继续学校的学习，以防孩子产生已被放弃的想法。

（四）青少年期

青少年对死亡已有成熟的概念，但他们在情绪上却极难以接受死亡事件。当他们的生命受到威胁时，他们能理解疾病的过程和影响，但在情绪上却很难克服死亡所带来的挫折感。而疾病的治疗造成的身体外表的改变往往对青少年的自我认同造成危机。青年期面对濒死过程的心理反应类似于成人的反应。在照顾濒死青少年时，应以成人的态度对待他们，尊重他们表达情绪的方式和需要。

总之，在为临终患儿提供照顾时，应结合他们所处的生长发展阶段的特点，理解他们的情绪、行为的意义，了解孩子内心深处的恐惧和焦虑，以不同的方式帮助他们应对死亡。照顾濒死患儿时，应提供条件让孩子抒发内心对死亡的感受、看法。选择孩子能理解的方式，与他们共同讨论死亡的话题，了解他们对死亡的认知和理解，尽量解除因幻想而产生的罪恶感和恐惧感。

四、濒死病人家属的哀伤与失落

（一）临终病人家属的压力

病人的临终过程对家属来说也是一个心理应激的过程，也会经历否认期、愤怒期、协议期、忧郁期、接受期的心理反应过程。他们在感情上难以接受即将失去亲人的现实，在行动上也会像病人一样，否认现实，四处求医，希望出现奇迹；当看到亲人离去不可避免时，他们的心情十分沉重、苦恼、烦躁不安。这些心理变化常使他们的生活角色、生活行为发生改变。

1. 推迟或放弃个人需求　面对病人的离去带来的依附关系和经济条件的改变，家人的生活失去了平衡。家庭成员会对自我角色与职责进行调整，推迟甚至放弃个人的需求和追求，把工作重心转移到料理病人的后事上来。

2. 调整与再适应家庭角色　面对病人的即将离去，家庭有关成员的角色要发生相应的改变，如慈母兼任了严父职责、长姐承担了母亲的责任，以维持家庭的稳定，家庭的有关成员必须对新的角色进行适应。

3. 社会性互动减少　照料临终病人期间，家属承受着巨大的压力，长期照料病人减少了与亲友、同学间的社会互动。他们有时甚至会产生希望病人早点离去，省得连累全家的念头，而这种念头也常让他们感到罪恶和内疚。

（二）临终病人家属的护理

1. 满足家属本身的生理需求　对家属多关心体贴，帮助其安排陪伴期间的生活，尽量解决实际困难。

2. 鼓励家属表达感情　将心中的焦虑与痛苦宣泄出来有利于身心健康。因此照顾人员要与家属积极沟通，建立良好的关系，取得他们的信任，鼓励家属说出内心的感受、遇到的困难。

3. 满足家属照顾病人的需要　指导家属对病人的生活照料，让家属参与到病人的照顾中，满足他们照顾病人的愿望，使他们从对病人的照顾中得到心理慰藉。

4. 指导病人进行自身调适，缓解压力

5. 动员其他的社会支持系统，为家属提供支持。

6. 对家属进行死亡教育使他们接受病人的离去。

7. 鼓励家属参与各种社会活动 协助家属建立新的生活方式。

五、丧亲者的护理

丧亲者即死者家属，主要指死者的父母、配偶、子女者。失去亲人，对家属来说是一个重大的生活事件，是最强的应激事件，直接影响丧亲者的身心健康，因此对丧亲者做好护理工作是十分重要的。

（一）丧亲者的心理反应

亲人的离去对家属来说是一个重大的打击。病人在死亡中得到了解脱而家属则在此时达到了悲伤的顶点。面对亲人的离去，家属会产生一系列复杂的心理反应。许多学者对这些反应进行了研究和描述。本文介绍的安格乐理论认为家属的这种心理过程经历了 4 个阶段：

1. 震惊与否认　这是一种防卫机制，将要发生事件暂时拒之门外。通过这种反应，丧亲者为自己赢得了充分的时间进行调整，为接受亲人离去的事实做准备。此期在急性死亡事件中最为明显。

2. 觉察　经过短暂的否认后，家属意识到亲人确实已经离去。亲属在这个阶段常表现为哭泣。

3. 恢复期　家属已经完全接受了病人离去的事实，带着悲痛开始着手为死者办理后事。

4. 释怀　随着时间的流逝，家属从悲伤中解脱出来，并建立新的依恋关系，对新的生活产生希望。

心理反应阶段持续时间不定，一般需 1 年左右时间，丧偶可能 2 年或更久。

（二）影响丧亲者调适的因素

1．对死者的依赖适度　家人对死者经济上、生活上、情感上依赖性越强，面对病人死亡后的调适也就越困难。

2．死者病程的长短　在急性死亡病例中，由于家人对突发事件毫无思想准备，因此家属需要较长的时间来接受亲人的死亡事件；相比之下，慢性死亡病例，家人已有预期性心理准备，调适起来较为容易。

3．家属的年龄及性格和死者的年龄　家属的年龄和性格反映家属人格的成熟程度，可影响到其悲伤的程度。在中国社会中，“白发人送黑发人”历来是最悲哀的感觉。死者的年龄越轻，家人越易产生惋惜和不舍。

4．其他支持系统　若家属存在其他社会支持系统，能为其提供支持并满足其需要，则较易调整哀伤期。

5．失去亲人后的生活改变　失去亲人后生活改变越大、调适也越难，如中年丧夫、老年丧子后，生活中他们的依附关系将发生巨大的改变，这些人在亲人离去后的调适较其他人难。

（三）丧亲者的护理

1．尊重死者，做好尸体护理，为家属带来慰藉。

2．鼓励死者家属宣泄感情　病人在死亡中得到了解脱，而家属却在此时达到了悲伤的顶点，这种悲伤会影响到他们的身心健康。照顾人员应作对死者家属的心理作全面评估，针对不同心理反应阶段对他们进行照顾，鼓励他们说出自己的感受，并创造让他们宣泄感情的条件。

3．给死者家属予精神支持　提供有关知识，帮助死者家属面对现实，使他们意识到对亲人最好的悼念方式应该是安排好未来的工作和生活。

4．关心、照顾死者家属的生活，帮助其解决实际问题　病人离去后，死者家属将面临经济问题、角色调适等一系列问题，照顾人员应予以关心和力所能及的帮助，使死者家属感受人世间的情谊。

5．随访　在国外，临终关怀机构通过信件、电话、访视等方式对死者家属进行追踪随访，关心他们的生活及适应情况。

参考书目

1. 曹树平．脑死亡标准研究的历史回顾．临床神经杂志，2004，17，(2)：146－147．
2. Columba Quigley．阿片类药物在癌痛治疗中的作用．英国医学杂志中文版，2006，9（1）．
3. 崔炎主编．儿科护理学．第三版．北京：人民卫生出版社，1988．
4. 顾竞春，施永兴．临终关怀的研究和发展现状．世界肿瘤杂志，2004，3（2）：207－210．
5. 季成叶主编．儿童少年卫生学．北京：北京大学医学出版社，2006．
6. 季成叶．青少年健康危险行为．中国学校卫生，2007，28（4）：289－291．
7. 林仙健等编著．儿童家教宝典．湖北：湖北人民出版社，1994．
8. 刘协和，刘志中编著．心理卫生大全．重庆：重庆出版社，1997．
9. 毛家舲、李淑琦等编著．心理学与心理卫生．北京：科学技术文献出版社，1999．
10. 潘蕴倩编著．心理学基础．山东：山东科学技术出版社，1998．

11. 王斌全，赵晓云. 临终关怀的发展史. 护理研究，2007，21（9）：2443.
12. 卫生部科技教育司. 社区护士岗位培训教材. 北京：中国协和医科大学出版社，2001.
13. 萧淑贞等编著. 人类发展学概论. 台湾：永大书局，1997.
14. 杨冬梓，石一复主编. 小儿和青春期妇科学. 北京：人民卫生出版社，2003.
15. 杨卫兵，李宁. 晚期癌症患者42例的临床症状及临终关怀. 成都医学杂志，2003，27（2）：148－149.
16. 殷磊. 护理学基础. 第三版. 北京：人民卫生出版社，2002.
17. 张媚，陈季员. 人类发展之概念与实务，北京：科学技术文献出版社，1999.
18. 郑日昌、陈永胜编著. 学校心理咨询. 北京：人民教育出版社，1993.
19. 朱佳佩. 青少年危险行为因素监测（YRBS）现状. 中国学校卫生，2005，26（10）：876－877.